まんがでわかる

子育て・仕事・人間関係

ツライときは食事を変えよう

はじめてのオーソモレキュラー栄養療法

みぞぐちクリニック
溝口 徹

まんが
あらいぴろよ

主婦の友社

はじめに

あなたは、あなたが食べたものでできている。食事を変えて「細胞レベル」で健康に！

朝起きられない、なんとなくやる気が出ない、疲れやすい、不安やイライラが強い、かぜをひきやすい、花粉症やアトピー性皮膚炎に悩まされている、生理痛が重い、便秘や下痢になりやすい、やせられない、赤ちゃんをなかなか授からない……。

現代に生きる私たちは、なんらかの不調や不具合を抱えがちです。でも、命にかかわる病気ではないし、健康診断で血液検査を受けても「問題なし」と言われるし、「私はこういう体質なんだから、しかたがない」とあきらめてしまったほうがラクな気がするのです。

しかし、体質とは何でしょう。生まれた時点ですべて決まっているものでしょうか？

違います。「あなたは、あなたが食べたものでできている」という言葉があるように、私たちの体は食事から得られる栄養素によって、よくも悪くも変化します。不調があるということは、体内で必要なホルモンがつくられていないとか、代謝が落ちているとか、エネルギーの生産性が落ちているとか、必ずなんらかの原因があるのです。その原因をつくっているもの、それが「栄養素の不足」です。

私たちの体は、37兆個ともいわれる細胞の集合体です。その細胞の一つ一つに十分な栄養が行き渡っていることが、健康維持には欠かせません。そして不調や病気の改善のためにも、不足している栄養素を補っていかなくてはいけません。

そのような医療を「オーソモレキュラー療法」といいます。この治療法が誕生して、まだ半世紀ほど。私自身も20年ほど前に初めて知り、妻の原因不明の病気を治し、私自身のアレルギー体質を改善してくれました。太りやすかった私が、無理せず体型を維持できていますし、もう何年もかぜ一つひきません。

非常に効果的かつ副作用のない治療法にもかかわらず、「オーソモレキュラー」はまだ一般的ではありません。そこで今回は、30代の「愛さん」とその周囲の人たちの実践を通じて、「オーソモレキュラー」を知っていただきたいと思っています。男性でも女性でも、若くても高齢でもできる具体的な実践方法を、マンガにしました。

あらいぴろよさんの軽快なマンガを楽しみつつ、「もう少しくわしく知りたい」と思われるかたは、本文をお読みいただければと思います。

2019年5月

溝口 徹

もくじ

スタッフ
装丁・デザイン●鈴木美弥（近江デザイン事務所） 構成●神 素子
レシピ制作●大柳珠美（管理栄養士） 協力●關口麻美子
DTP制作●伊大知桂子（主婦の友社） 編集担当●近藤祥子（主婦の友社）

Part 1

このだるさ、疲れの原因は？「オーソモレキュラー」を知ろう！

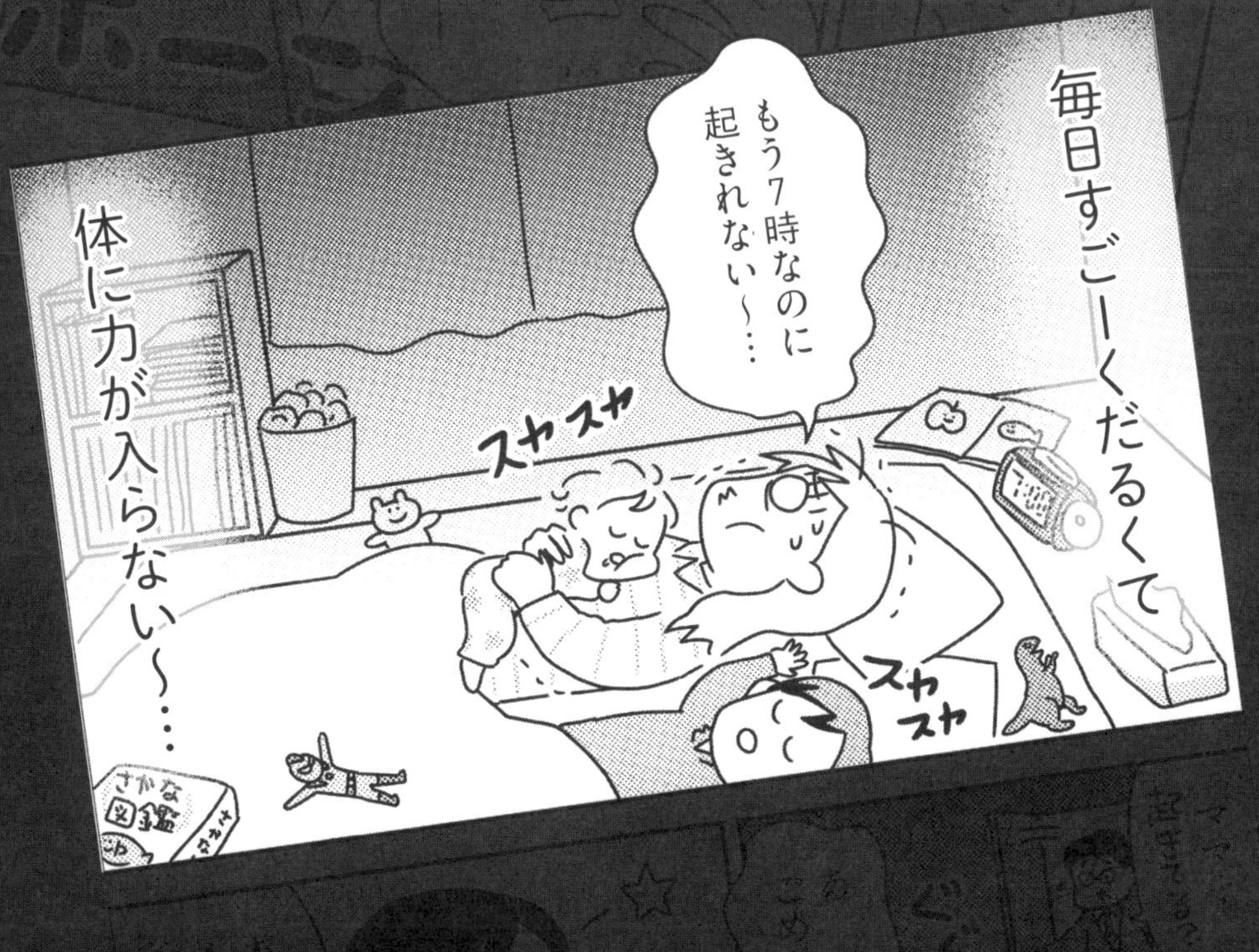
毎日すごーくだるくて
もう7時なのに起きれない～…
スヤスヤ
スヤスヤ
体に力が入らない～…
さかな図鑑

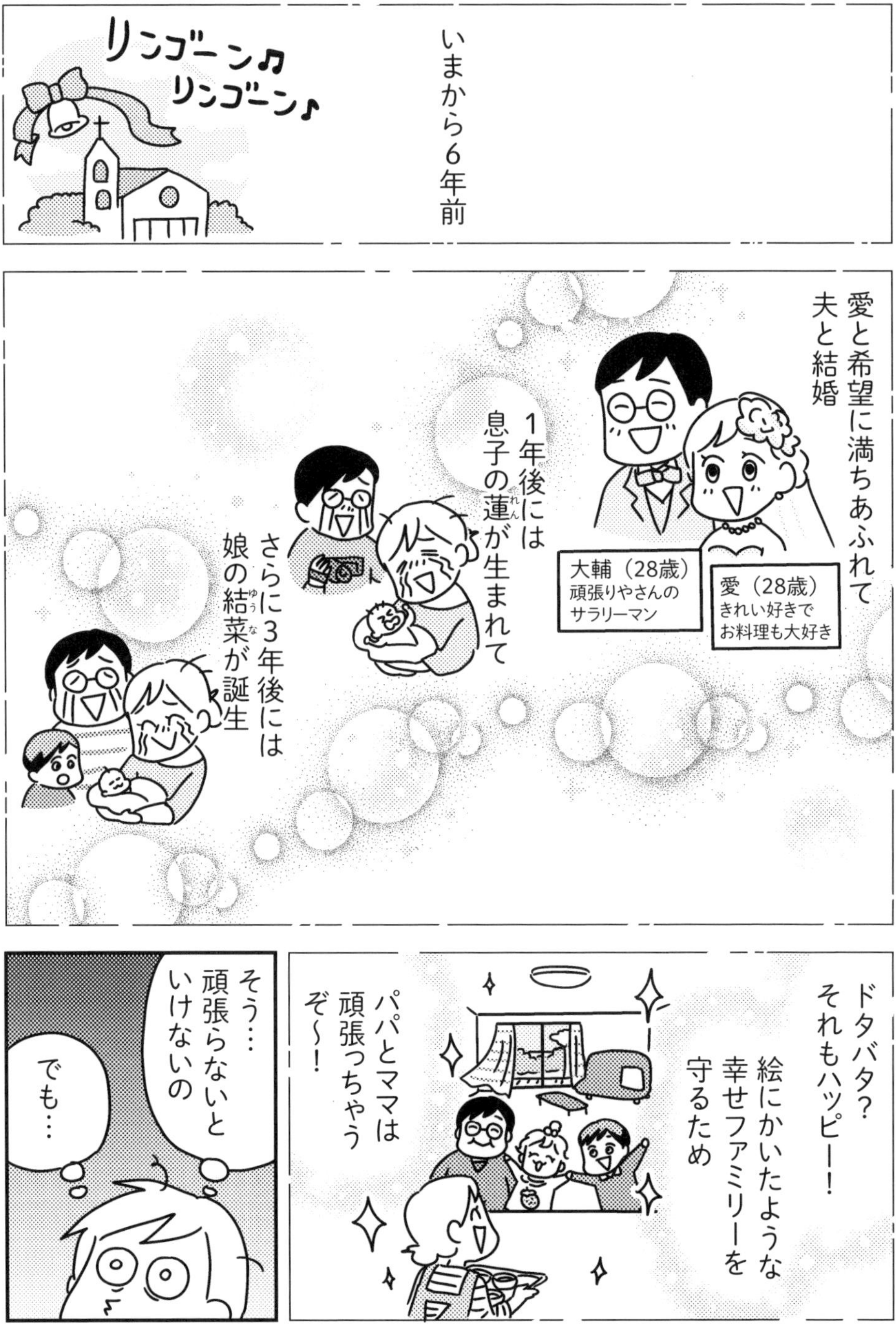

いまから6年前
リンゴーン♫
リンゴーン♪
愛と希望に満ちあふれて夫と結婚
愛（28歳）
きれい好きで
お料理も大好き
大輔（28歳）
頑張りやさんの
サラリーマン
1年後には息子の蓮《れん》が生まれて
さらに3年後には娘の結菜《ゆうな》が誕生
ドタバタ？
それもハッピー！
絵にかいたような幸せファミリーを守るため
パパとママは頑張っちゃうぞ〜！
そう…
頑張らないといけないの
でも…

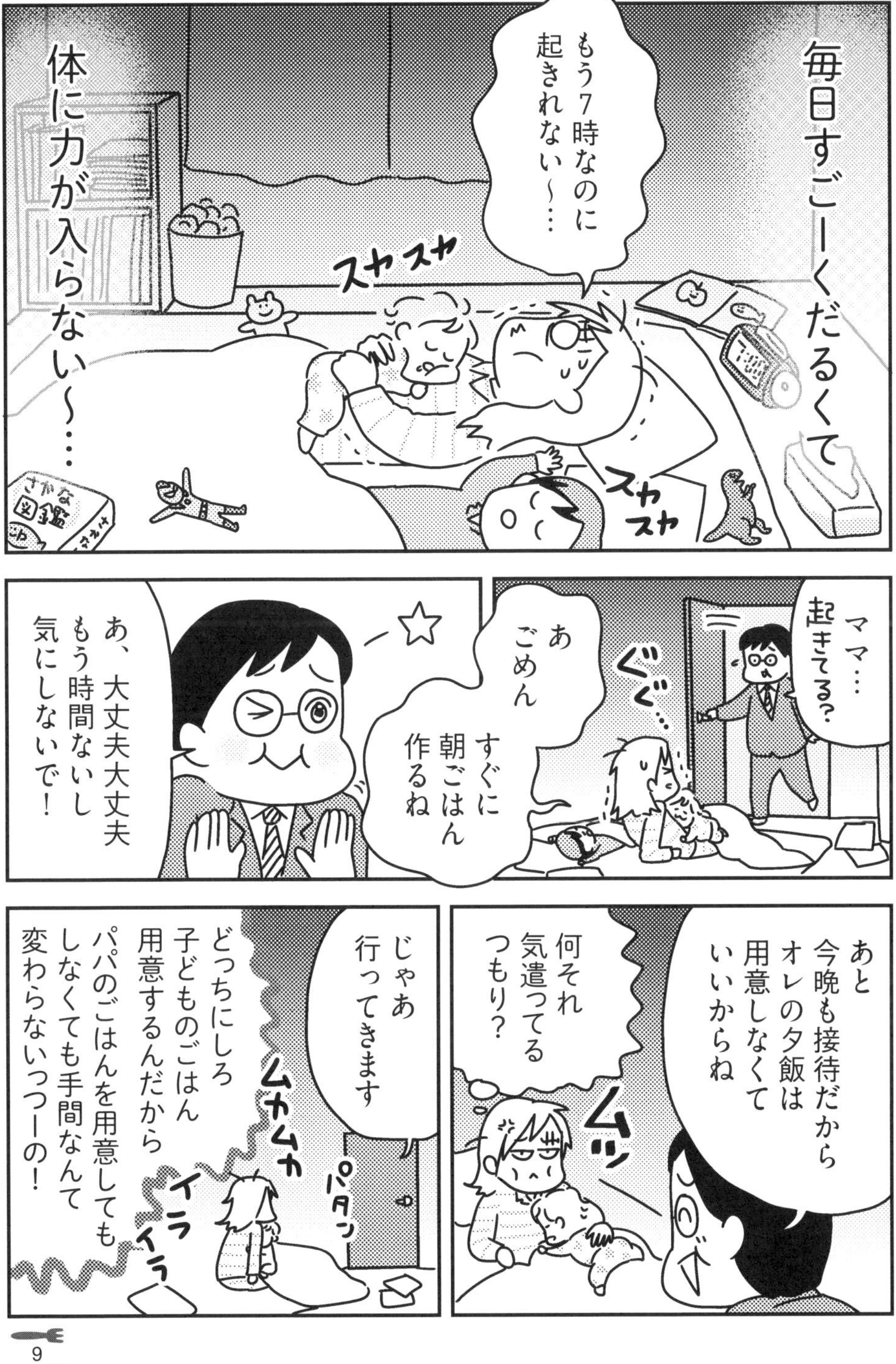
毎日すごーくだるくて
もう7時なのに起きれない～…
体に力が入らない～…
スヤスヤ
スヤスヤ
ママ…起きてる？
ぐぐ…
あ ごめん すぐに朝ごはん作るね
あ、大丈夫大丈夫もう時間ないし気にしないで！
あと今晩も接待だからオレの夕飯は用意しなくていいからね
ムッ
何それ気遣ってるつもり？
じゃあ行ってきます
パタン
ムカムカ
イラ
イラ
どっちにしろ子どものごはん用意するんだからパパのごはんを用意してもしなくても手間なんて変わらないっつーの！

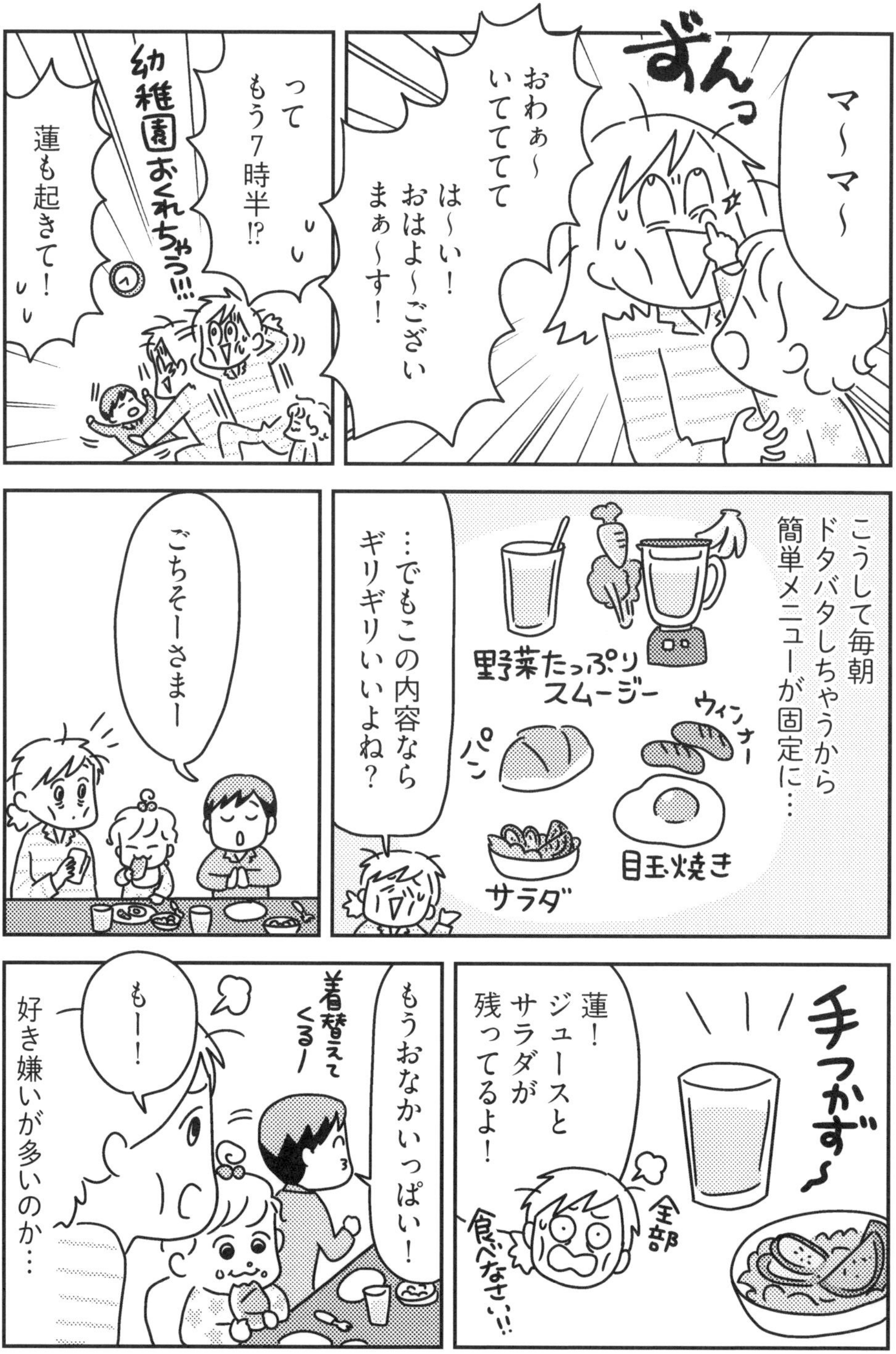

マ〜マ〜
ずんっ
おわぁ〜
いててて
は〜い！
おはよ〜ござい
まぁ〜す！
ってもう7時半!?
幼稚園おくれちゃう!!!
蓮も起きて！
こうして毎朝
ドタバタしちゃうから
簡単メニューが固定に…
野菜たっぷりスムージー
ウィンナー
パン
目玉焼き
サラダ
…でもこの内容なら
ギリギリいいよね？
ごちそーさまー
手つかず〜
蓮！
ジュースと
サラダが
残ってるよ！
全部
食べなさい!!
もうおなかいっぱい！
着替えてくるー
もー！
好き嫌いが多いのか…

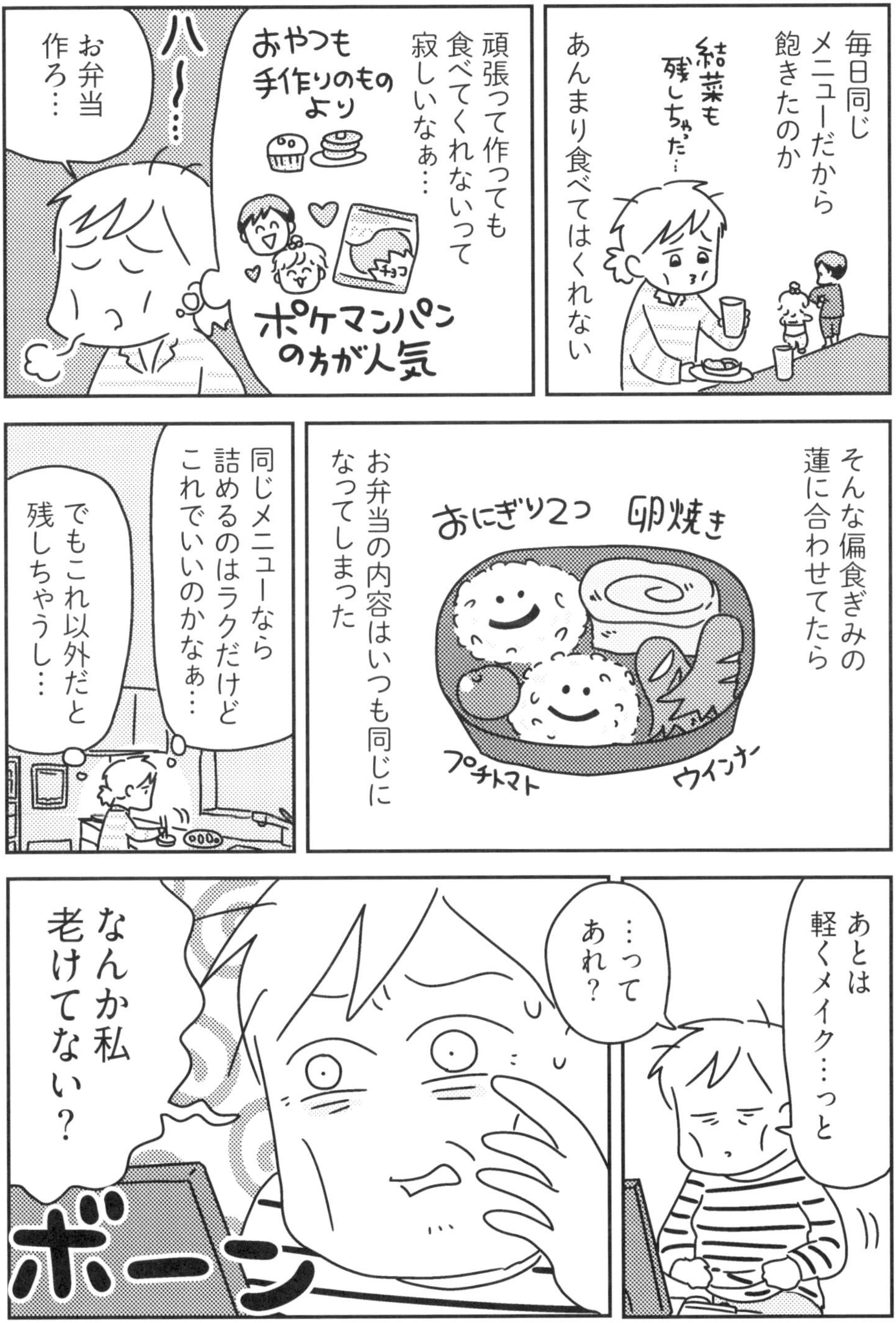
毎日同じ
メニューだから
飽きたのか
結菜も
残しちゃった…
あんまり食べてはくれない
頑張って作っても
食べてくれないって
寂しいなぁ…
おやつも
手作りのもの
より
チョコ
ポケマンパン
の方が人気
ハ〜〜…
お弁当
作ろ…
そんな偏食ぎみの
蓮に合わせてたら
おにぎり2つ
卵焼き
プチトマト
ウインナー
お弁当の内容はいつも同じに
なってしまった
同じメニューなら
詰めるのはラクだけど
これでいいのかなぁ…
でもこれ以外だと
残しちゃうし…
あとは
軽くメイク…っと
…って
あれ?
なんか私
老けてない?
ボーン

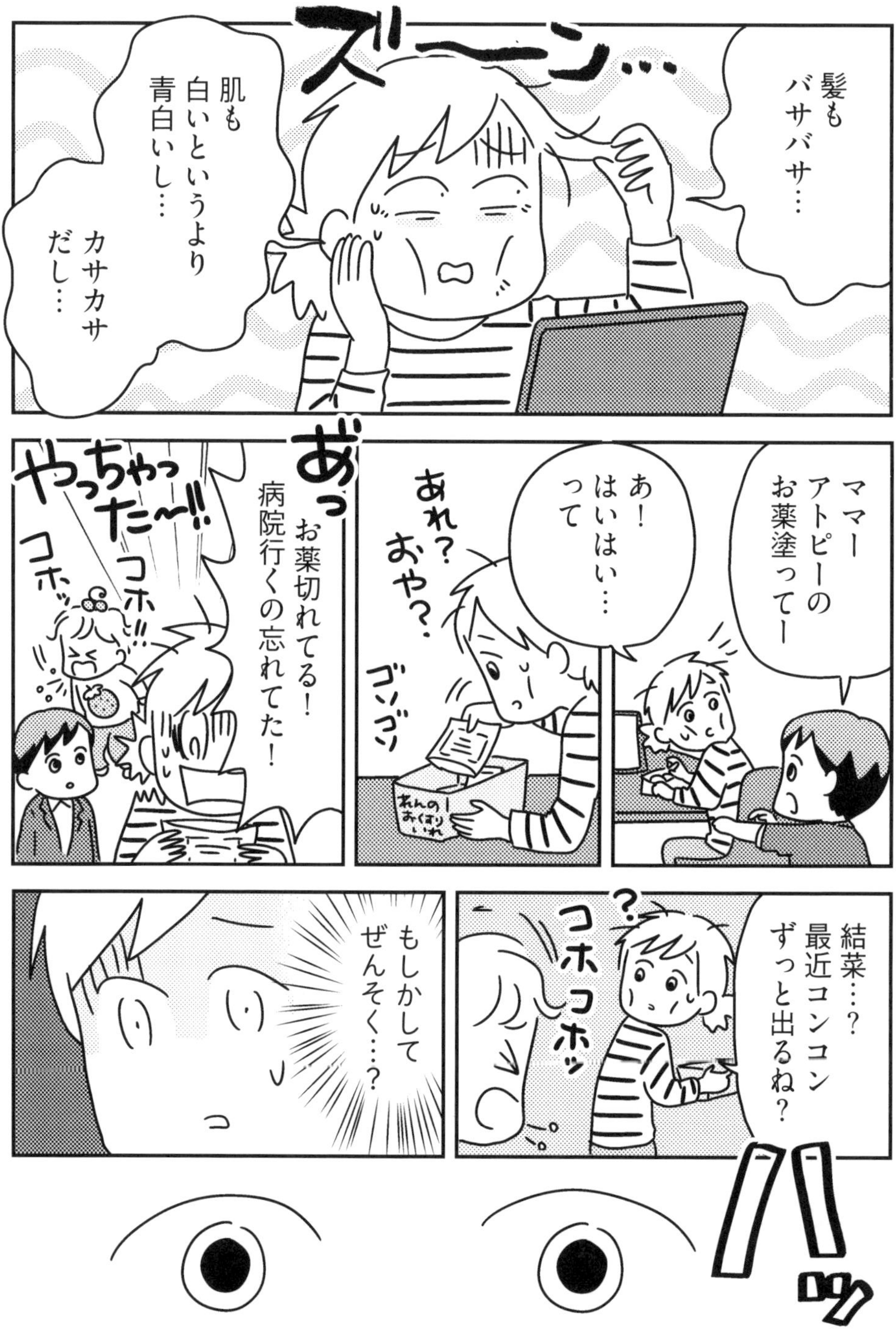
髪もバサバサ…
ズーーン…
肌も白いというより青白いし…カサカサだし…
ママーアトピーのお薬塗ってー
あ！はいはい…って
あれ？おや？
ゴソゴソ
あっ
お薬切れてる！病院行くの忘れてた！
やっちゃった〜!!
コホッ
コホッ!!
結菜…？最近コンコンずっと出るね？
？
コホコホッ
もしかしてぜんそく…？
ハッ

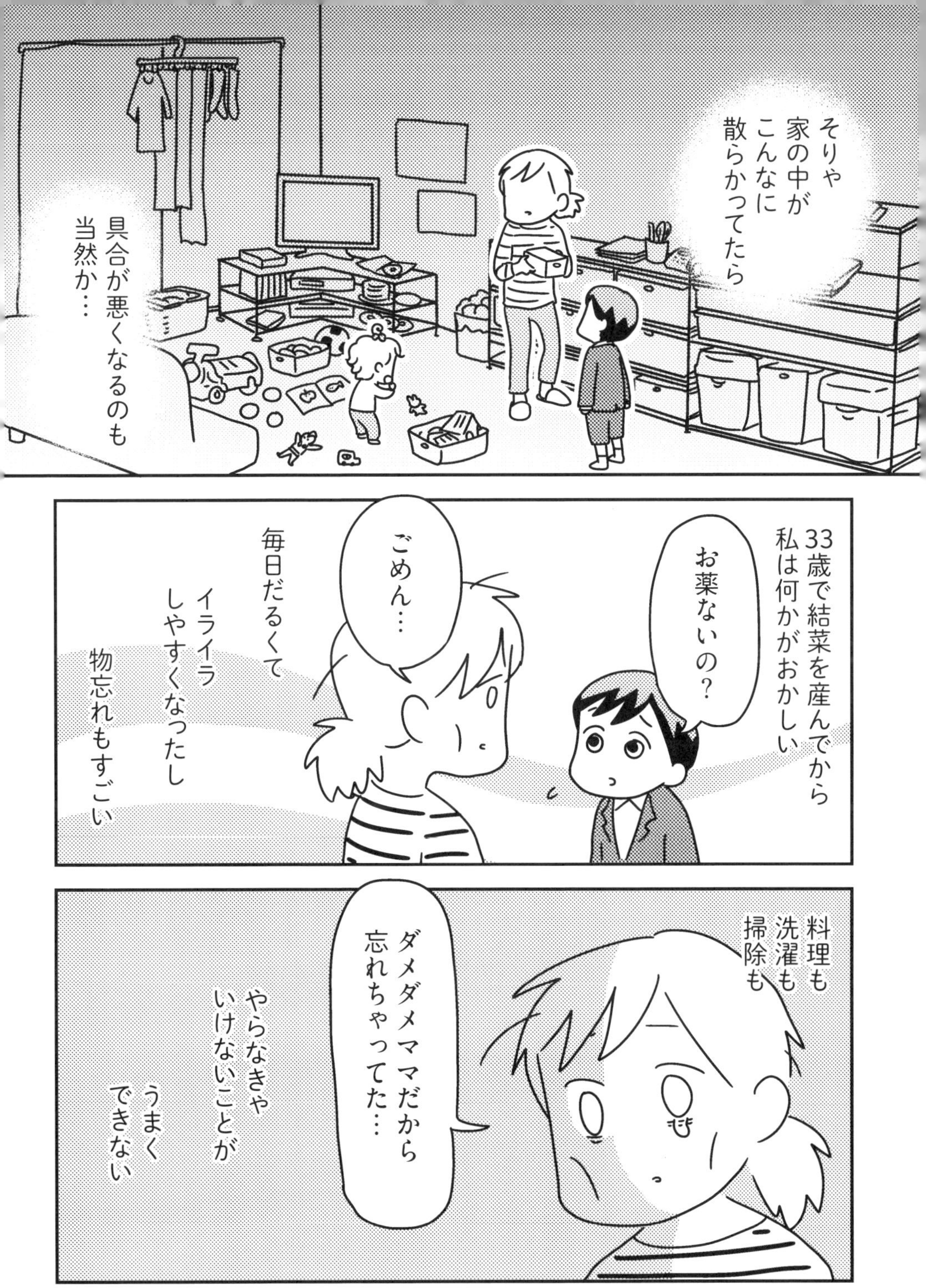

そりゃ家の中がこんなに散らかってたら
具合が悪くなるのも当然か…
33歳で結菜を産んでから私は何かがおかしい
お薬ないの？
ごめん…
毎日だるくて
イライラしやすくなったし
物忘れもすごい
料理も洗濯も掃除も
ダメダメママだから忘れちゃってた…
やらなきゃいけないことがうまくできない

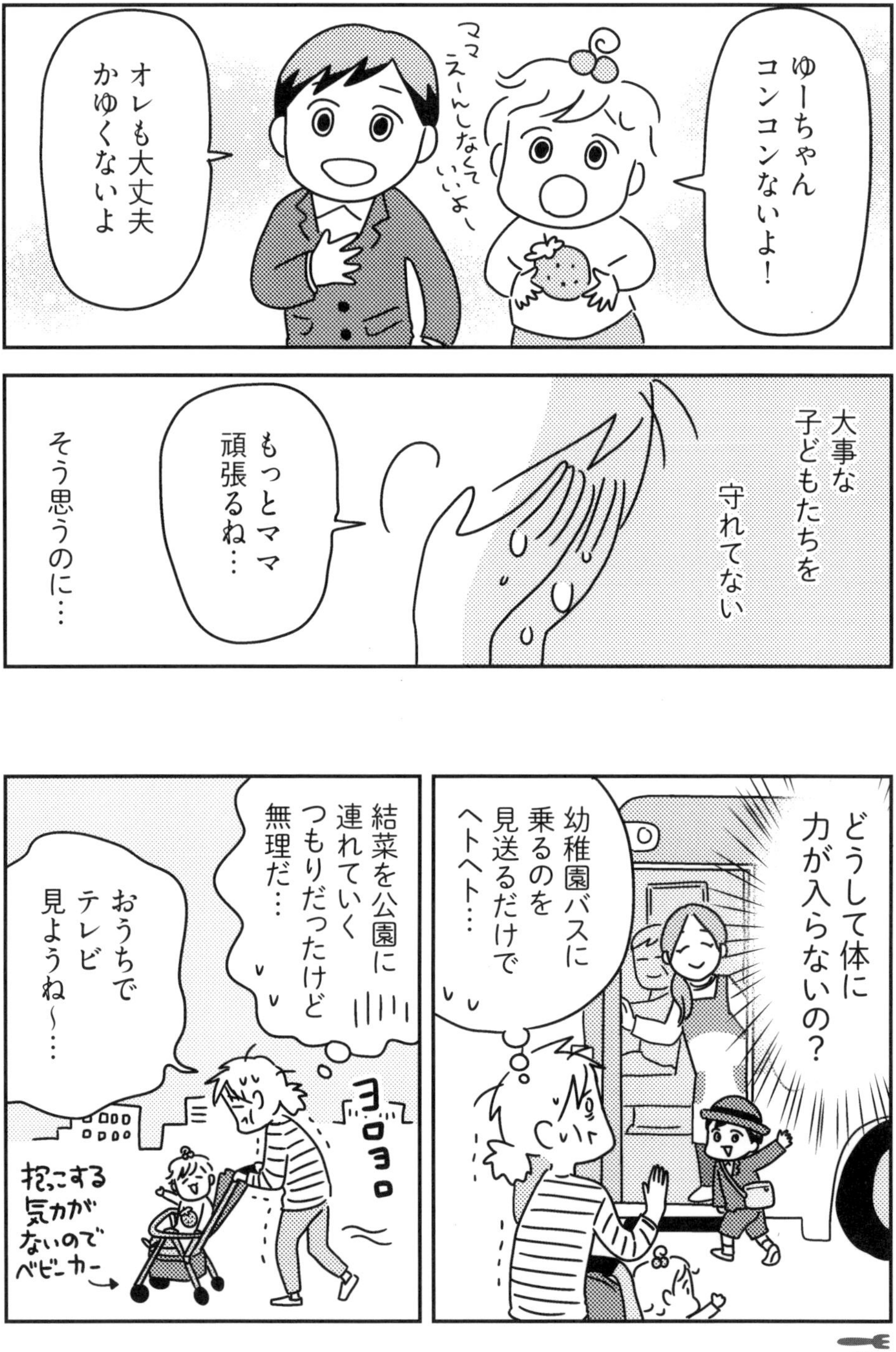
ゆーちゃん コンコンないよ！
ママ えーんしなくていいよ〜
オレも大丈夫 かゆくないよ
大事な子どもたちを 守れてない
もっとママ頑張るね…
そう思うのに…
どうして体に力が入らないの？
幼稚園バスに乗るのを見送るだけでヘトヘト…
結菜を公園に連れていくつもりだったけど無理だ…
ヨロヨロ
おうちでテレビ見ようね〜…
抱っこする気力がないのでベビーカー→

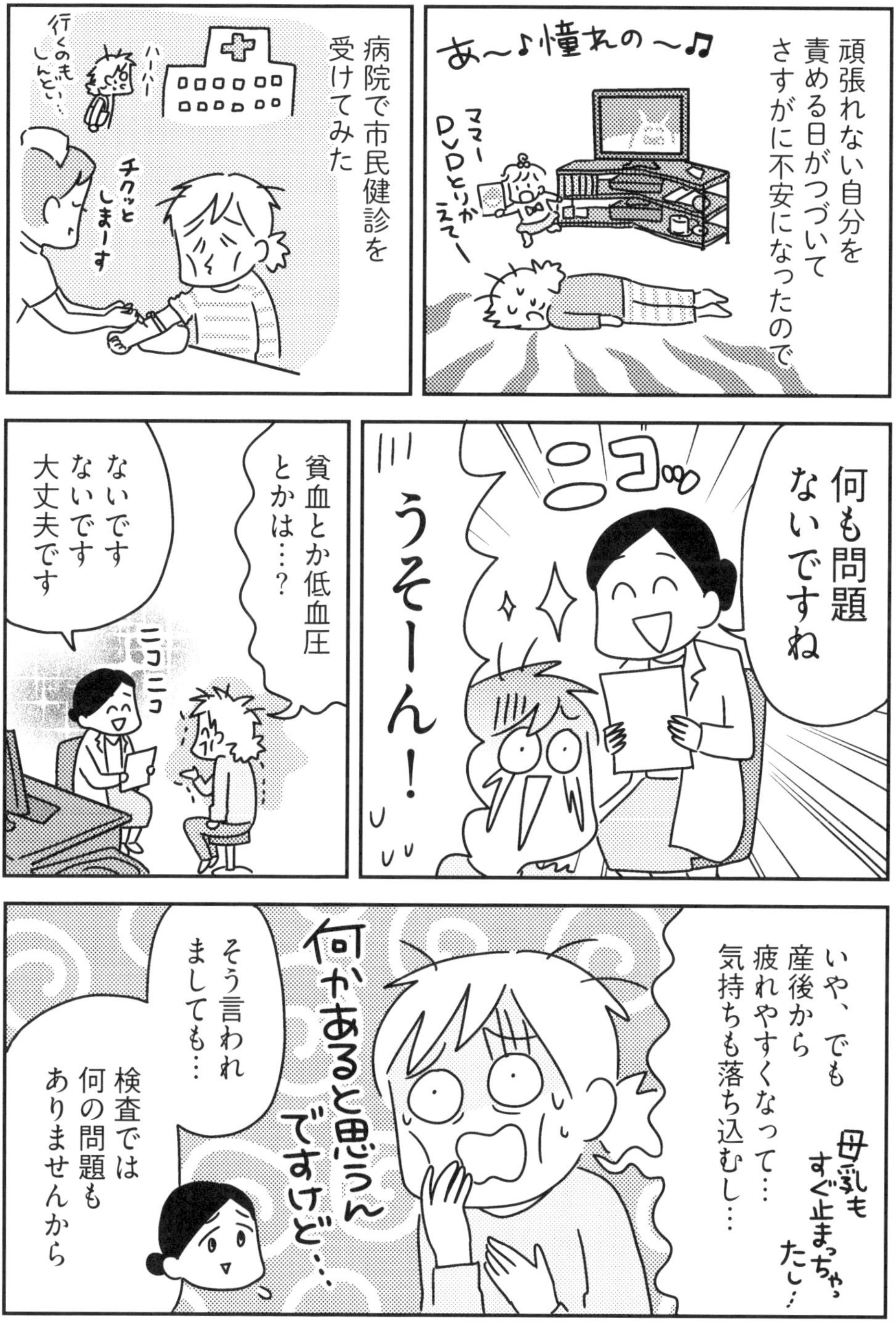
頑張れない自分を責める日がつづいてさすがに不安になったので
あ～♪憧れの～♫
ママーDVDとりかえてー
病院で市民健診を受けてみた
ハーハー
行くのもしんどい…
チクッとしまーす
何も問題ないですね
ニコッ
うそーん!
貧血とか低血圧とかは…?
ないですないです大丈夫です
ニコニコ
いや、でも産後から疲れやすくなって気持ちも落ち込むし…
母乳もすぐ止まっちゃったし…
何かあると思うんですけど…
そう言われましても…
検査では何の問題もありませんから

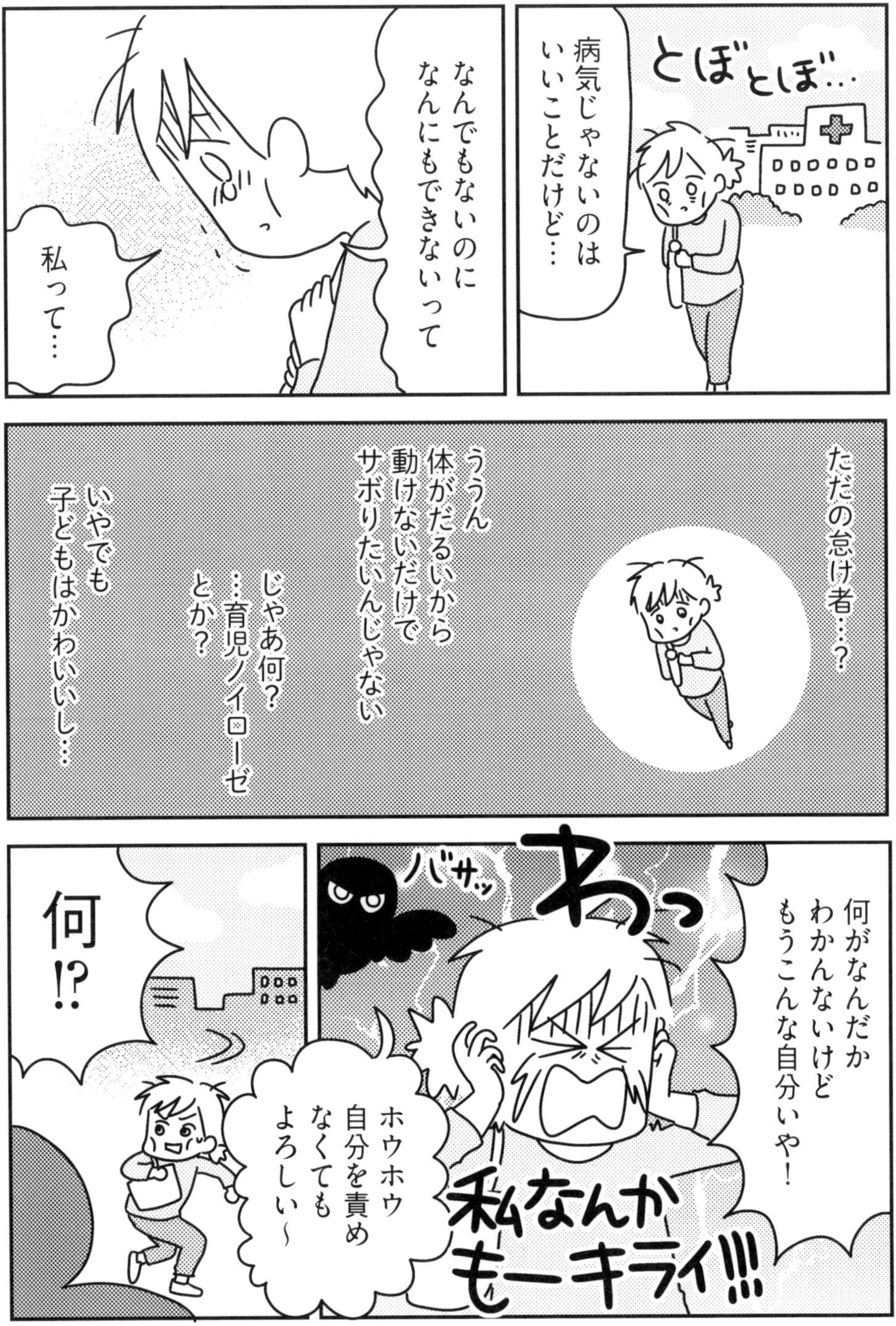
とぼとぼ…
病気じゃないのは いいことだけど…
なんでもないのに なんにもできないって
私って…
ただの怠け者…？
うぅん 体がだるいから 動けないだけで サボりたいんじゃない
じゃあ何？ …育児ノイローゼ とか？
いやでも 子どもはかわいいし…
何がなんだか わかんないけど もうこんな自分いや！
バサッ
わっ
私なんか もーキライ!!!
ホウホウ 自分を責め なくても よろしい～
何!?

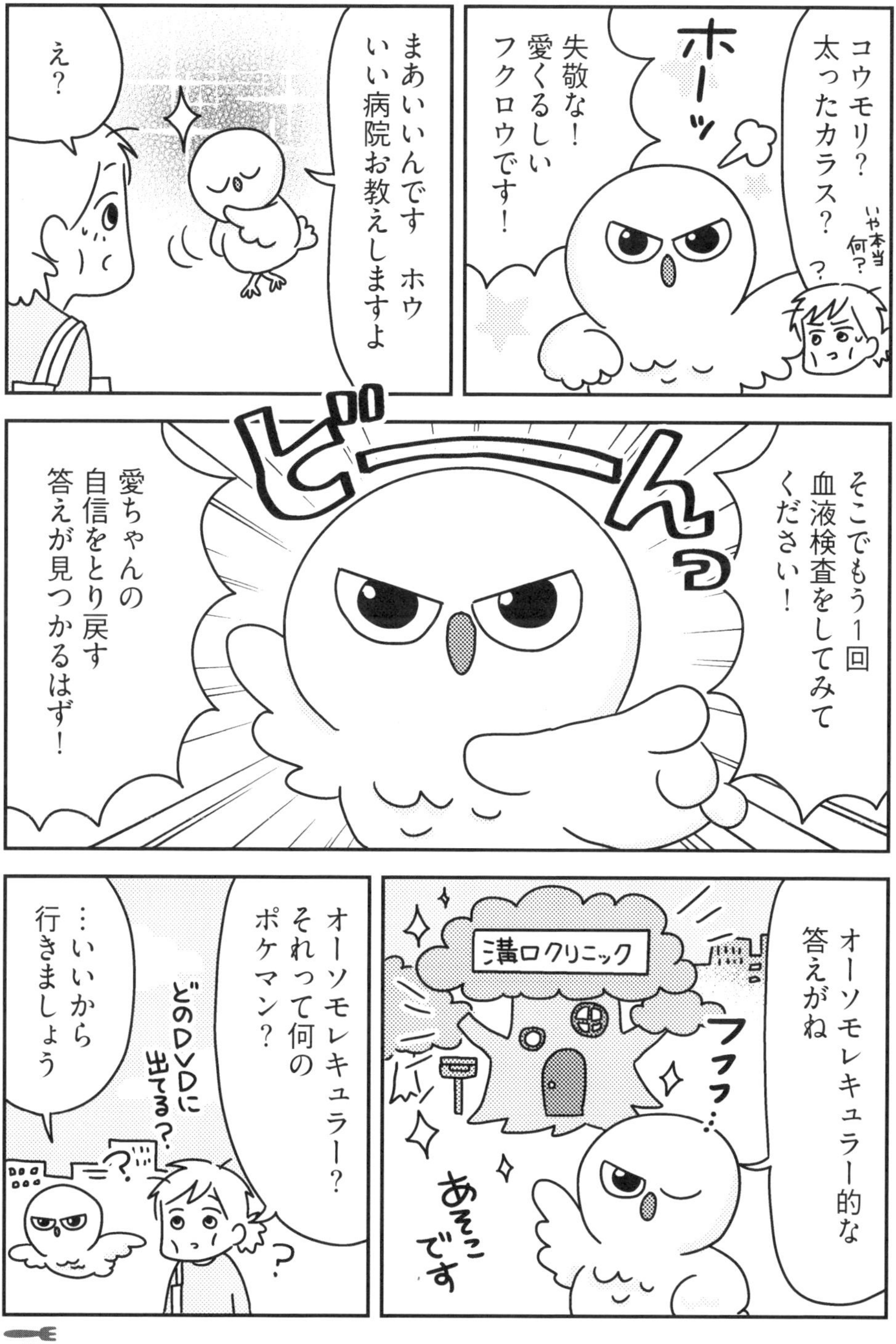

コウモリ？
太ったカラス？
いや本当何？
ホーッ
失敬な！
愛くるしいフクロウです！
まあいいんです
いい病院お教えしますよ
ホウ
え？
そこでもう1回
血液検査をしてみてください！
どーんっ
愛ちゃんの
自信をとり戻す
答えが見つかるはず！
オーソモレキュラー的な
答えがね
フフフ…
溝口クリニック
あそこです
オーソモレキュラー？
それって何のポケマン？
どのDVDに出てる？
…いいから
行きましょう

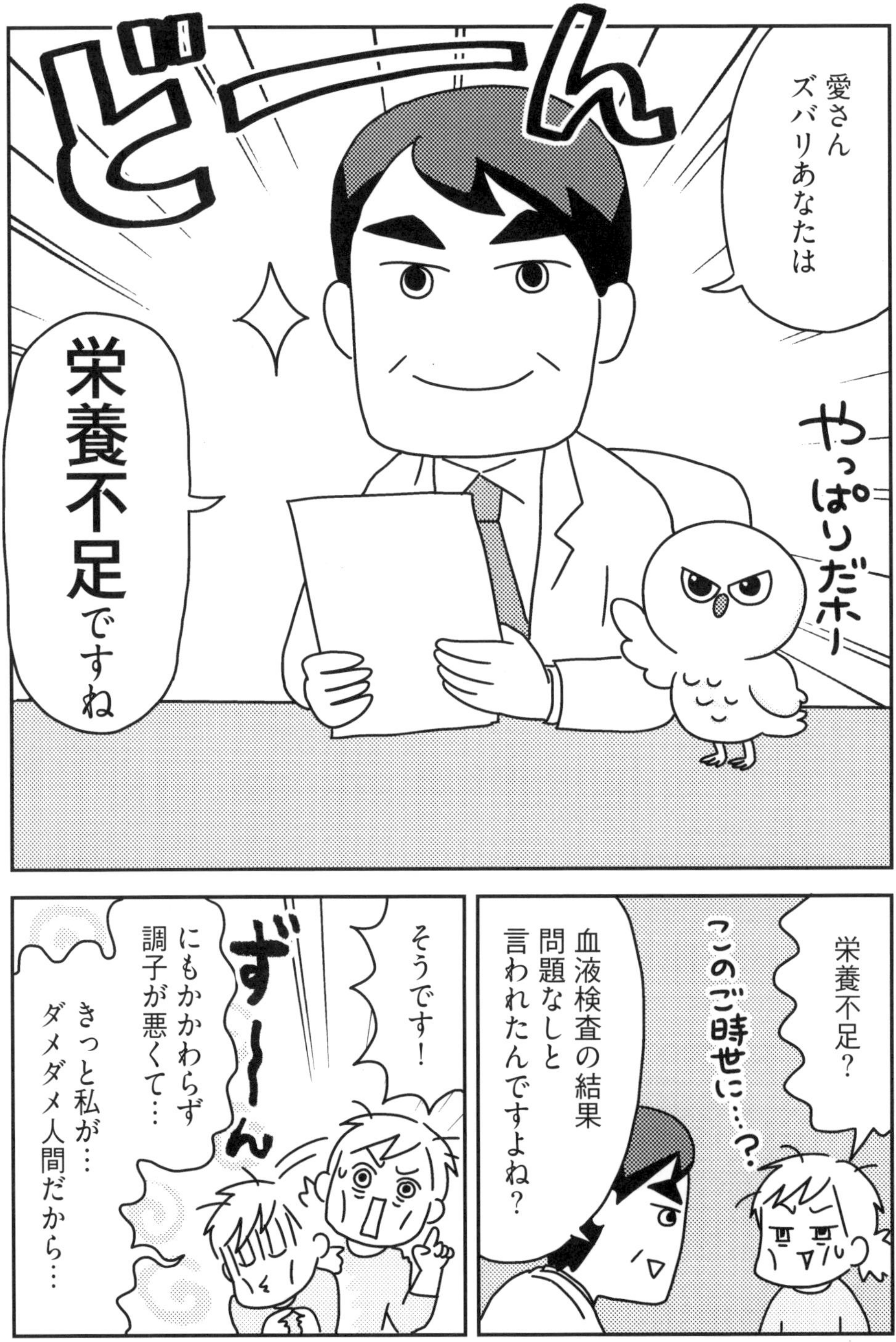
愛さん
ズバリあなたは
栄養不足ですね
どーーん
やっぱりだホー
栄養不足？
このご時世に…？
血液検査の結果
問題なしと
言われたんですよね？
そうです！
にもかかわらず
調子が悪くて…
ず～ん
きっと私が…
ダメダメ人間だから…

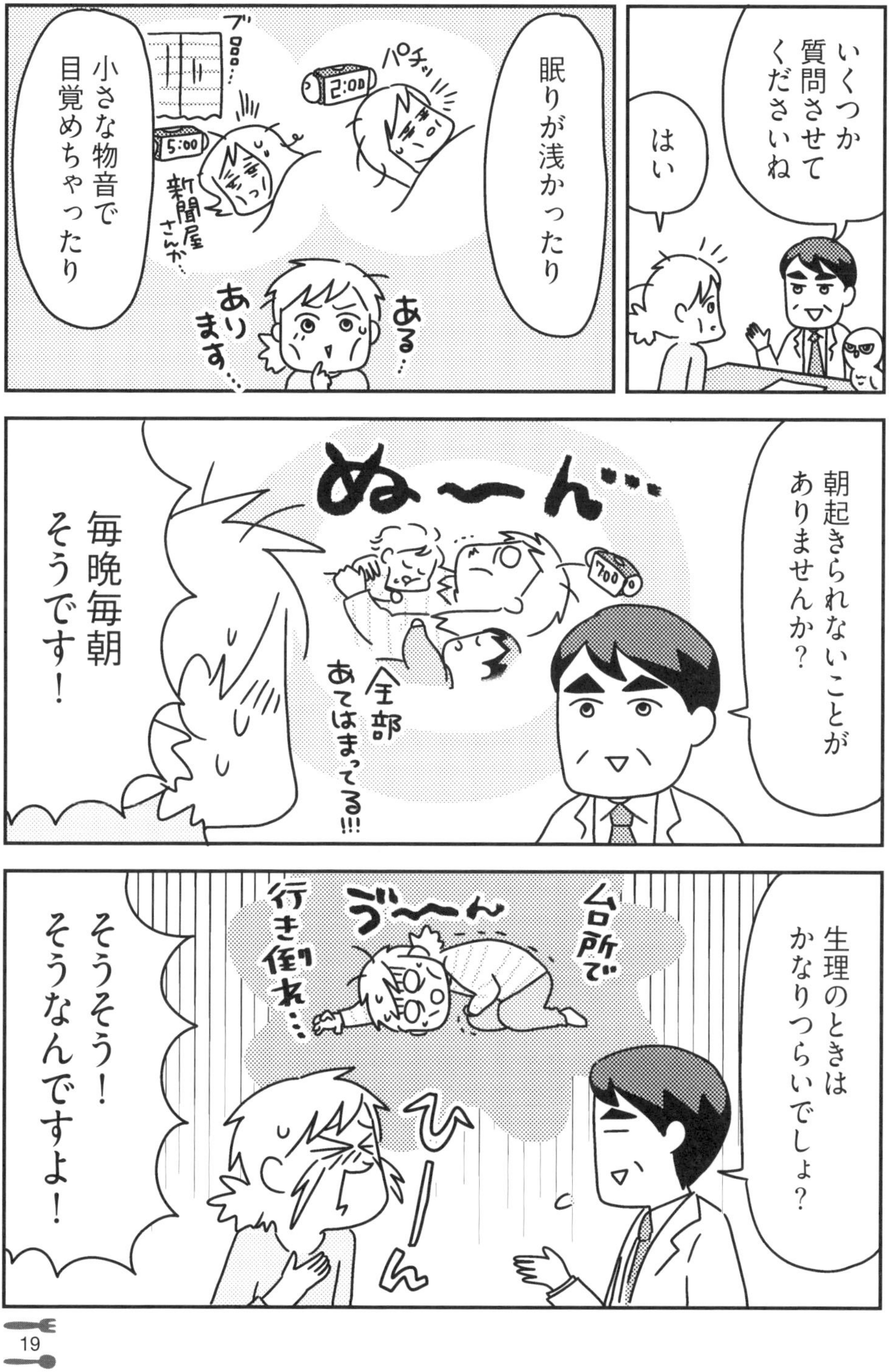
いくつか
質問させて
くださいね
はい
眠りが浅かったり
パチッ
2:00
ブロロ…
5:00
新聞屋さんか…
小さな物音で
目覚めちゃったり
ある…
あります…
朝起きられないことが
ありませんか?
ぬ〜ん…
全部
あてはまってる!!!
毎晩毎朝
そうです!
生理のときは
かなりつらいでしょ?
台所で
う゛〜〜ん
行き倒れ…
ひーーん
そうそう!
そうなんですよ!

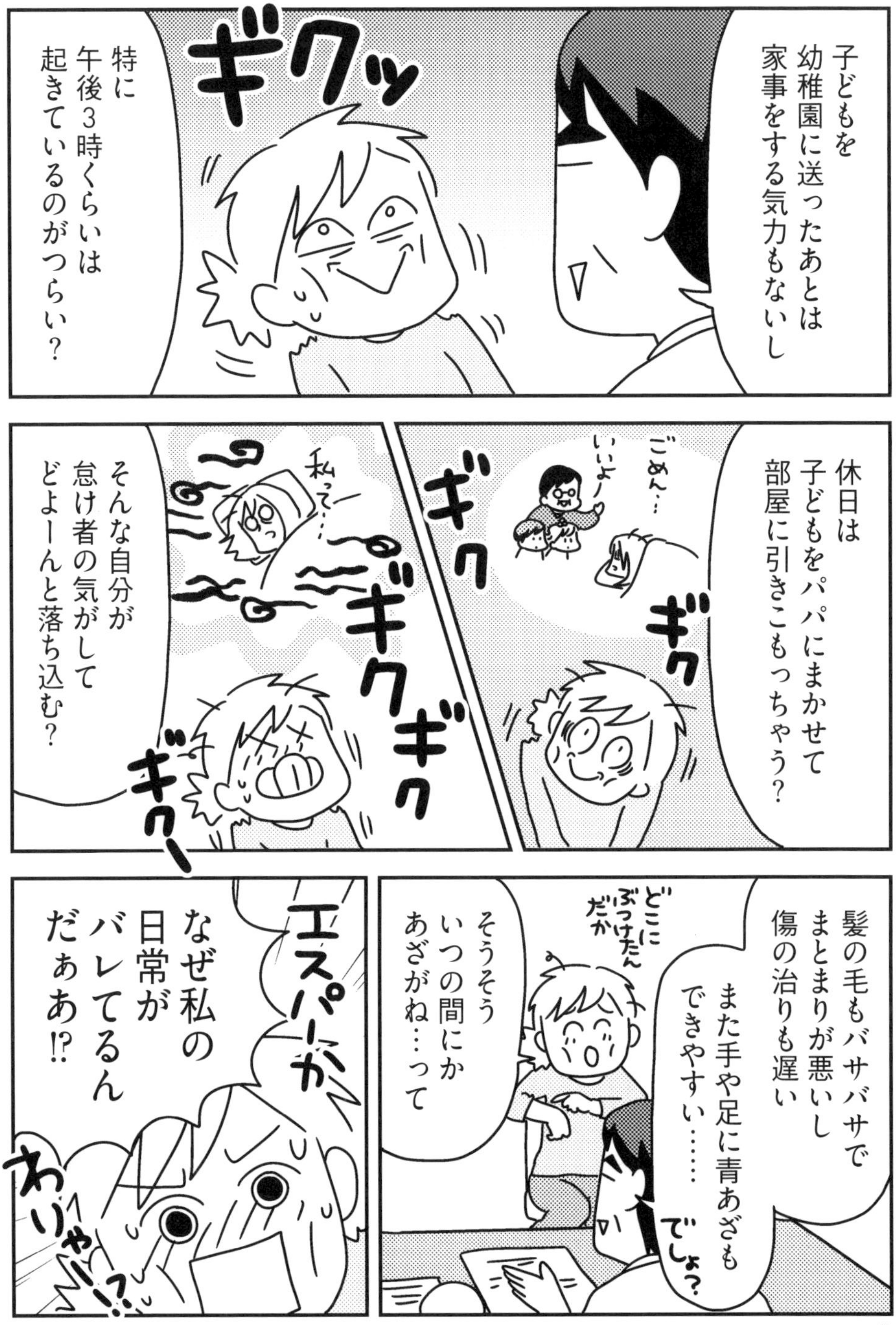
子どもを幼稚園に送ったあとは家事をする気力もないし
ギクッ
特に午後3時くらいは起きているのがつらい？
休日は子どもをパパにまかせて部屋に引きこもっちゃう？
ごめん…
いいよ！
ギク
ギク
そんな自分が怠け者の気がしてどよーんと落ち込む？
私って…
ギク
ギク
ギク
ギクー
髪の毛もバサバサでまとまりが悪いし傷の治りも遅い
また手や足に青あざもできやすい……
どこにぶつけたんだか
そうそういつの間にかあざがね…って
でしょ？
エスパーか
なぜ私の日常がバレてるんだぁあ⁉
わりゃー!?

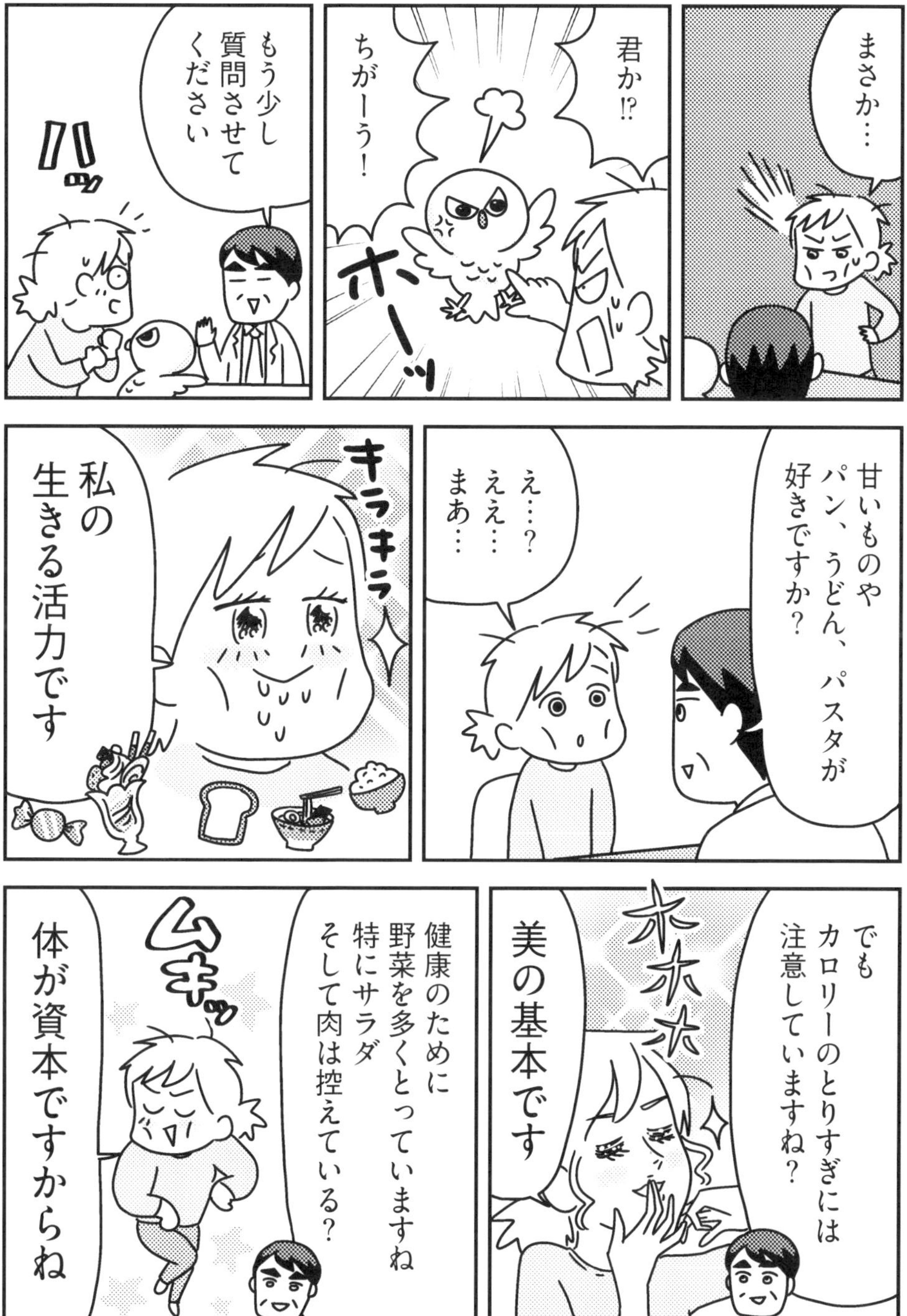
まさか…
君か!?
ちがーう!
ホーッ
もう少し質問させてください
ハッ
甘いものやパン、うどん、パスタが好きですか?
え…?ええ…まあ…
キラキラ
私の生きる活力です
でもカロリーのとりすぎには注意していますね?
ホホホ
美の基本です
健康のために野菜を多くとっていますね特にサラダそして肉は控えている?
ムキッ
体が資本ですからね

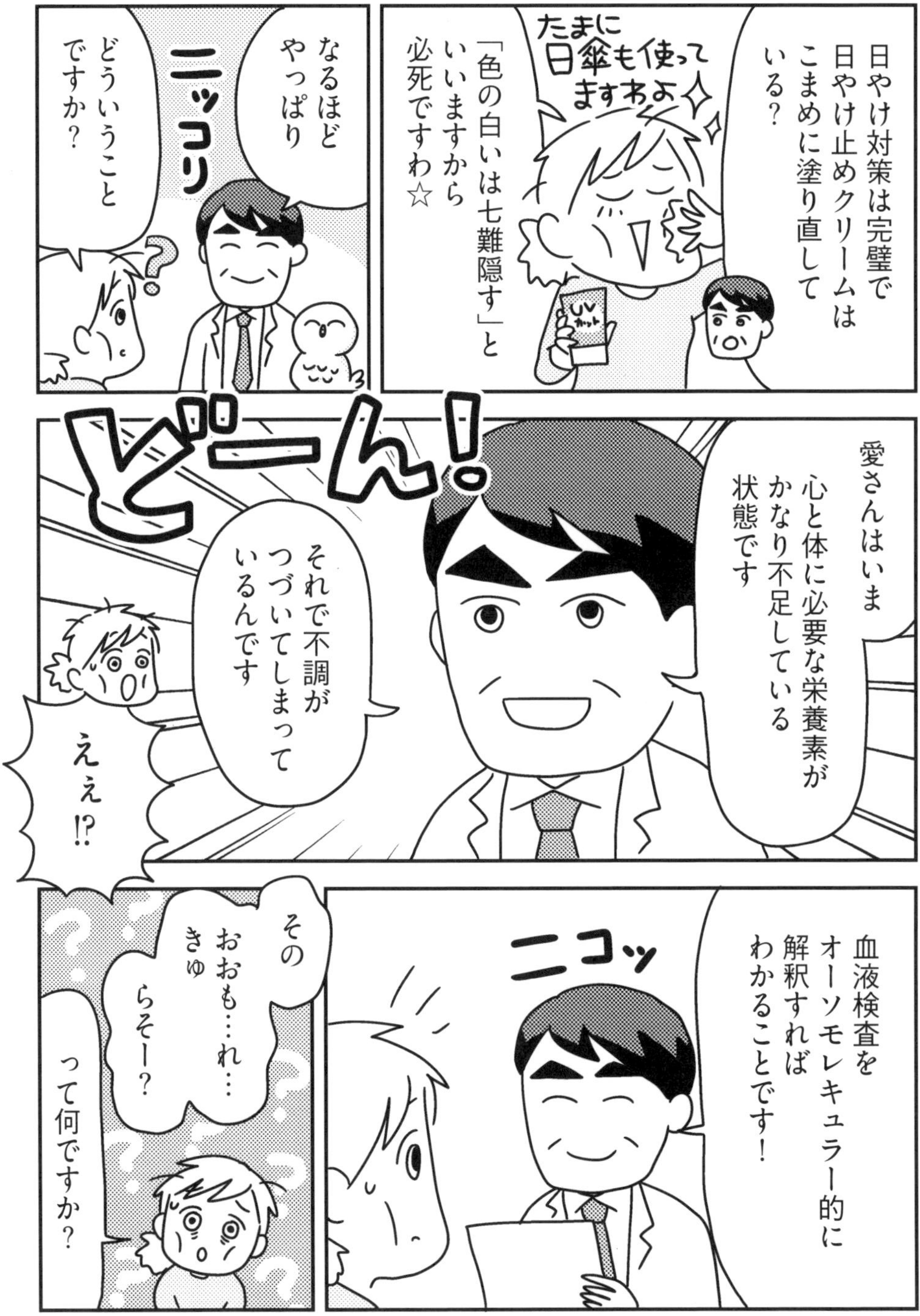
日やけ対策は完璧で日やけ止めクリームはこまめに塗り直している？
たまに日傘も使ってますわよ
UVカット
「色の白いは七難隠す」といいますから必死ですわ☆
なるほどやっぱり
ニッコリ
どういうことですか？
どーん！
愛さんはいま心と体に必要な栄養素がかなり不足している状態です
それで不調がつづいてしまっているんです
ええ!?
ニコッ
血液検査をオーソモレキュラー的に解釈すればわかることです！
そのおおも……れ……きゅらそー？
って何ですか？

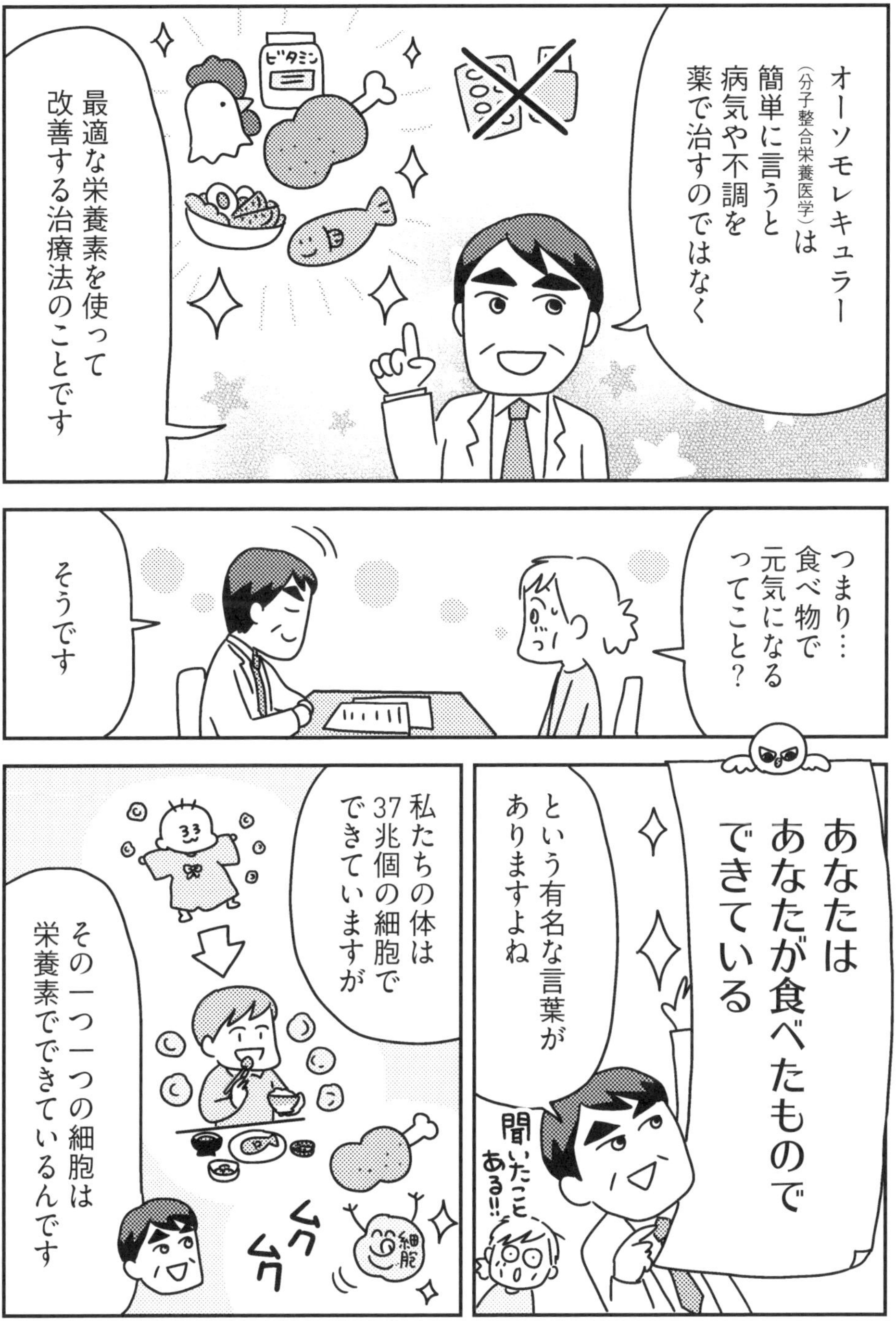
オーソモレキュラー（分子整合栄養医学）は簡単に言うと病気や不調を薬で治すのではなく
ビタミン
最適な栄養素を使って改善する治療法のことです
つまり…食べ物で元気になるってこと？
そうです
あなたはあなたが食べたものでできている
という有名な言葉がありますよね
聞いたことある!!
私たちの体は37兆個の細胞でできていますが
その一つ一つの細胞は栄養素でできているんです
細胞
ムク
ムク

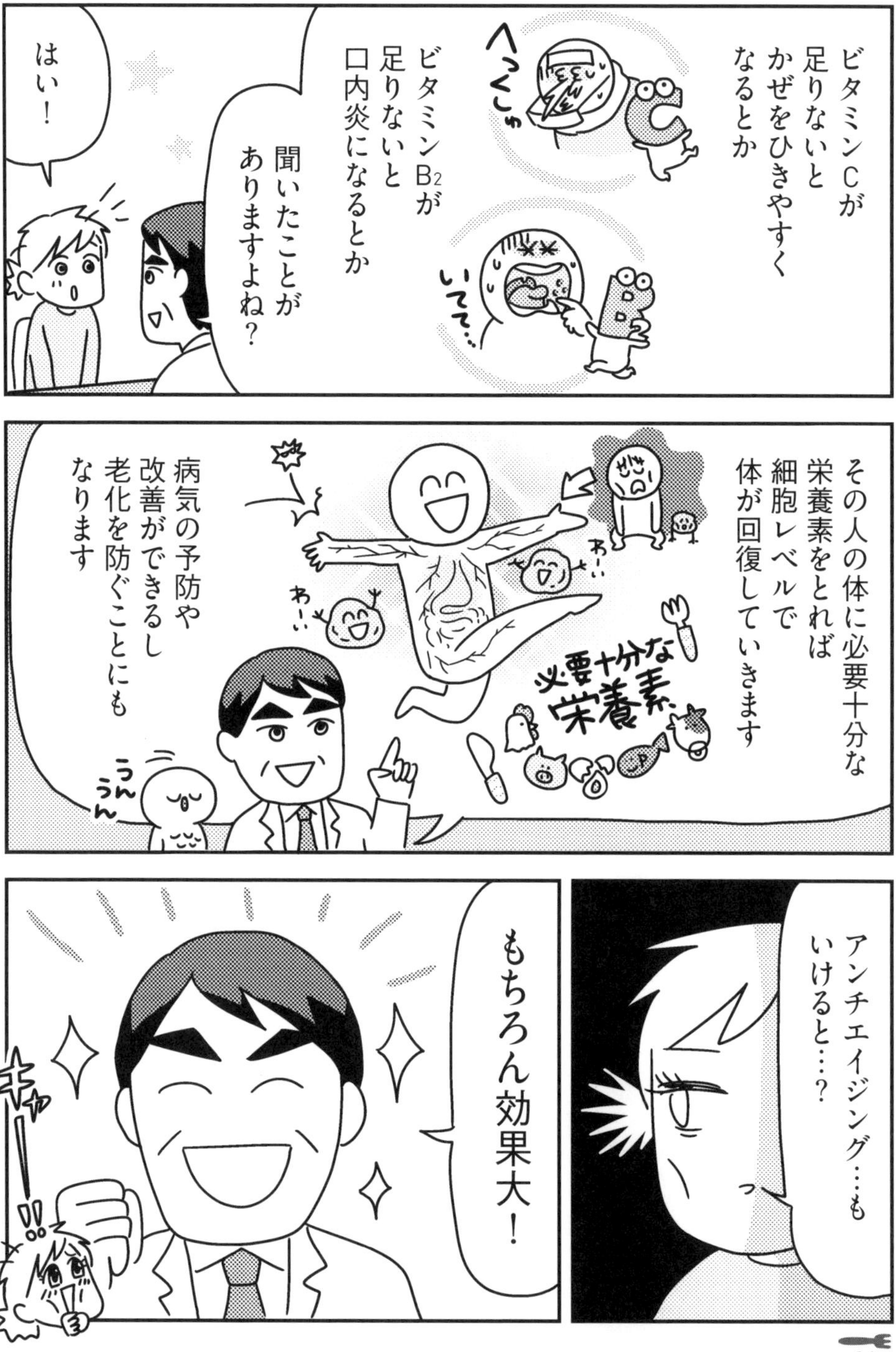

ビタミンCが
足りないと
かぜをひきやすく
なるとか
へっくしゅ
ビタミンB2が
足りないと
口内炎になるとか
いててて…
聞いたことが
ありますよね？
はい！
その人の体に必要十分な
栄養素をとれば
細胞レベルで
体が回復していきます
必要十分な栄養素
わーい
わーい
病気の予防や
改善ができるし
老化を防ぐことにも
なります
うんうん
アンチエイジング…も
いけると…？
もちろん効果大！
キャー!!

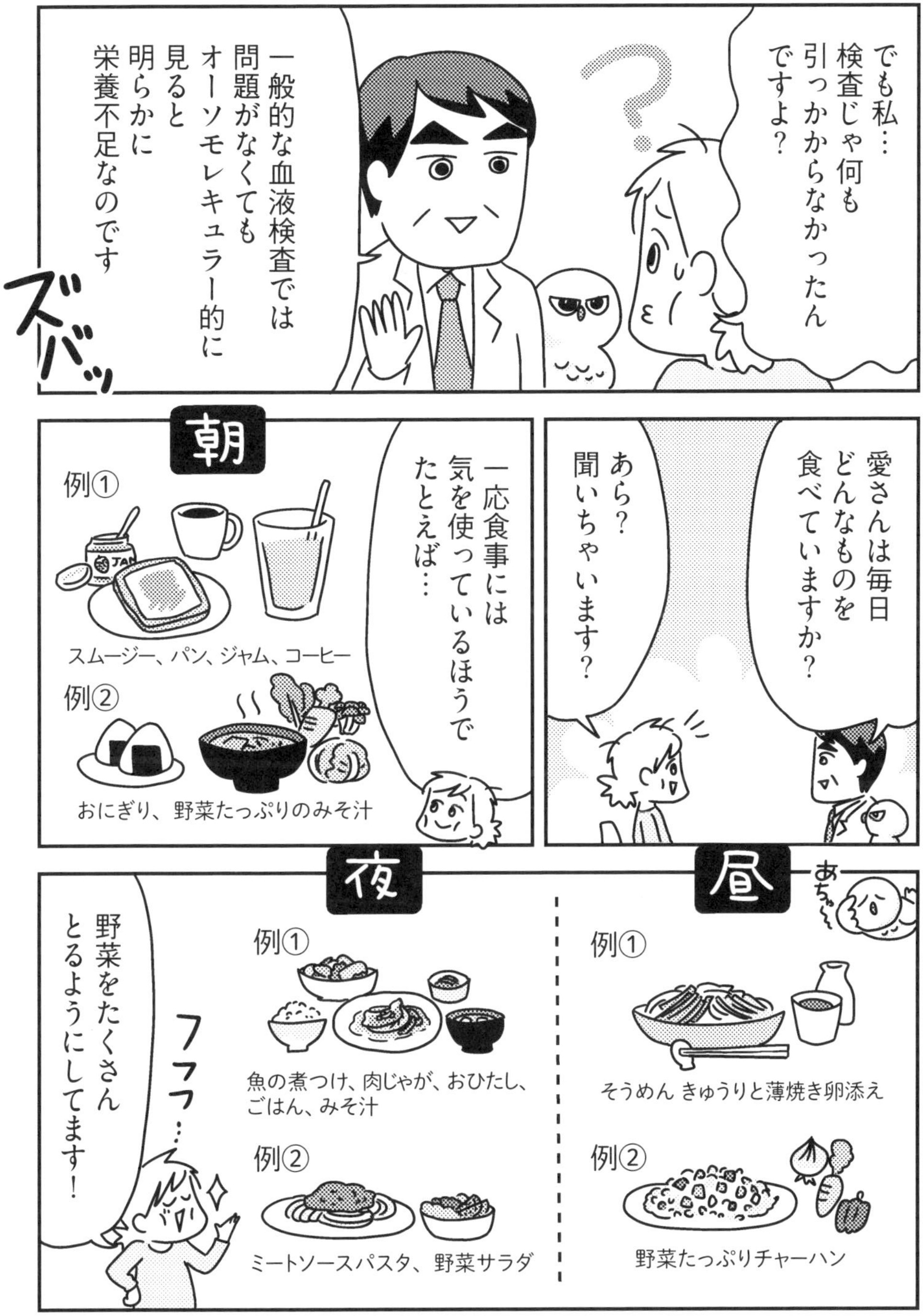

でも私…検査じゃ何も引っかからなかったんですよ？
一般的な血液検査では問題がなくてもオーソモレキュラー的に見ると明らかに栄養不足なのです
ズバッ
愛さんは毎日どんなものを食べていますか？
あら？聞いちゃいます？
一応食事には気を使っているほうでたとえば…
朝
例①
JAM
スムージー、パン、ジャム、コーヒー
例②
おにぎり、野菜たっぷりのみそ汁
昼
あちゃ〜
例①
そうめん きゅうりと薄焼き卵添え
例②
野菜たっぷりチャーハン
夜
例①
魚の煮つけ、肉じゃが、おひたし、ごはん、みそ汁
例②
ミートソースパスタ、野菜サラダ
野菜をたくさんとるようにしてます！
フフフ…

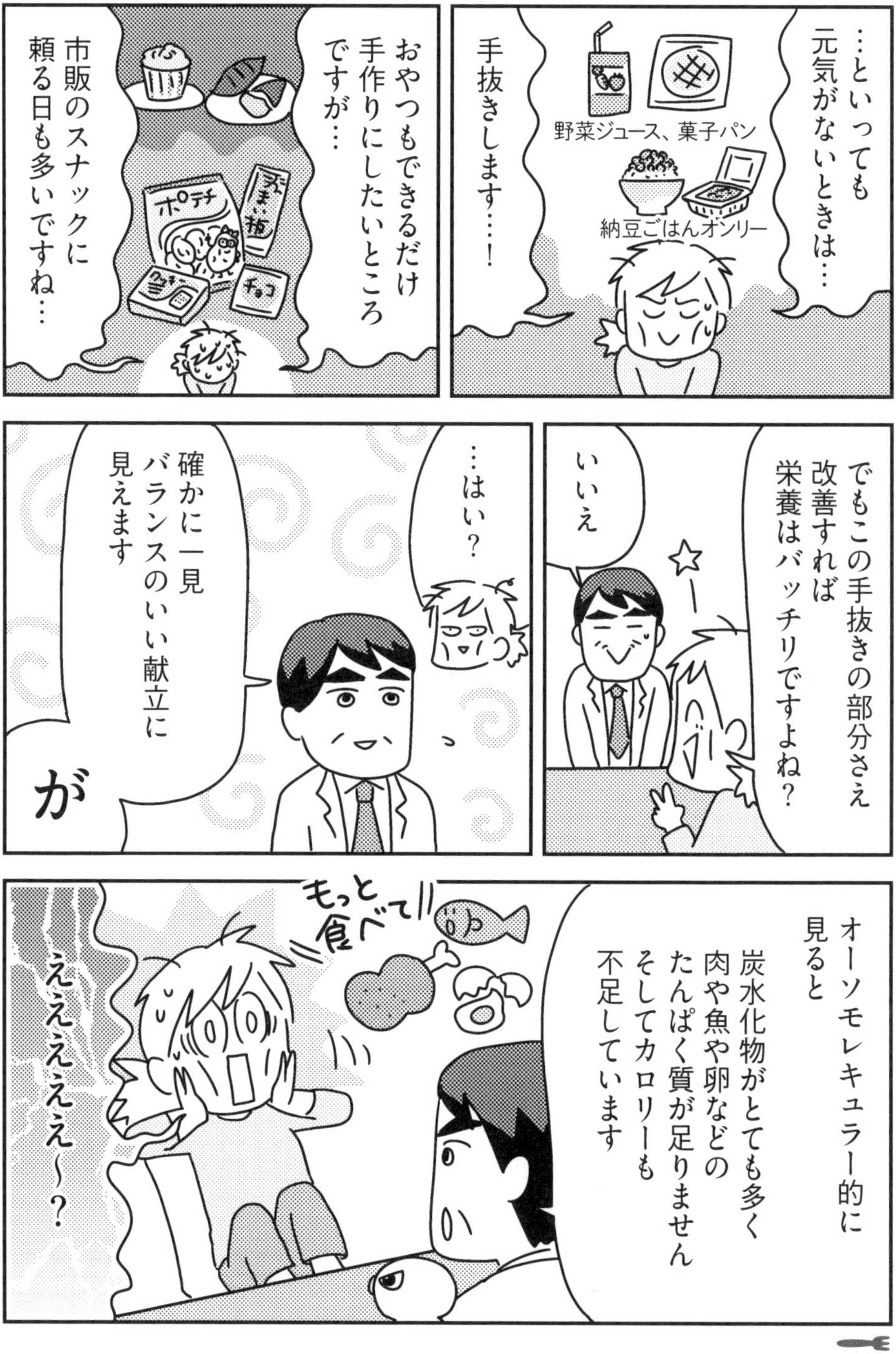

…といっても
元気がないときは…
野菜ジュース、菓子パン
納豆ごはんオンリー
手抜きします…！
おやつもできるだけ
手作りにしたいところ
ですが…
ポテチ
チョコ
市販のスナックに
頼る日も多いですね…
でもこの手抜きの部分さえ
改善すれば
栄養はバッチリですよね？
いいえ
…はい？
確かに一見
バランスのいい献立に
見えます
が
オーソモレキュラー的に
見ると
炭水化物がとても多く
肉や魚や卵などの
たんぱく質が足りません
そしてカロリーも
不足しています
もっと食べて!!
えええええ〜？

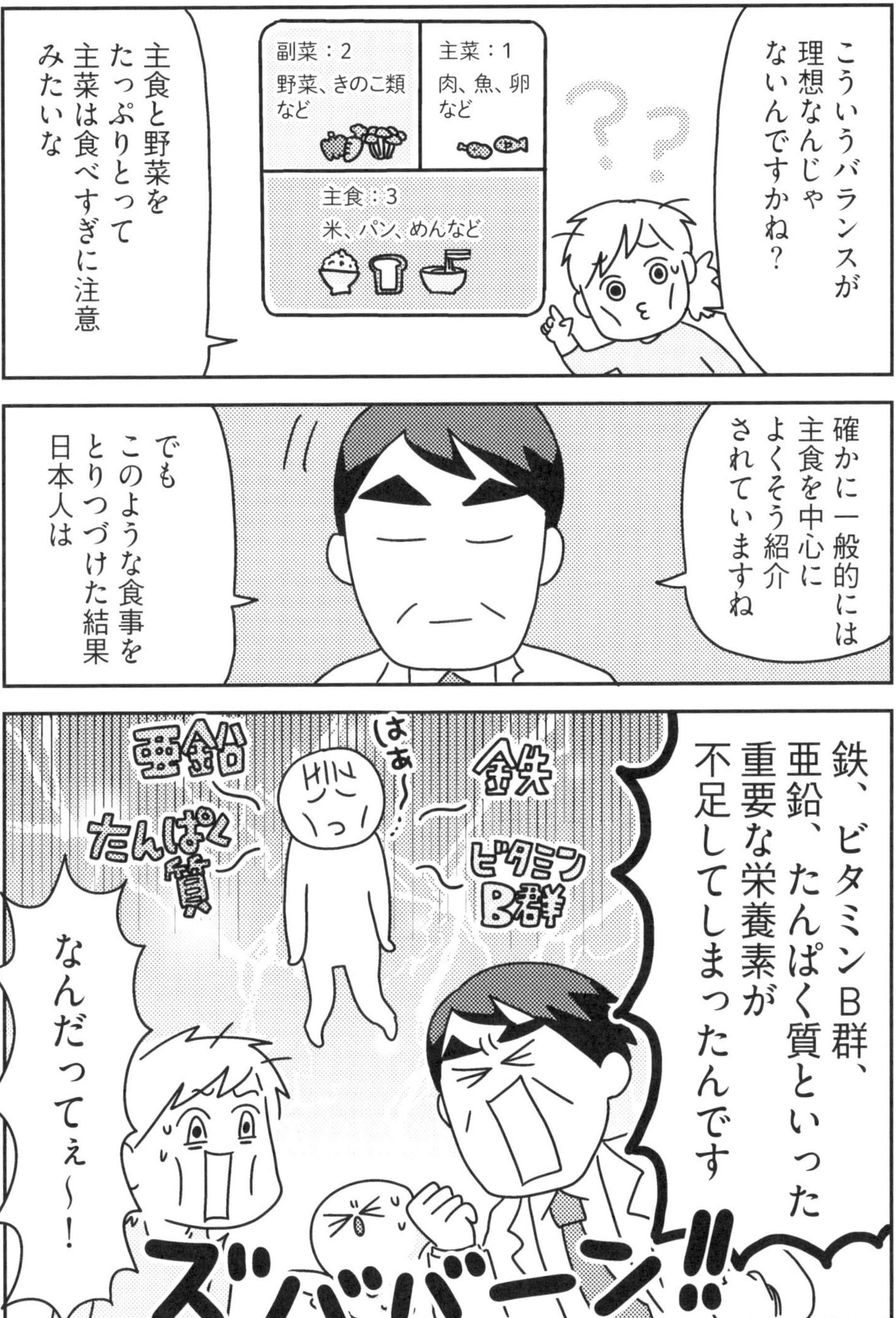
こういうバランスが理想なんじゃないんですかね?
主菜：1 肉、魚、卵など
副菜：2 野菜、きのこ類など
主食：3 米、パン、めんなど
主食と野菜をたっぷりとって主菜は食べすぎに注意みたいな
確かに一般的には主食を中心によくそう紹介されていますね
でもこのような食事をとりつづけた結果日本人は
鉄、ビタミンB群、亜鉛、たんぱく質といった重要な栄養素が不足してしまったんです
はぁ〜…
亜鉛
鉄
たんぱく質
ビタミンB群
なんだってぇ〜〜!
ズバババーン!!

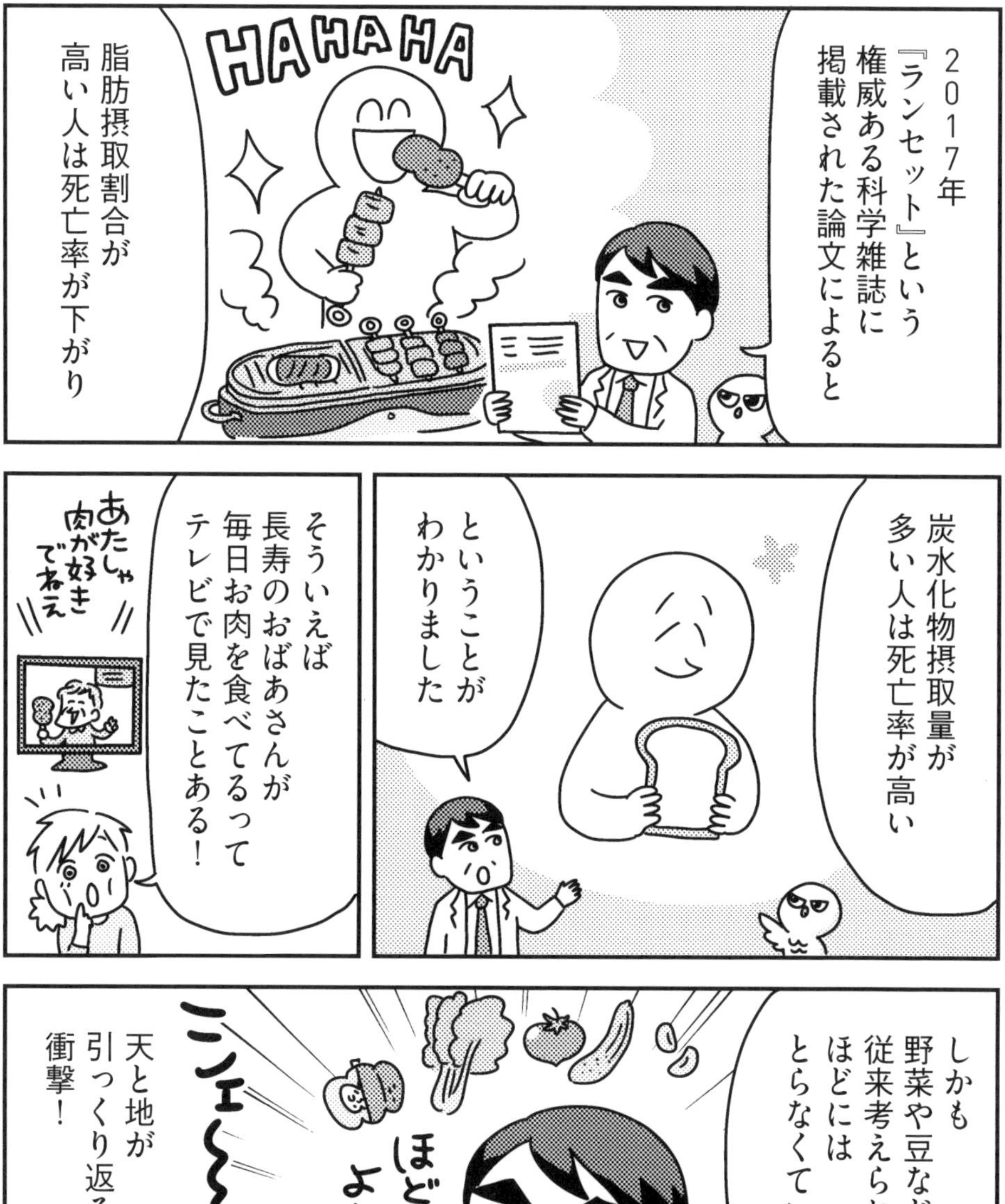

2017年『ランセット』という権威ある科学雑誌に掲載された論文によると
HAHAHA
脂肪摂取割合が高い人は死亡率が下がり
炭水化物摂取量が多い人は死亡率が高い
ということがわかりました
そういえば長寿のおばあさんが毎日お肉を食べてるってテレビで見たことある!
あたしゃ肉が好きでねえ
しかも野菜や豆などは従来考えられているほどにはとらなくていいのです
ほどほどでよし!!!
シェ〜〜!!!
どーん
天と地が引っくり返るような衝撃!

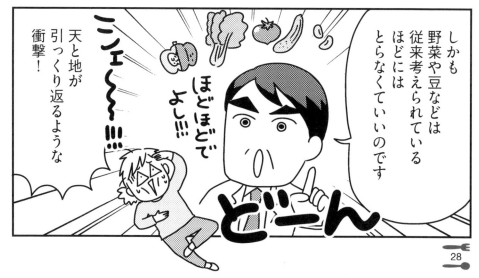

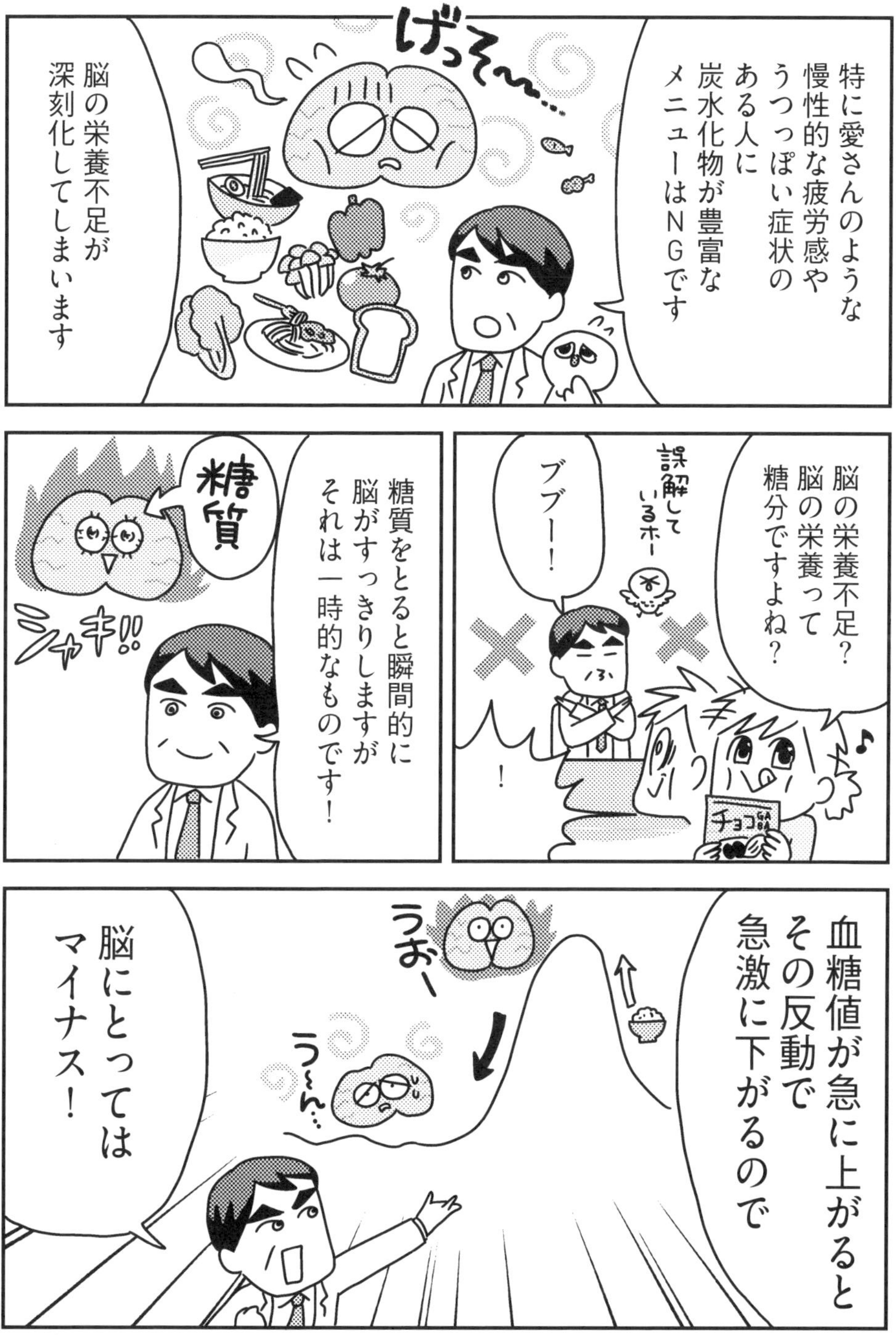
特に愛さんのような慢性的な疲労感やうつっぽい症状のある人に炭水化物が豊富なメニューはNGです
げっそ〜…
脳の栄養不足が深刻化してしまいます
脳の栄養不足？脳の栄養って糖分ですよね？
誤解しているホー
ブブー！
！
チョコ GABA
糖質をとると瞬間的に脳がすっきりしますがそれは一時的なものです！
糖質
シャキ!!
血糖値が急に上がるとその反動で急激に下がるので
うぉ〜
う〜ん…
脳にとってはマイナス！

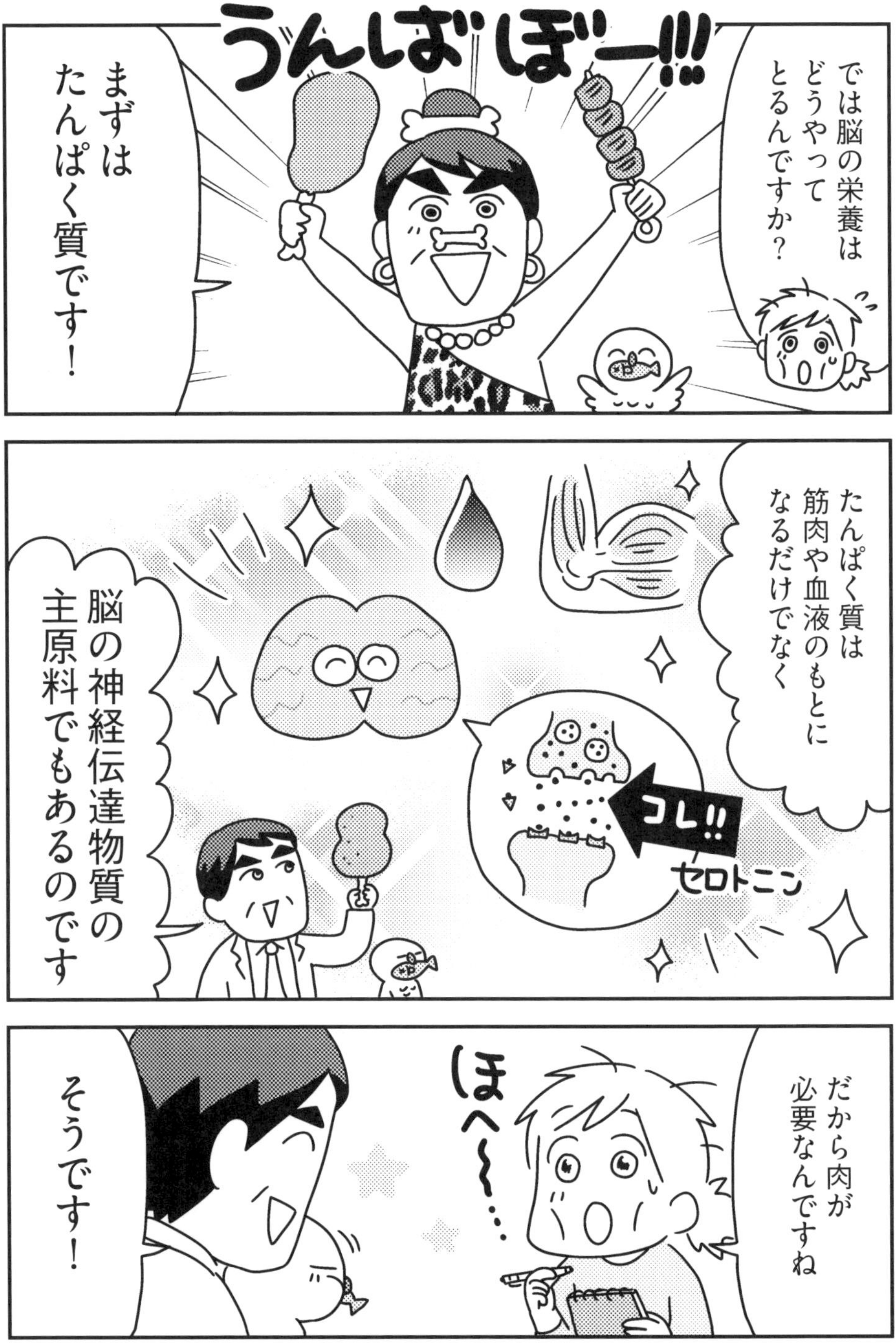

では脳の栄養はどうやってとるんですか?
うんばぼー!!!
まずはたんぱく質です!
たんぱく質は筋肉や血液のもとになるだけでなく
コレ!!
セロトニン
脳の神経伝達物質の主原料でもあるのです
だから肉が必要なんですね
ほへ~…
そうです!

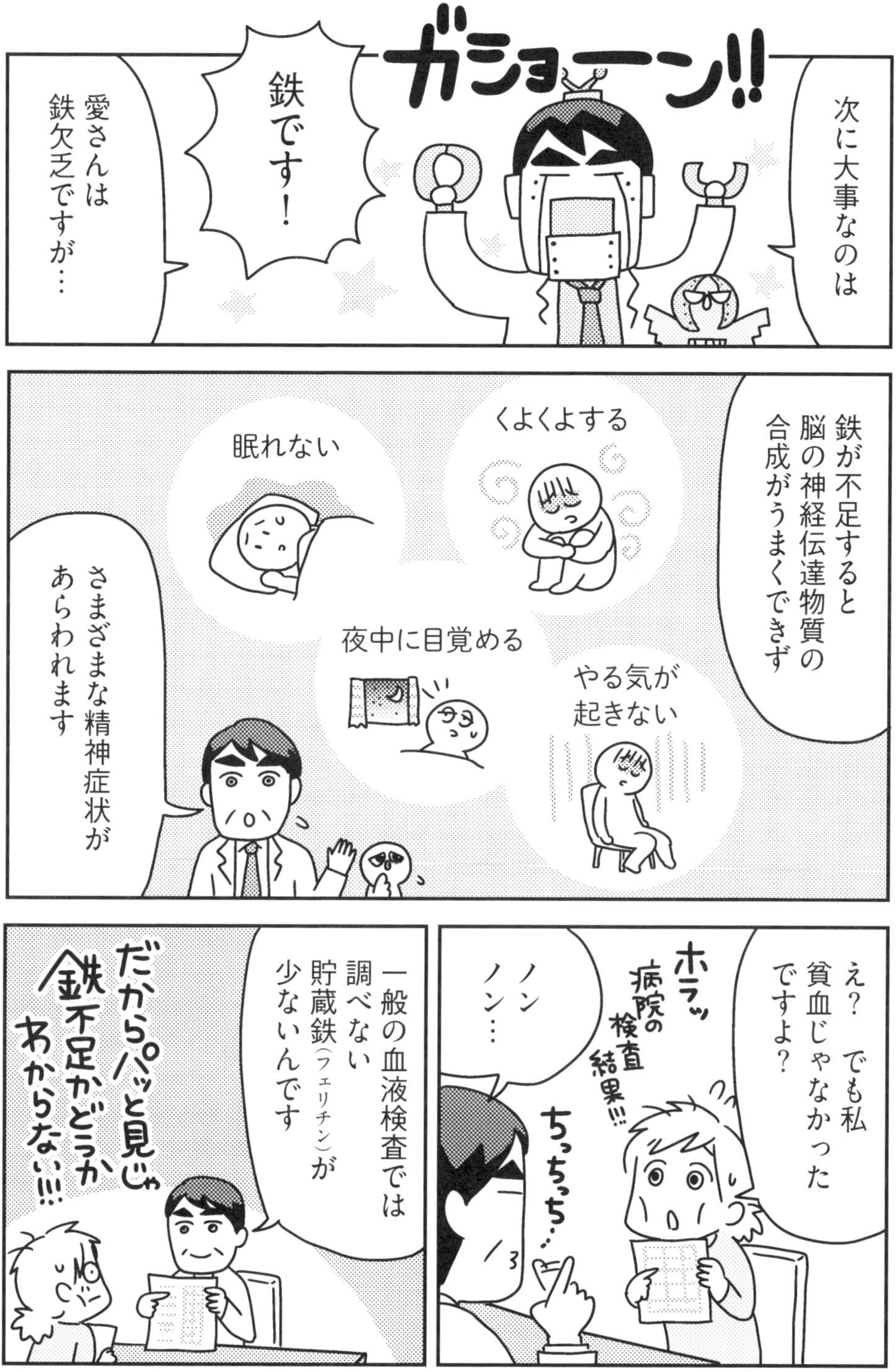

次に大事なのは
ガショーン!!
鉄です!
愛さんは鉄欠乏ですが…
鉄が不足すると脳の神経伝達物質の合成がうまくできず
くよくよする
眠れない
やる気が起きない
夜中に目覚める
さまざまな精神症状があらわれます
え? でも私貧血じゃなかったですよ?
ホラッ 病院の検査結果!!!
ノンノン…
ちっちっち…
一般の血液検査では調べない貯蔵鉄(フェリチン)が少ないんです
だからパッと見じゃ鉄不足かどうかわからない!!!

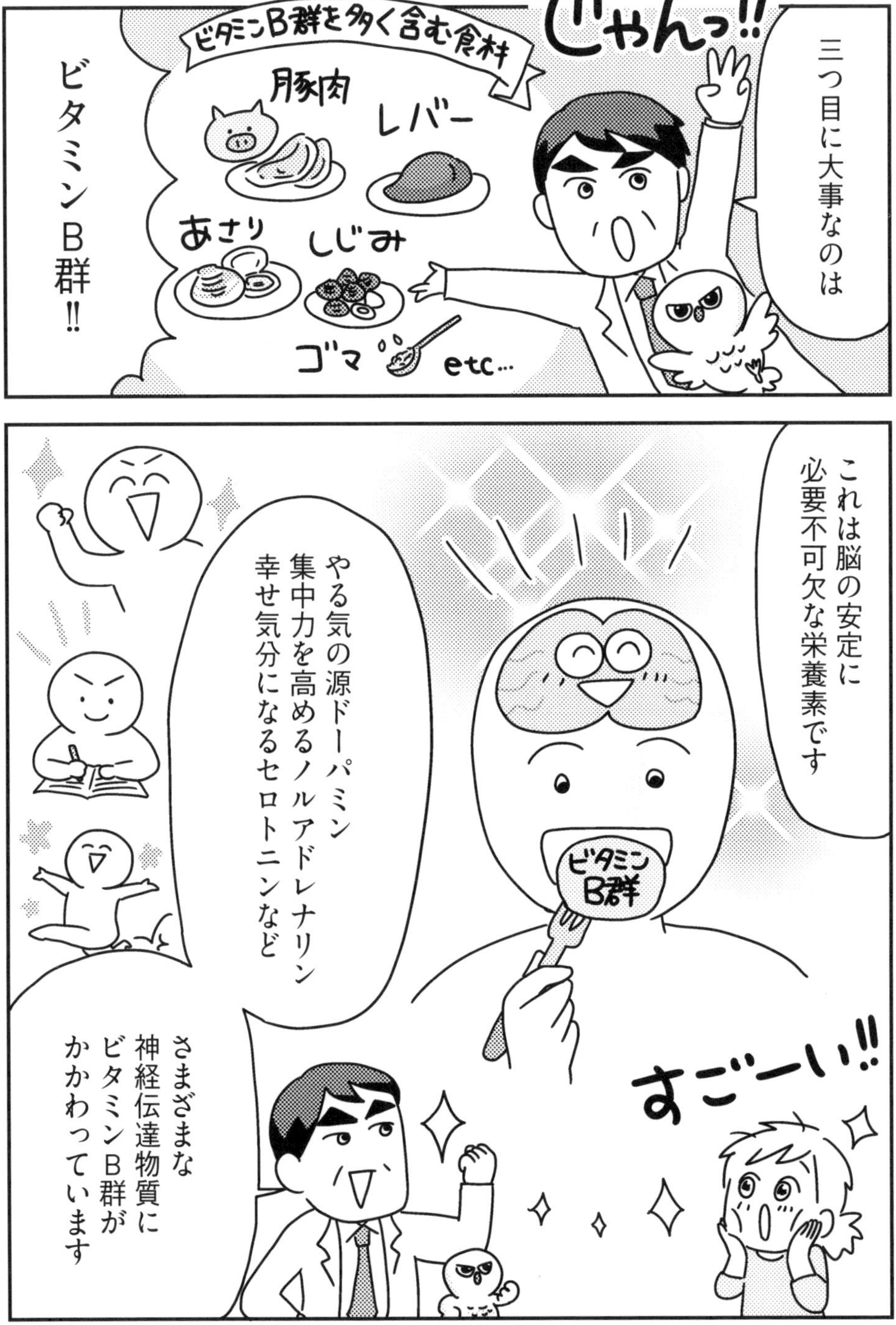

三つ目に大事なのは
じゃんっ!!
ビタミンB群を多く含む食材
豚肉
レバー
あさり
しじみ
ゴマ
etc…
ビタミンB群!!
これは脳の安定に必要不可欠な栄養素です
ビタミンB群
やる気の源ドーパミン 集中力を高めるノルアドレナリン 幸せ気分になるセロトニンなど
すごーい!!
さまざまな神経伝達物質にビタミンB群がかかわっています

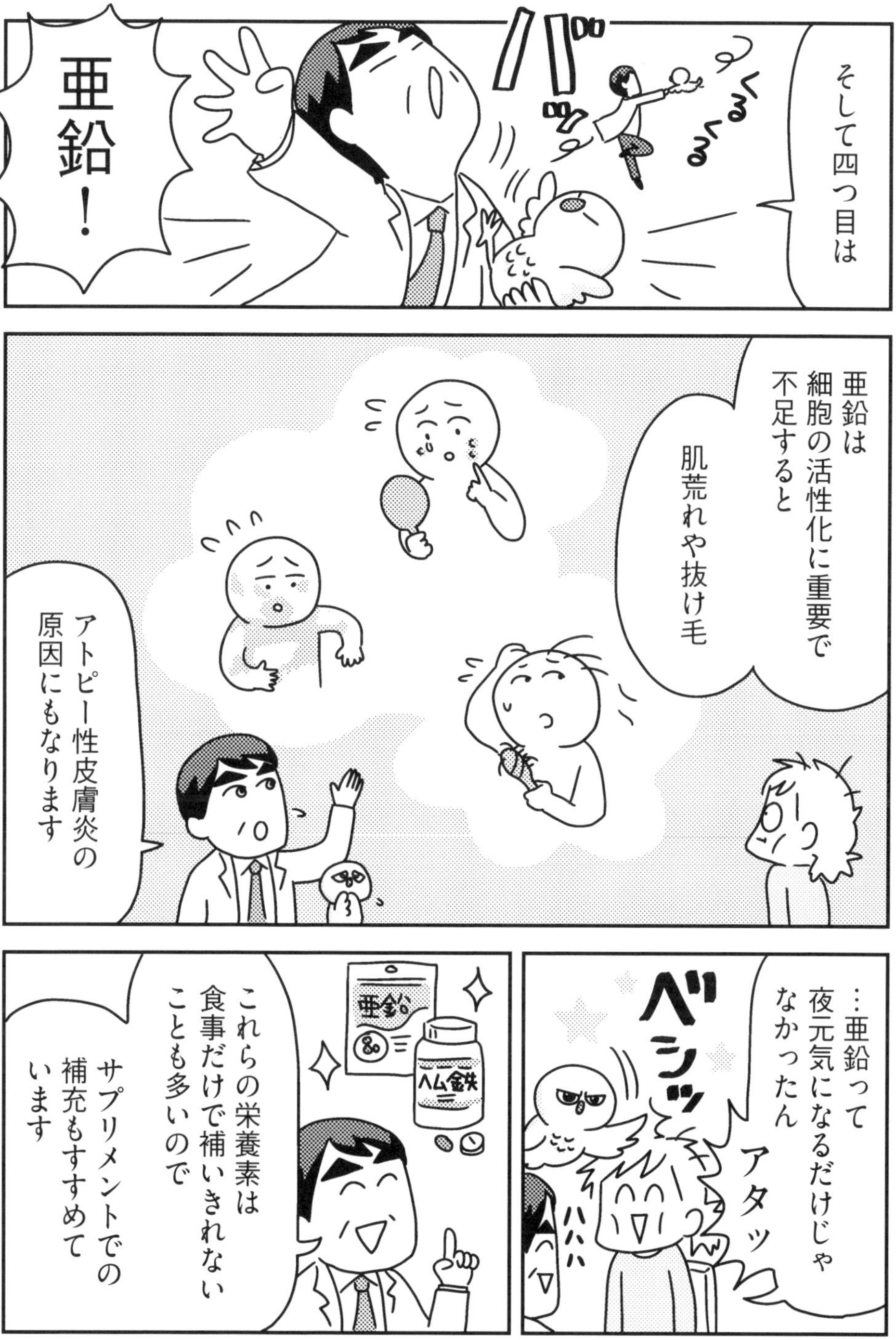
そして四つ目は
くるくる
バッ
亜鉛！
亜鉛は
細胞の活性化に重要で
不足すると
肌荒れや抜け毛
アトピー性皮膚炎の
原因にもなります
…亜鉛って
夜元気になるだけじゃ
なかったん
ベシッ
アタッ
ハハハ
これらの栄養素は
食事だけで補いきれない
ことも多いので
サプリメントでの
補充もすすめて
います
亜鉛
ヘム鉄

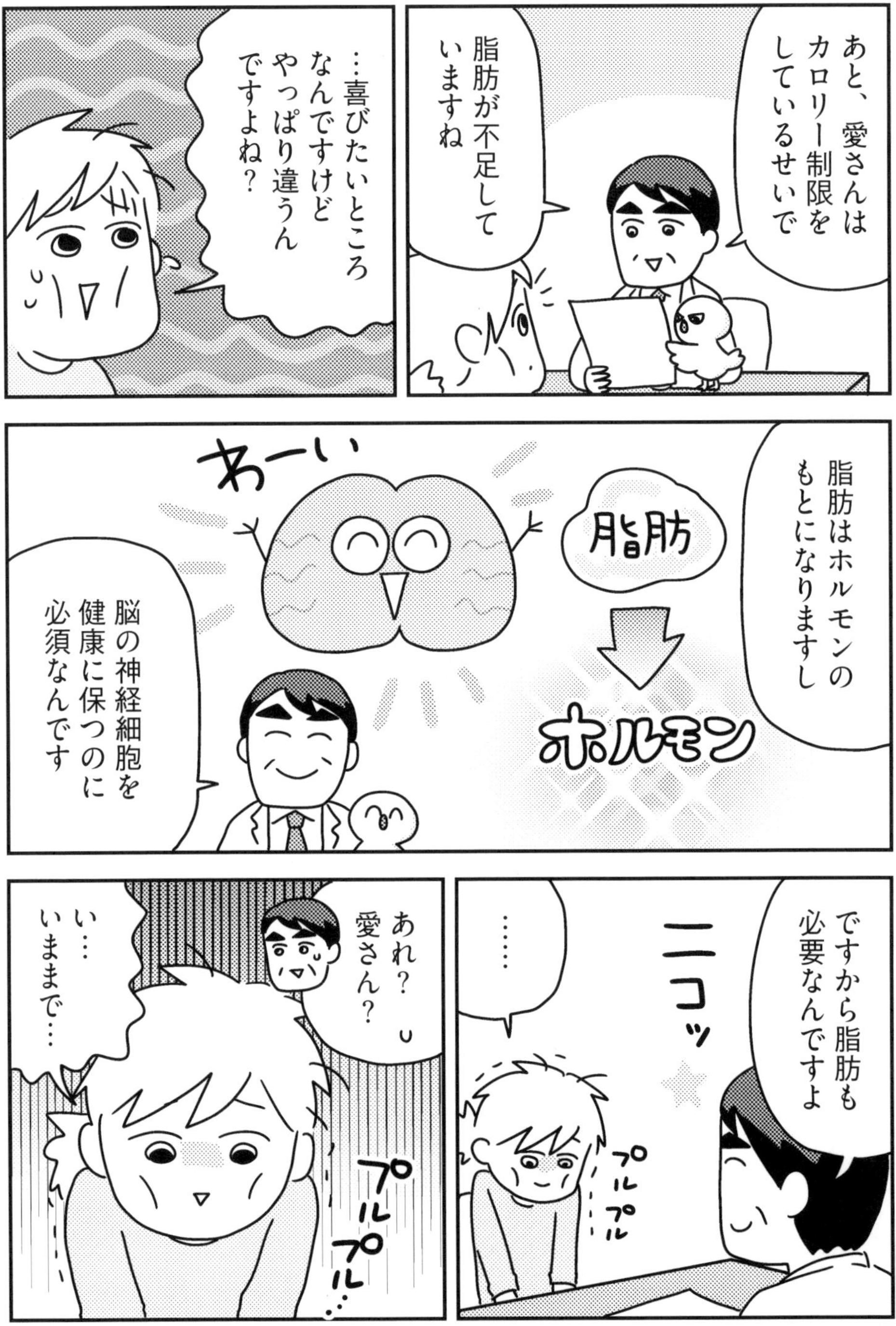
あと、愛さんはカロリー制限をしているせいで
脂肪が不足していますね
…喜びたいところなんですけどやっぱり違うんですよね？
脂肪はホルモンのもとになりますし
脂肪
ホルモン
わーい
脳の神経細胞を健康に保つのに必須なんです
ですから脂肪も必要なんですよ
ニコッ
……
あれ？愛さん？
い…いままで…
プルプル
プルプル…

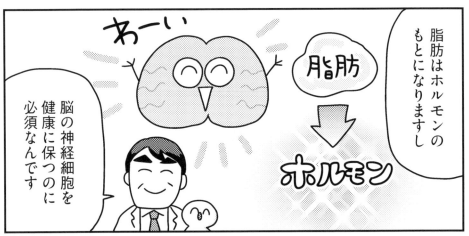

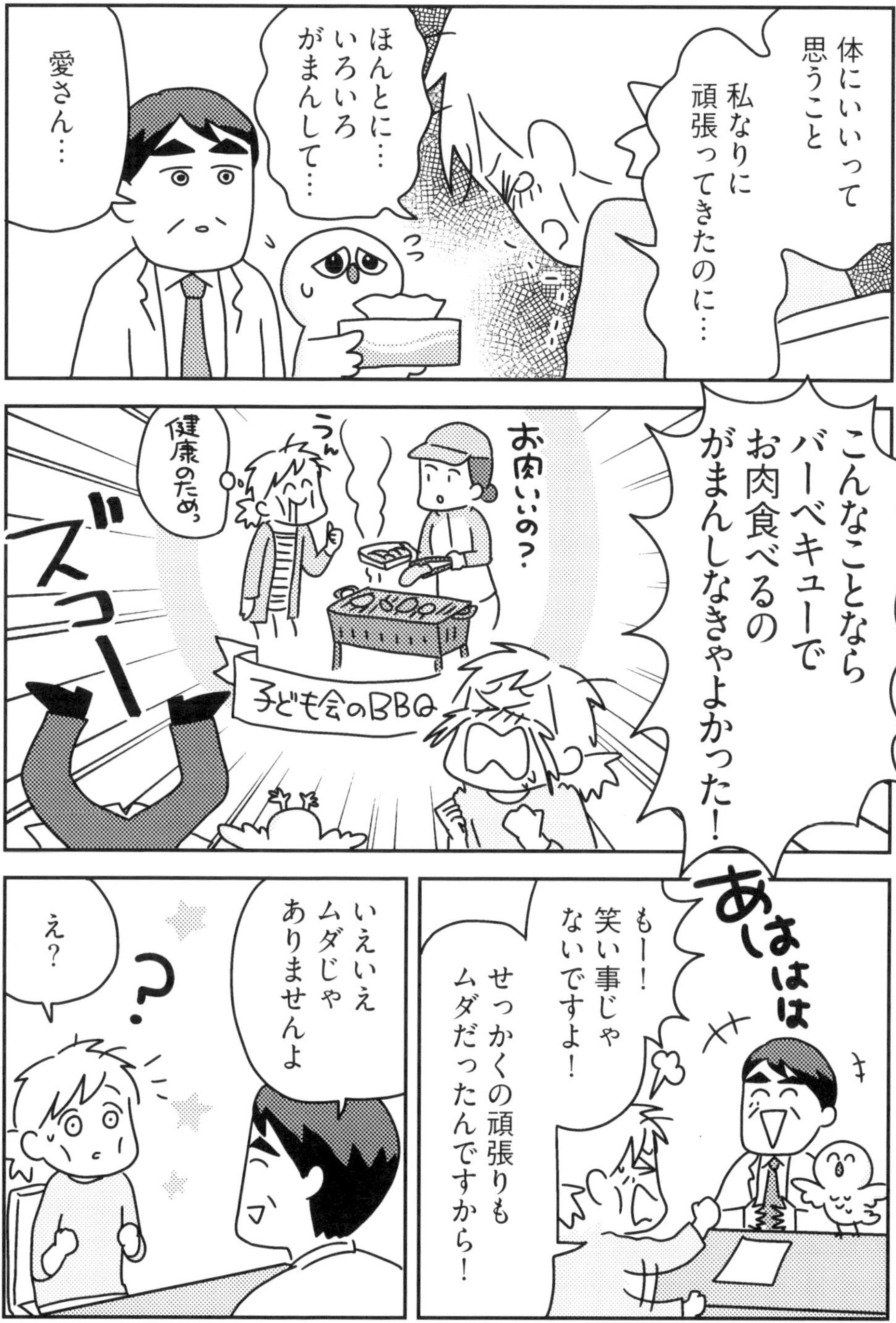
体にいいって思うこと
私なりに頑張ってきたのに…
ほんとに…いろいろがまんして…
愛さん…
こんなことならバーベキューでお肉食べるのがまんしなきゃよかった！
お肉いいの？
うん
健康のためっ
ズコー
子ども会のBBQ
あははは
もー！笑い事じゃないですよ！
せっかくの頑張りもムダだったんですから！
いえいえムダじゃありませんよ
？
え？

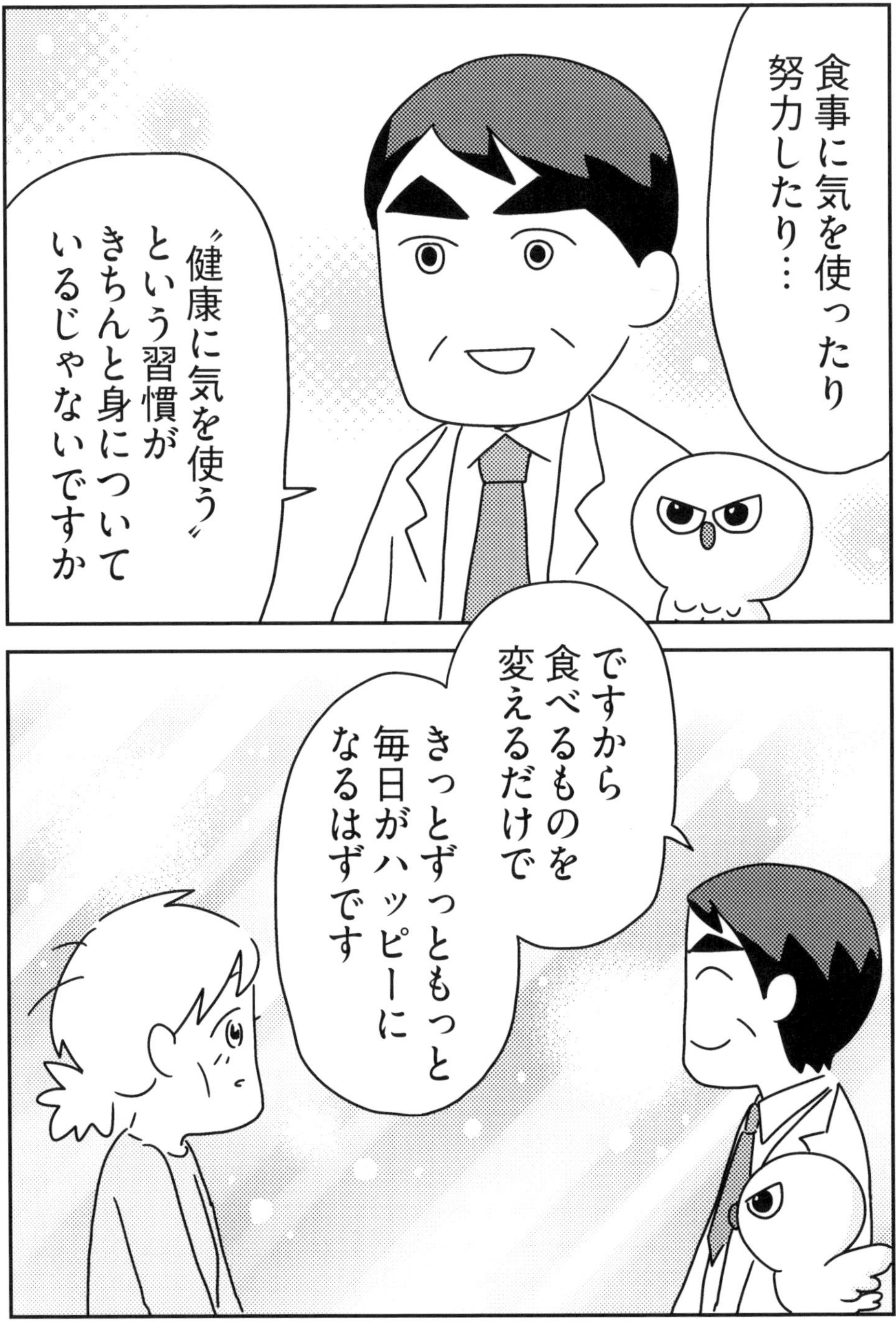
食事に気を使ったり努力したり…
〝健康に気を使う〟という習慣がきちんと身についているじゃないですか
ですから食べるものを変えるだけできっとずっともっと毎日がハッピーになるはずです

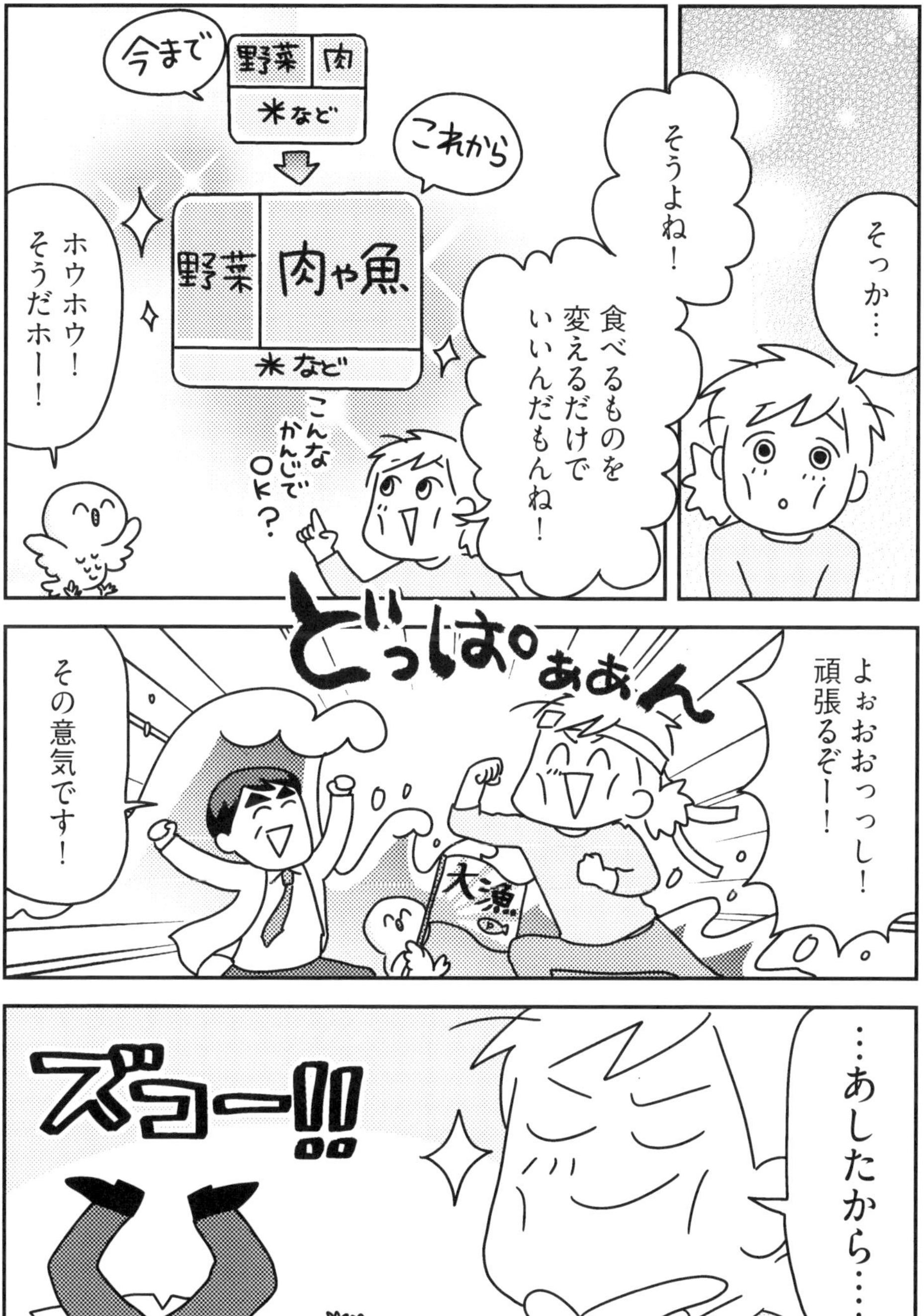
そっか…
そうよね！
食べるものを変えるだけでいいんだもんね！
今まで
野菜 肉
米など
これから
野菜 肉や魚
米など
こんなかんじでOK？
ホウホウ！そうだホー！
どっはぁああん
よぉおおっっし！頑張るぞー！
その意気です！
大漁
…あしたから…！
ズコー!!!

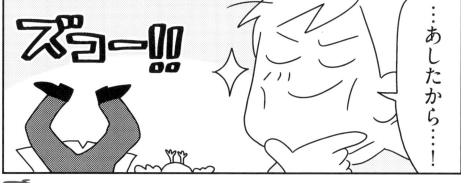

誤解だらけの「栄養バランス」がうつや倦怠感の原因だった!?

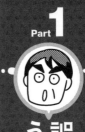

原因不明の不調を引き起こす「細胞の栄養不足」

ここまで読んで「ほんとに?」「とても信じられない」と思った人も多いはずです。その気持ちはわかります。私も最初はそう思いました。私たちは長いこと「肉や油のとりすぎは体に悪い」「カロリーは少なければ少ないほど健康によい」「米と野菜と魚を食べる和食が最高」と信じてきたのですから。

しかし、そのような厚生労働省が推奨する食べ方をつづけてきたことによって、日本人の多くが細胞レベルでの栄養失調に陥っています。「いまの時代に栄養失調だなんて」と思うかもしれませんが、**たんぱく質、鉄、ビタミンB群、亜鉛といった特定の栄養素が慢性的に不足**している人は珍しくありません。その結果、うつ症状、慢性疲労、倦怠感《けんたい》、アトピー性皮膚炎、花粉症、不妊など、さまざまな疾患が引き起こされているのです。

ところが、一般的な血液検査をしても不調の原因ははっきりしません。栄養の改善が行われないまま大量の薬を飲み、さらに調子をくずす人もいます。

そんな社会に警鐘を鳴らすのが、「オーソモレキュラー療法」です。

これは20世紀の半ば、カナダのエイブラハム・ホッファー博士らが提唱したことから始まりました。「オーソ」は「整える」、「モレキュラー」は「分子」という意味です。合わせて訳すと「分子整合栄養医学」です。

ここでいう「分子」とは「栄養素」をさします。ビタミンやミネラル、たんぱく質、脂肪酸など、私たちの体を構成している要素です。私たちの体は37兆個の細胞でできているといわれますが、細胞の一つ一つがなんらかの栄養素がもとになっているのです。つまり、私たちの体は栄養素のかたまりなのです。

心と体を内側から治療する「オーソモレキュラー」

オーソモレキュラー療法では、「病気や体内の炎症は、細胞の栄養不足から始まる」と考えています。逆にいえば、細胞一つ一つに必要十分な栄養素を届けることができれば、心も体も健康でいられるということです。

たとえば、あなたがなんらかのホルモンが不足して体調をくずしたとします。ふつう、病院では不足しているホルモンを補充する薬が処方されます。薬を飲めばホルモン不足は解消されるので、一時的に体調は回復します。しかし、飲むのをやめれば再び体調が悪くなるかもしれません。

オーソモレキュラー療法の場合、薬はむやみやたらに使いません。薬に頼る対症療法よりも、食事を変え、サプリメントを飲むことで「不足しているホルモンをつくるための栄養素」を補充します。薬ではありませんから、改善したからといってやめる必要はありませんし、長くつづけても副作用はありません。しかも体はそのホルモンをつくる力をよみがえらせるだけでなく、体内のさまざまな細胞が元気をとり戻すのです。

大切なことは、その人にとっての至適量（最も適切な量）の栄養を補うことです。

至適量は人によって違います。たとえばビタミンや鉄を投与するとき、Aさんにとっては十分な量であったとしても、Bさんにとってはまだ不十分な量であることもあります。栄養素は少し補充すれば少し改善するというのではなく、十分な量が補充されたときに初めて効果が出てくるのです。

血液検査の結果を詳細に読み解くことで、その人に必要な栄養素と量を導き出し、オーダーメイドで栄養補給をしていくのがオーソモレキュラー療法です。

その一方で、オーソモレキュラー療法をするほとんどの人に共通して実践してほしいポイントもあります。それが左記です。これについては、順を追って説明していきますね。

オーソモレキュラー食のポイント

- 健康をとり戻すためには、十分なカロリーをとること
- 最重要の栄養素はたんぱく質、特に肉。毎日違う種類の肉をローテーションして食べる
- 脂質には種類がある。よい油でカロリーを摂取しよう
- ビタミンとミネラルも大事。特にビタミンB群、鉄、亜鉛
- 糖質は意識的に減らしてコントロール

めまいで倒れた妻を救ったのは食事療法とサプリメント

ここで、私と「オーソモレキュラー」との出会いを簡単にお話しさせてください。

私が医師になったのは30年近く前のことでした。麻酔科を専攻し、地元である神奈川県に痛みをとる専門の「ペインクリニック」を開業しました。幸いなことに多くの患者さんの信頼を得て、毎日忙しく暮らしていました。ところが……。

1997年のある日、妻が突然、激しいめまいに襲われて倒れたのです。

それまで妻は全くの健康体でした。精密検査をしても異常は見られません。原因がわからないまま、めまいを抑える薬を処方したり、漢方薬治療をしたりしましたが、大きな成果はありません。わらにもすがる思いで民間療法に頼り、最後にはおはらいもしてもらいました。

そんなときです。海外の情報にくわしい先輩からオーソモレキュラーを紹介され、こう言われたのです。

「食事を変えて、サプリメントを飲んでみては?」と。

当時の私はオーソモレキュラーの知識がほとんどなかったので、「いやいや、そんなはずはないだろう」と、はなから信じていませんでした。でも、わらにもすがる思いだった私は「新しいわらの一つ」という意識でその言葉に従ったのです。するとどうでしょう。枯れかかっていた草花が息を吹き返すように、妻は生気をとり戻していきました。家事ができるようになり、外出できるようになりました。くずれかかっていた家庭が、健全さをとり戻したのです。

めまいで倒れたとき、妻の血液検査の結果はどれも正常値でした。しかしオーソモレキュラー的な観点で分析すると、妻にはさまざまな栄養不足があったのです。それを適切に補充しただけで、健康をとり戻すことができたのです。

オーソモレキュラーのすごさを目の当たりにした私は、この治療法を必死で学び始めました。クリニックで「どんな治療をしても痛みが改善しない」という患者さんに応用してみたところ、ほとんどのかたが「痛みが消えた」「軽くなった」と言ってくださったのです。パート3の解説でくわしくお話ししますが、**私自身も長年苦しめられてきたアレルギー体質の改善に成功**しました。

「やる気が出ない」「疲れる」は脳の栄養不足が原因

オーソモレキュラーによって改善する症状は数多くあります。なかでも愛さんのような

「だるい」「疲れる」「やる気が出ない」といった「うつ」「プチうつ」的な症状への効きめには目を見張るものがあります。

体調をくずしていた愛さんは、血液検査の結果「問題なし」と言われて「私はただの怠け者なの?」と悩みましたね。**「動きたくない」「つらい」「涙が出てしまう」そんなマイナスモードに心が傾いてしまうこともまた、栄養不足が原因**なのです。

ちなみに、心はどこにあると思いますか? そう、脳にあります。

うれしい、悲しい、楽しい、腹が立つ、そんな心の動きや感情の起伏は、脳でつくられているのです。

脳の中には膨大な数の神経細胞があり、その一つ一つに情報を伝えているのが「神経伝達物質」です。ちょっと難しいですが、少しだけ説明させてくださいね。

神経伝達物質はいくつかの種類があり、種類ごとに役割があります。そのバランスによって、心の状態がつくられています。

その主役になるのは、**「興奮系」「抑制系」「調整系」**の3種類の神経伝達物質です。この三つのバランスがうまくとれていると、やる気も落ち着きも注意力もある「感じのいい人」「できる人」でいられます。でも、興奮系に偏ってしまうと「怒りっぽい人」「イライラしている人」「無駄にテンションの高い人」になります。逆に興奮系が不足すると「元気のない人」「ぼんやりしている人」になってしまうこともあります。

現代人の多くは過剰なストレスをかかえていますから、興奮系に偏ってしまいがちです。バランスを整えるためには、神経伝達物質がしっかりつくられるように栄養をとる必要があります。**特に重要な栄養素が、たんぱく質、ビタミンB群、鉄、亜鉛**です。

マンガの中で私は、愛さんにこの四つの栄養素をしっかりとるように伝えています。それは彼女の脳の神経伝達物質のバランスをとることが最重要と考えたからです。

神経伝達物質をつくるたんぱく質、合成に必要な鉄とビタミンB群

なかでも非常に重要な栄養素がたんぱく質です。

「たんぱく質＝肉」というイメージがあるせいか、「たんぱく質は筋肉をつくるもの」と思っている人も多いようです。でも実際には、骨も皮膚も髪の毛も、酵素もホルモンも内臓も、免疫の抗体に至るまで、体の多くの構成要素がたんぱく質でつくられています。脳の神経伝達物質もまた、たんぱく質が材料です。

これらの機能を高めるためには、たんぱく質をどんどん摂取してその入れかえのスピー

ドを速める必要があるのです。たんぱく質は、新しく健全な臓器に再生させますから、脳の健康を回復させようとたんぱく質をたくさんとることで、内臓や肌や髪の毛などさまざまな部分がよみがえり、老化にも歯止めがかかるというわけです。

でも、たんぱく質だけで神経伝達物質がつくられるわけではありません。その合成にはビタミンB群をはじめとするビタミンや、鉄、亜鉛などのミネラルが欠かせません。

なかでも**若い女性たちに深刻なのが鉄欠乏**です。生理のある女性は、毎月約30㎎の鉄が月経血となって失われています。また、妊娠すると胎児の成長発達に鉄が不可欠になるため、優先的に母体から鉄が奪われてしまいます。愛さんは「二人目出産後から体調がよくない」と感じていましたが、最初の子どもでかなりの量の鉄が失われたにもかかわらず、回復しないままに第2子を出産してしまったことが原因でしょう。

ビタミンB群も神経伝達物質の合成に欠かせない栄養素です。ところが、日本人は精製された白米や白いパンばかり食べているため、ビタミンB群の摂取量が激減しています。しかも、ビタミンB群は糖質の代謝にも多く使われてしまいます。**糖質（炭水化物や甘いもの）をとりすぎてしまうと、せっかくのビタミンBが脳の神経伝達物質の合成に回せなくなってしまう**のです。

血糖値の急上昇、急降下はうつ的な症状を悪化させる

「脳のためには、糖質をとったほうがいいんですよね?」と聞かれることは少なくありません。でも残念ながら、糖質過多は脳にとっていいこととはいえないのです。

「血糖値」という言葉を知っていますか? 糖質をとると、小腸で消化吸収されてその糖質は血液中にブドウ糖として吸収されます。血中のブドウ糖の濃度を血糖値といいます。血糖値は糖質をとると上昇し、食後2時間以降は空腹時の血糖値を維持します。この血糖の正常な変動を維持するためにはたくさんのホルモンが使われます。

甘いものを食べると、一時的に脳の働きがよくなったと感じることがあります。しかし、これは血糖値が急激に上昇したことで起こる一時的なものです。問題はそのあと。**血糖値の急上昇を防ぐためにインスリンが大量に分泌**されるため、血糖値が急に下がり始めます。すると今度は「下がりすぎた!」と慌ててしまい、血糖値を上げるための多くのホルモンが分泌されます。**大混乱のホルモンの分泌によって影響を受けるのが自律神経**です。自律神経のバランスが乱れることで、動悸や発汗だけでなく、うつ症状や不安感、あせりやイライラといった精神症状が出やすくなってしまうのです。

血糖値の乱れによって消費されるインスリン以外の多くのホルモンは、副腎から分泌さ

れます。そのため食事やおやつなどによる血糖値の乱高下を繰り返すと、副腎が酷使されることになります。本来、副腎はストレスに直面したときや病気やアレルギー反応に対抗して働く、とても重要な臓器なのです。**日々の食事による血糖の乱高下で酷使された副腎疲労の状態ではストレスに対抗することができなくなる**だけでなく、病気の治りが遅くなったり、アレルギー症状が出やすくなったりしてしまいます。

さらに副腎由来の一部のホルモンは、やる気や集中力などにも関係するものがあり、うつ症状やちょっとした物忘れのような症状に関係してきます。

心のバランスを保つためには十分なカロリーが必要

「健康と美容のためには、カロリーのとりすぎには注意しなくちゃ」と思っている人は多いことでしょう。でも、オーソモレキュラー的には高カロリー食（適切なカロリー）が推奨されています。

私たちの脳や体を動かせるエネルギーは、体内の細胞一つ一つでつくり出されています。そのための材料になるのが糖質、脂質、たんぱく質の3大栄養素です。この三つが「カロリー（熱）」を生むのですが、食事からのカロリーが不足してしまうと、体に蓄積された糖質、脂質、たんぱく質が使われることになります。だから、低カロリーだとやせるのです。

また、先ほどお話ししたように、心の健康を保つためにはたんぱく質が重要です。にもかかわらず、**低カロリー食を続けてしまうと、たんぱく質がエネルギー産生に使われてしまい**、そのほかのところ（脳の神経伝達物質やホルモンなど）に回せなくなってしまいます。

ですから、せっかくとったたんぱく質を有効活用するには、糖質や脂質からカロリーを摂取する必要があります。ただし、糖質の過剰摂取は先ほどお伝えしたように血糖値の乱高下を招く可能性もあるので、カロリーは脂質から上手にとっていきましょう。

体にとって最大のエネルギー源は脂質です。そして、脂質はすべての細胞膜をつくる重要な栄養素です。もちろん脳の神経細胞の細胞膜も脂質でできています。細胞膜の形とやわらかさをコントロールしているのも脂質ですから、脳のように複雑で膨大な情報を処理するためには、脂質が欠かせないのです。

実際に何をどう食べていけばいいのかは、パート2をごらんください。

積極的な栄養補給には高品質サプリメントが必須

オーソモレキュラー療法は、治療の前に詳細な血液検査をします。一般の血液検査は十数項目くらいですが、オーソモレキュラーでは60～70項目の検査をします。その血液データをもとに詳細な栄養解析を行い、症状が出ている病気、今後発症する可能性のある病気、気づかれなかった異常などを見つけ出して、必要な栄養素を導き出します。

治療として行うのは、主に食事指導とサプリメントです。

体が本来もっている自然治癒力を高めるためには、必要十分な栄養をとらなくてはいけません。それは「栄養不足を補う」というレベルのものではなく、その人に必要な最適量（至適量）まで十分に栄養を補うということです。

そこで重要になるのがサプリメントです。現在、サプリメントはコンビニでもドラッグストアでもインターネットでも手軽に購入できます。しかし残念ながらその質は玉石混交で、市販のサプリメントを飲んでも「変化がない」という人も少なくありません。

オーソモレキュラー療法を実践している医療機関で処方しているのは、医療用のサプリメントです。GMP（Good Manufacturing Practice）という厳しい基準を満たした日本国内の工場で生産されたもので、十分な栄養補給が可能な高濃度で高品質のものが使われています。価格も高いのですが、通常のサプリメントではとりきれない栄養を補給しつつ、薬ではありませんから長期間使用しても問題がないというメリットもあります。サプリメントならどれも同じ、ではないということを知っておいてください。

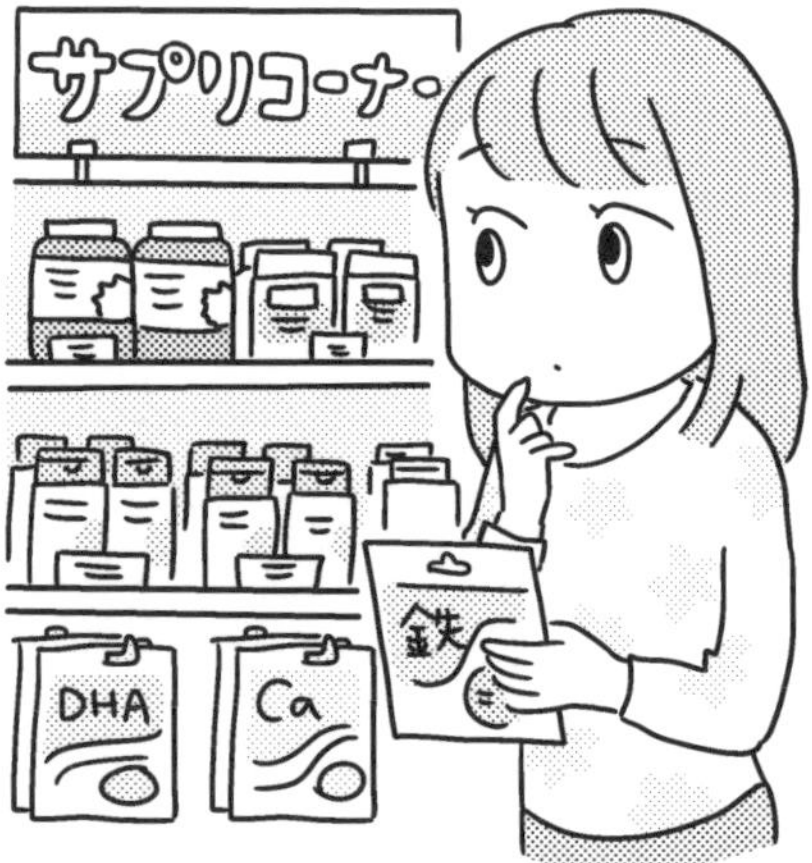

Part 2

「栄養バランス」の常識を変えよう！ では何を食べたらいいの？

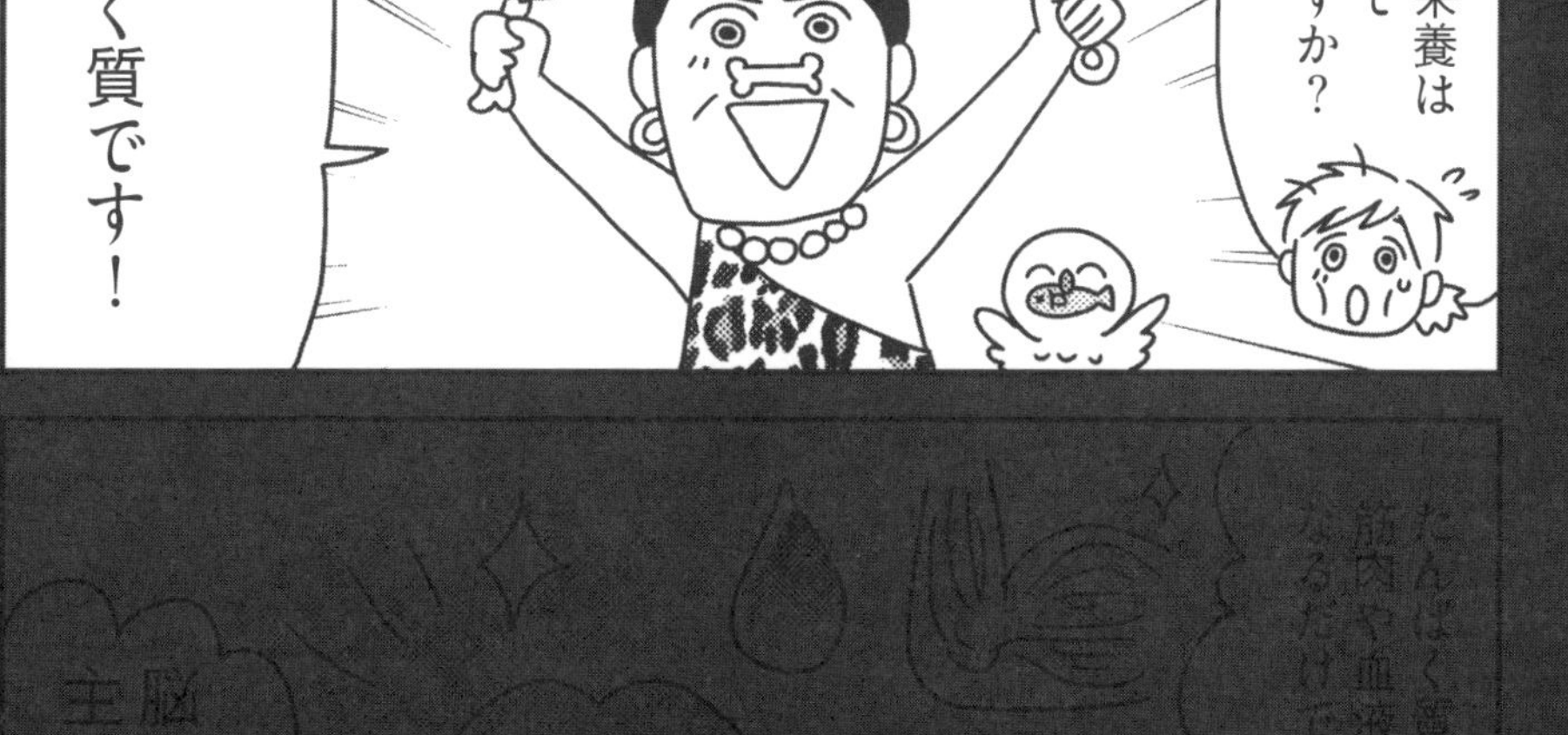

では脳の栄養はどうやってとるんですか？
うんばぼー!!!
まずはたんぱく質です！

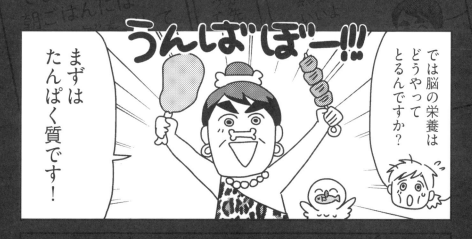

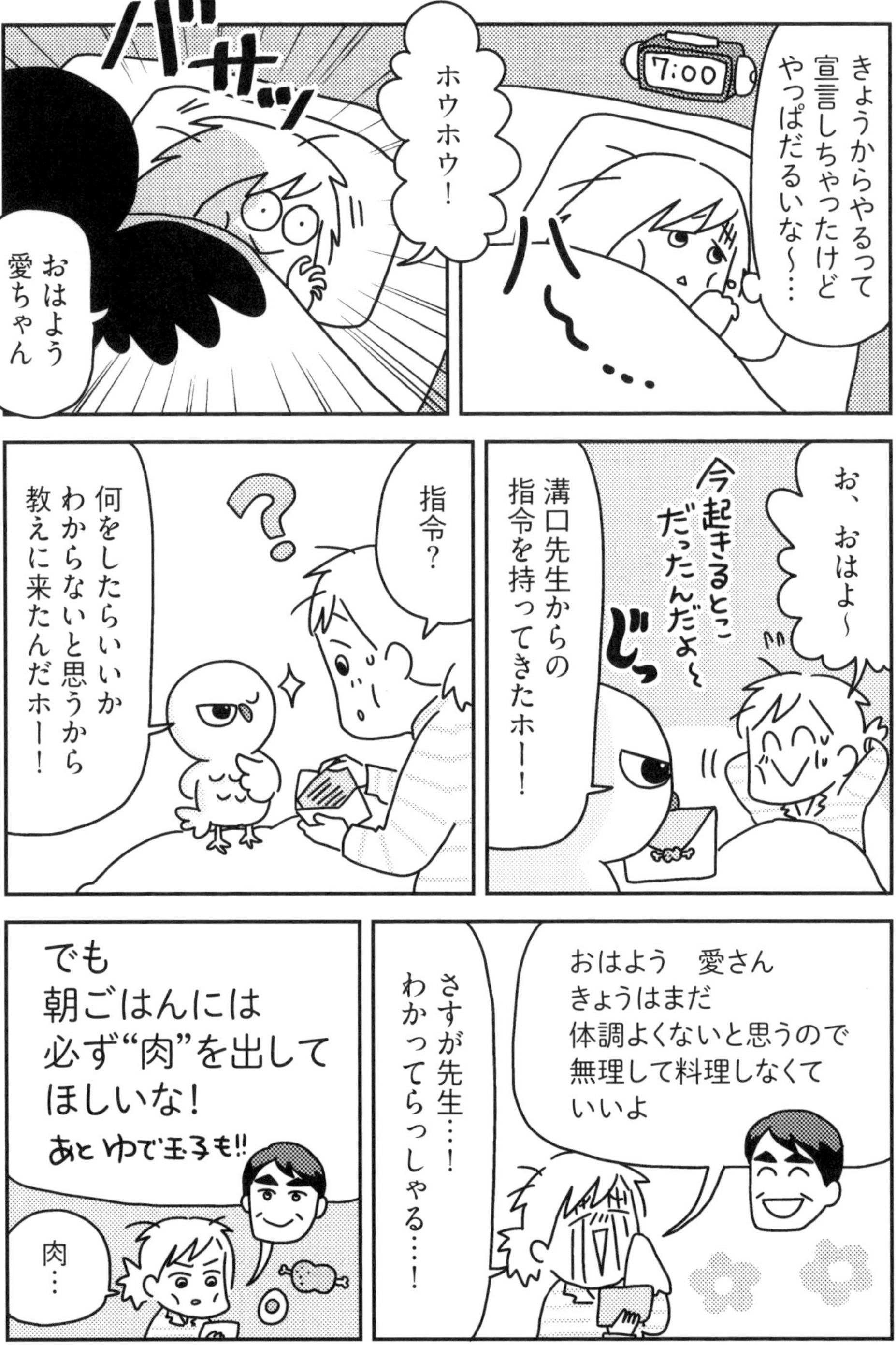
7:00
きょうからやるって宣言しちゃったけど
やっぱだるいな〜…
ハ〜…
ホウホウ！
バサッ
おはよう
愛ちゃん
お、おはよ〜
今起きるとこだったんだよ〜
じっ
溝口先生からの指令を持ってきたホー！
指令？
何をしたらいいかわからないと思うから教えに来たんだホー！
おはよう　愛さん
きょうはまだ体調よくないと思うので無理して料理しなくていいよ
さすが先生…！わかってらっしゃる…！
でも朝ごはんには必ず“肉”を出してほしいな！
あと ゆで玉子も!!
肉…

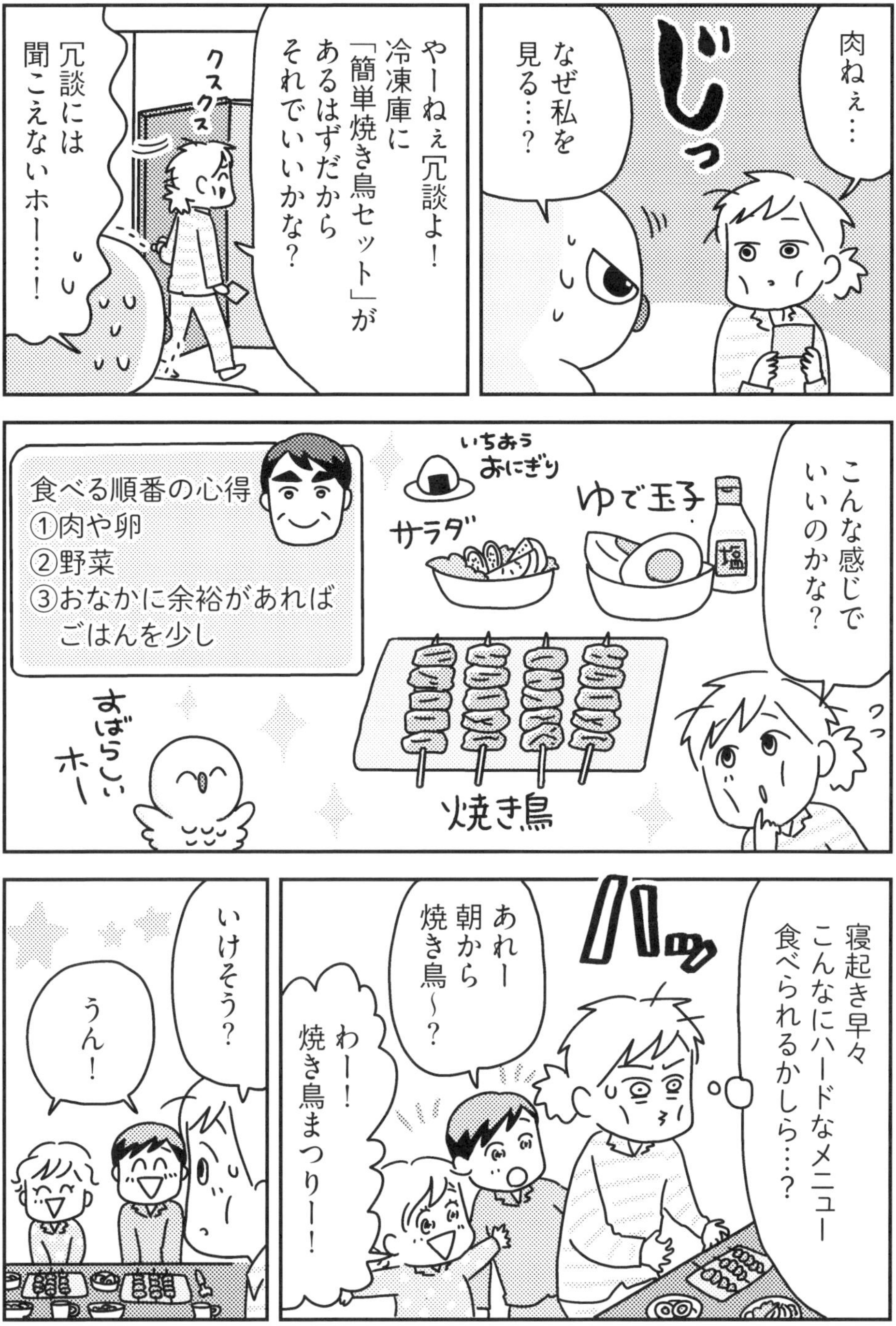
肉ねぇ…
じっ
なぜ私を見る…？
やーねぇ冗談よ！
冷凍庫に「簡単焼き鳥セット」があるはずだからそれでいいかな？
クスクス
冗談には聞こえないホー…！
こんな感じでいいのかな？
いちおう おにぎり
ゆで玉子
塩
サラダ
焼き鳥
食べる順番の心得
①肉や卵
②野菜
③おなかに余裕があれば ごはんを少し
すばらしいホー
寝起き早々こんなにハードなメニュー食べられるかしら…？
ハッ
あれー朝から焼き鳥〜？
わー！焼き鳥まつりー！
いけそう？
うん！

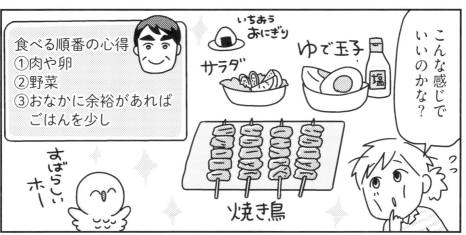

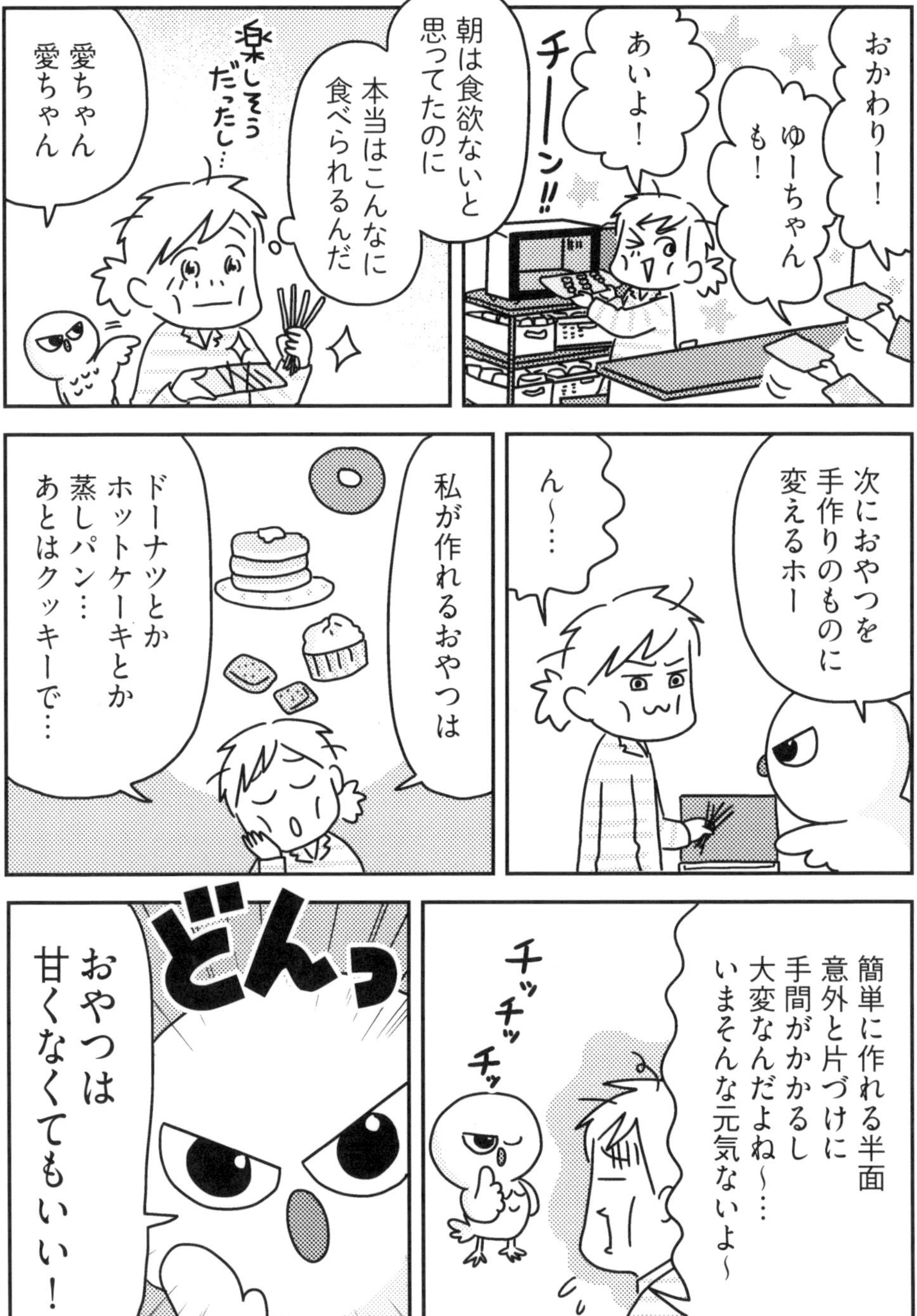

おかわりー！
ゆーちゃんも！
あいよ！
チーーン!!
朝は食欲ないと思ってたのに
本当はこんなに食べられるんだ
楽しそうだったし…
愛ちゃん愛ちゃん
次におやつを手作りのものに変えるホー
ん～…
私が作れるおやつは
ドーナツとかホットケーキとか蒸しパン…あとはクッキーで…
簡単に作れる半面意外と片づけに手間がかかるし大変なんだよね～…いまそんな元気ないよ～
チッチッチッ
どんっ
おやつは甘くなくてもいい！

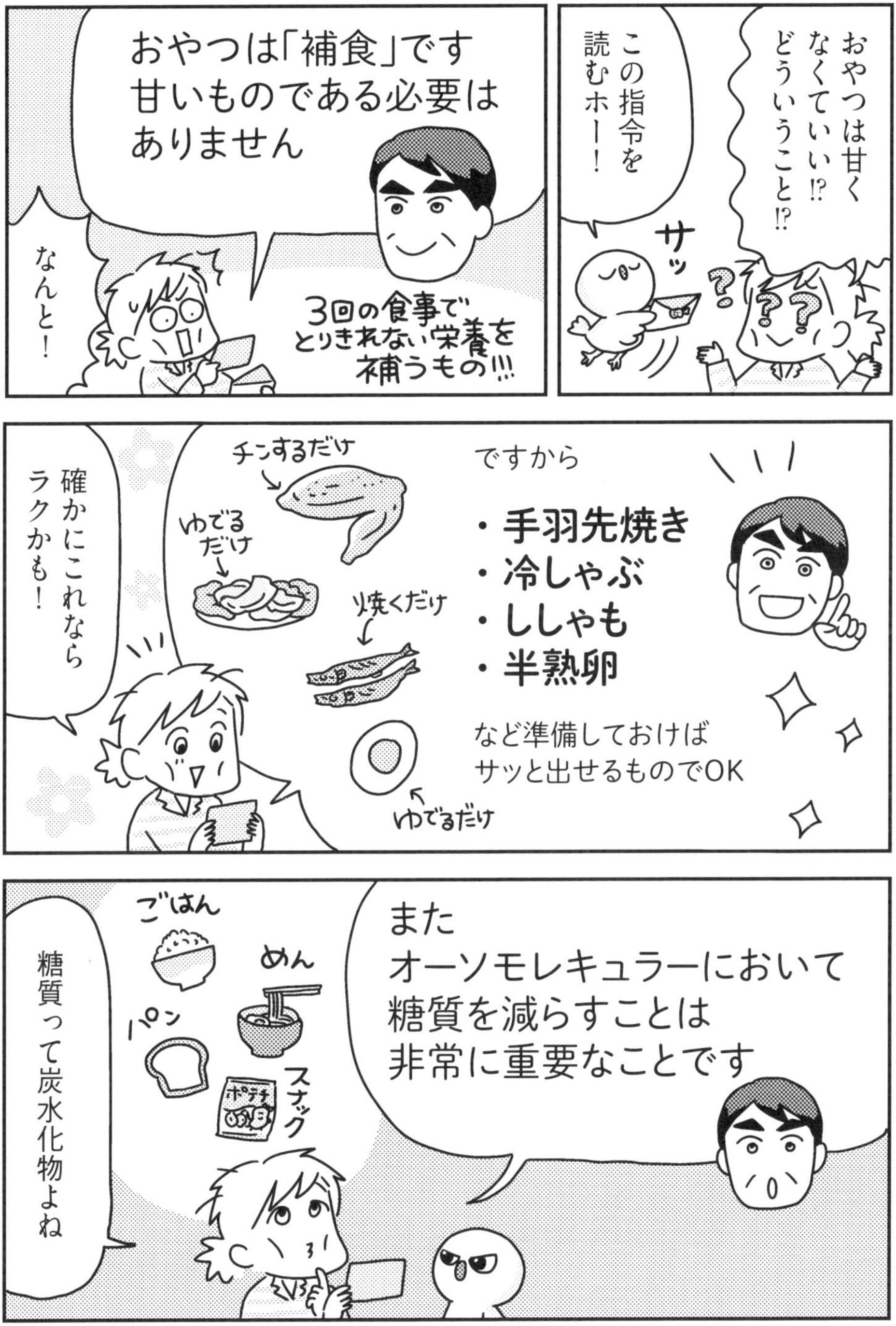
おやつは「補食」です
甘いものである必要はありません
なんと！
3回の食事でとりきれない栄養を補うもの!!!
おやつは甘くなくていい!? どういうこと!?
この指令を読むホー！
サッ
ですから
・手羽先焼き
・冷しゃぶ
・ししゃも
・半熟卵
など準備しておけば
サッと出せるものでOK
チンするだけ
ゆでるだけ
焼くだけ
ゆでるだけ
確かにこれならラクかも！
また
オーソモレキュラーにおいて
糖質を減らすことは
非常に重要なことです
ごはん
めん
パン
スナック
ポテチ
糖質って炭水化物よね

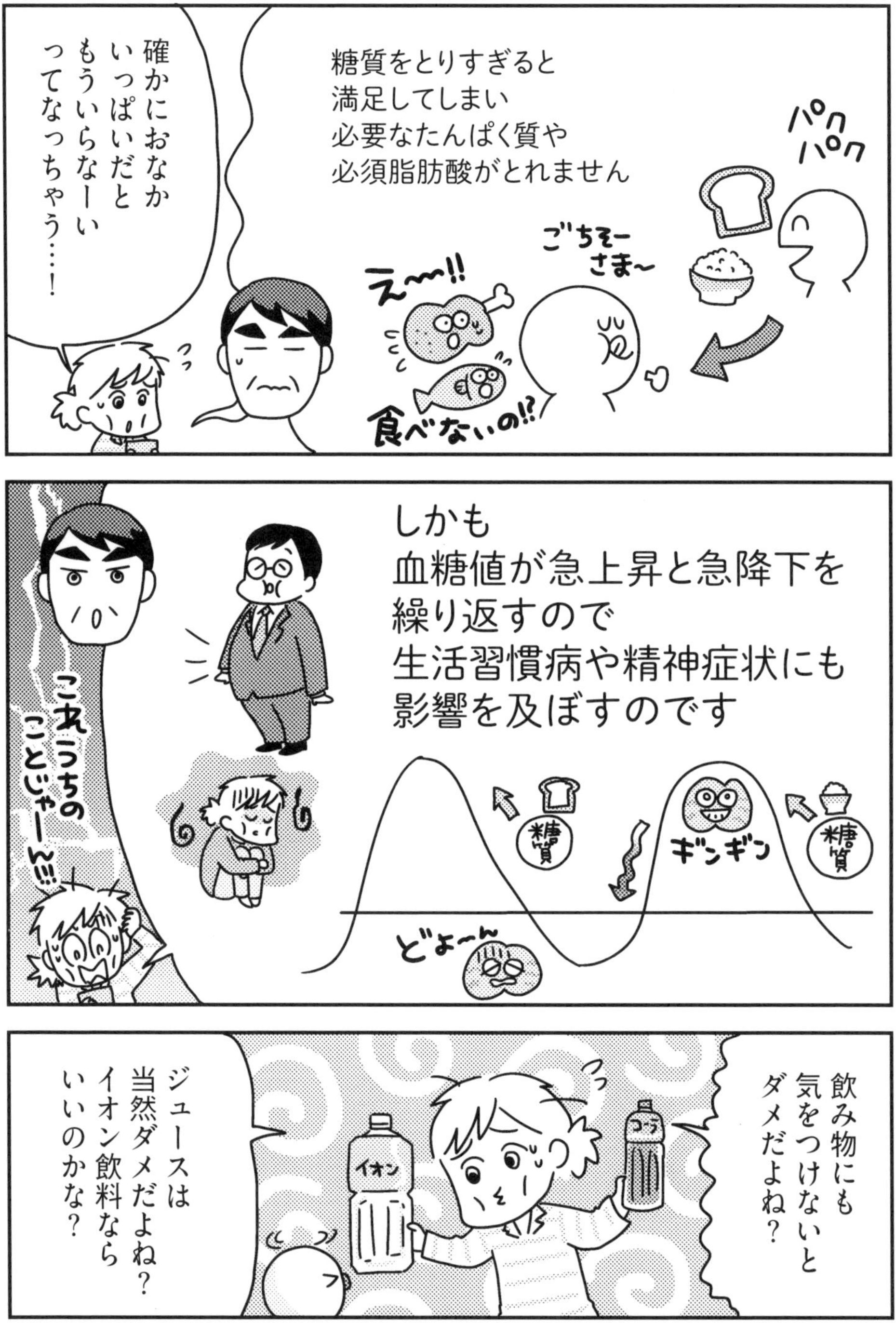

糖質をとりすぎると
満足してしまい
必要なたんぱく質や
必須脂肪酸がとれません
パクパク
ごちそーさま~
え~~!!
食べないの!?
確かにおなかいっぱいだともういらなーいってなっちゃう…!
しかも
血糖値が急上昇と急降下を
繰り返すので
生活習慣病や精神症状にも
影響を及ぼすのです
糖質
ギンギン
糖質
どよ~ん
これうちのことじゃーん!!!
飲み物にも気をつけないとダメだよね?
コーラ
イオン
ジュースは当然ダメだよね?イオン飲料ならいいのかな?

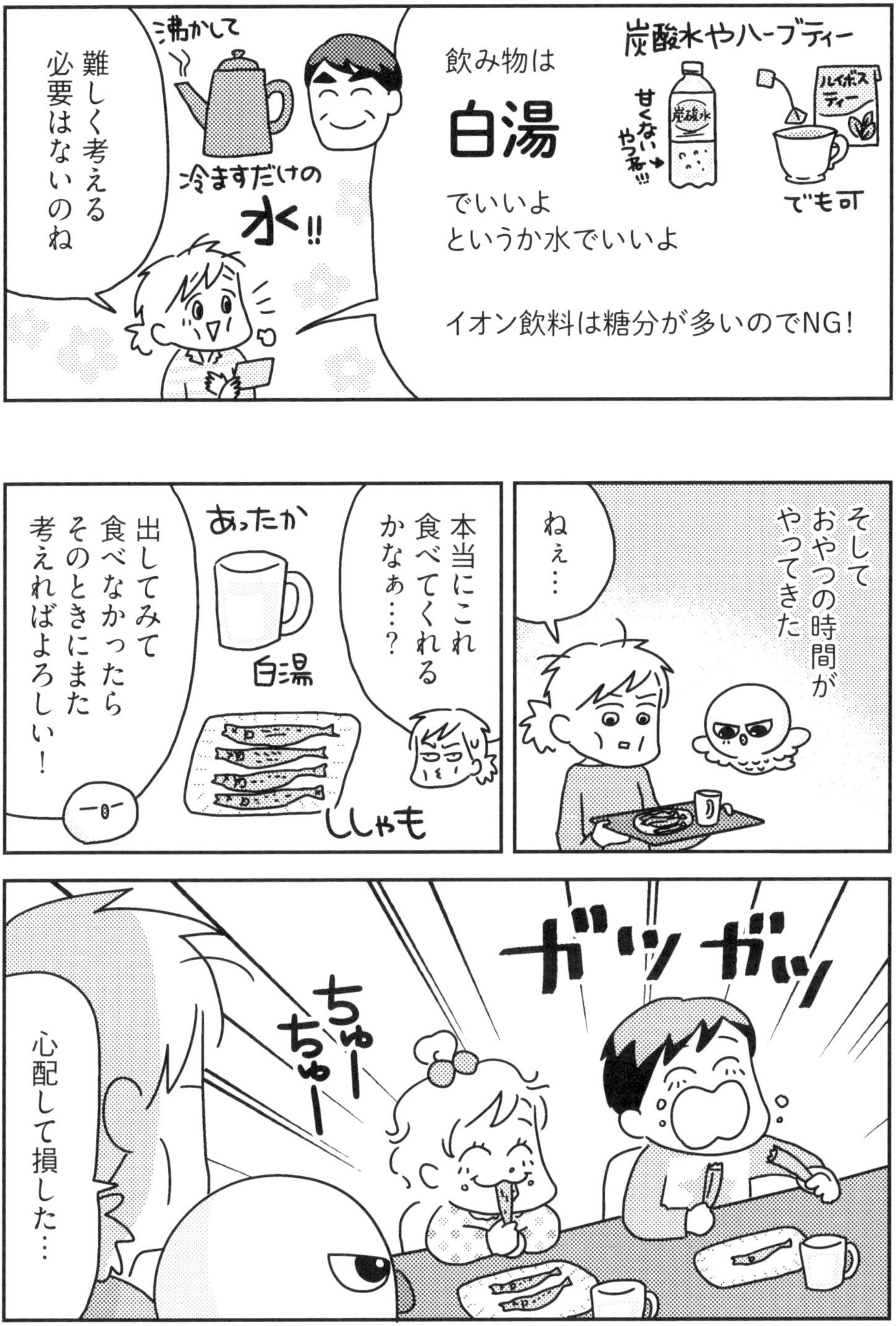
飲み物は
白湯
でいいよ
というか水でいいよ
炭酸水やハーブティー
甘くないやつね!!
炭酸水
ルイボスティー
でも可
イオン飲料は糖分が多いのでNG!
沸かして
冷ますだけの
水!!
難しく考える必要はないのね
そしておやつの時間がやってきた
ねぇ…
本当にこれ食べてくれるかなぁ…?
あったか
白湯
ししゃも
出してみて食べなかったらそのときにまた考えればよろしい!
ガツガツ
ちゅーちゅー
心配して損した…

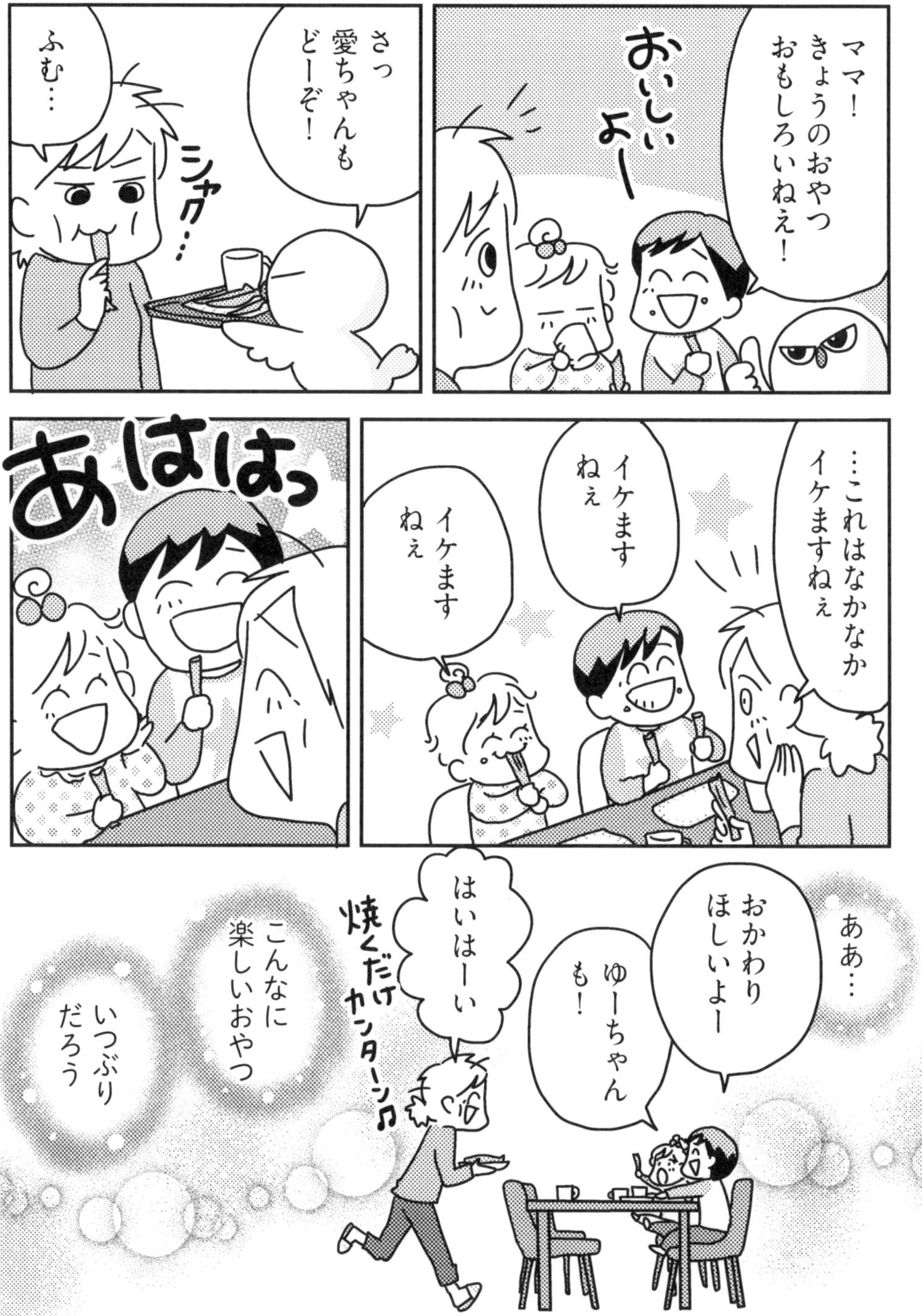
ママ！
きょうのおやつおもしろいねえ！
おいしいよー
さっ愛ちゃんもどーぞ！
シャク…
ふむ…
…これはなかなかイケますねぇ
イケますねぇ
イケますねぇ
あははっ
ああ…
おかわりほしいよー
ゆーちゃんも！
はいはーい
焼くだけカンターン♪
こんなに楽しいおやつ
いつぶりだろう

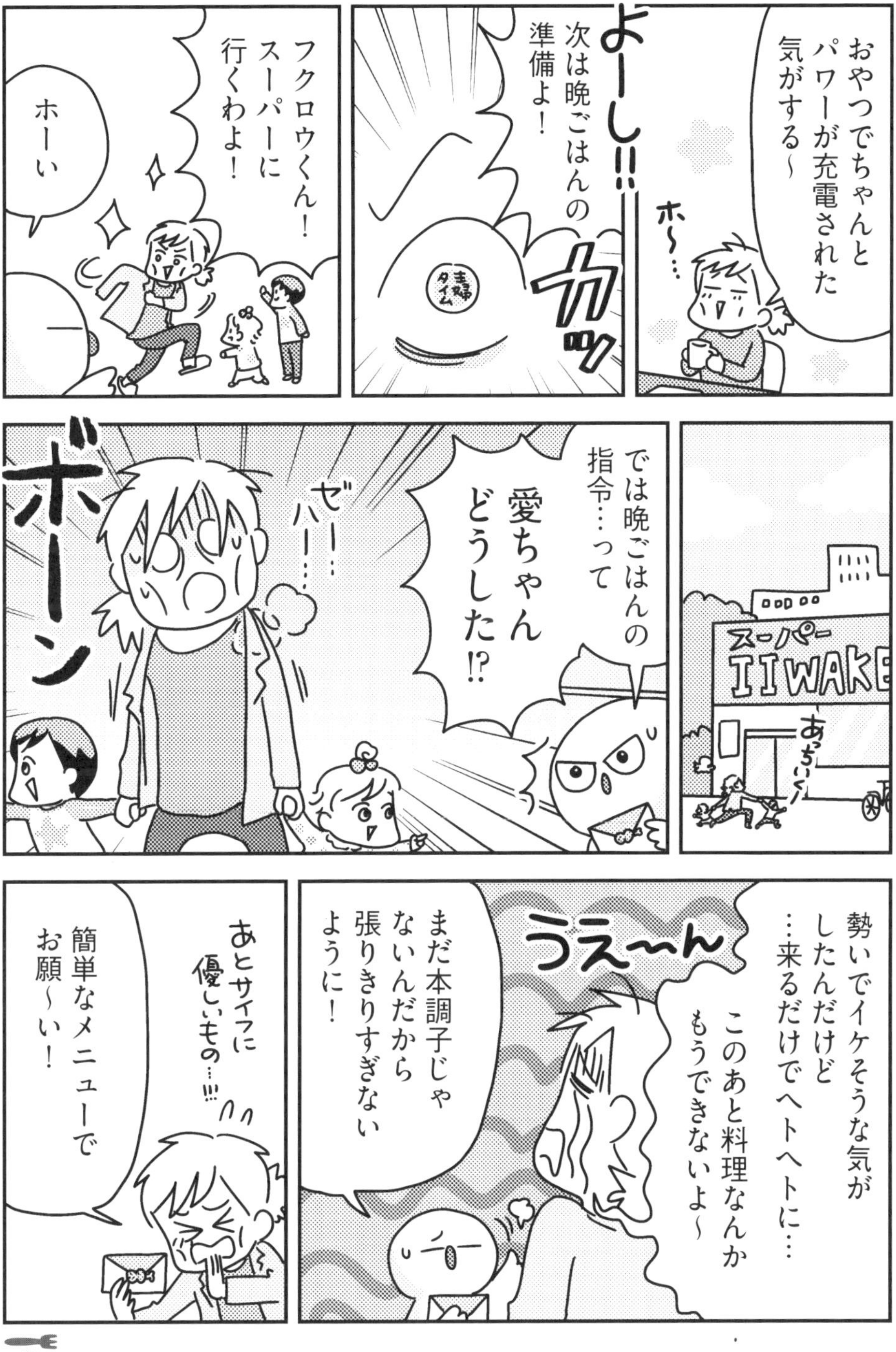
おやつでちゃんとパワーが充電された気がする〜
ホ〜…
よーし!!
次は晩ごはんの準備よ！
カッ
フクロウくん！スーパーに行くわよ！
ホーい
スーパー IIWAKE
あっちいく〜！
では晩ごはんの指令…って
愛ちゃんどうした!?
ゼー…ハー…
ボーン
勢いでイケそうな気がしたんだけど…来るだけでヘトヘトに…
このあと料理なんかもうできないよ〜
うえ〜ん
まだ本調子じゃないんだから張りきりすぎないように！
あとサイフに優しいもの…!!!
簡単なメニューでお願〜い！

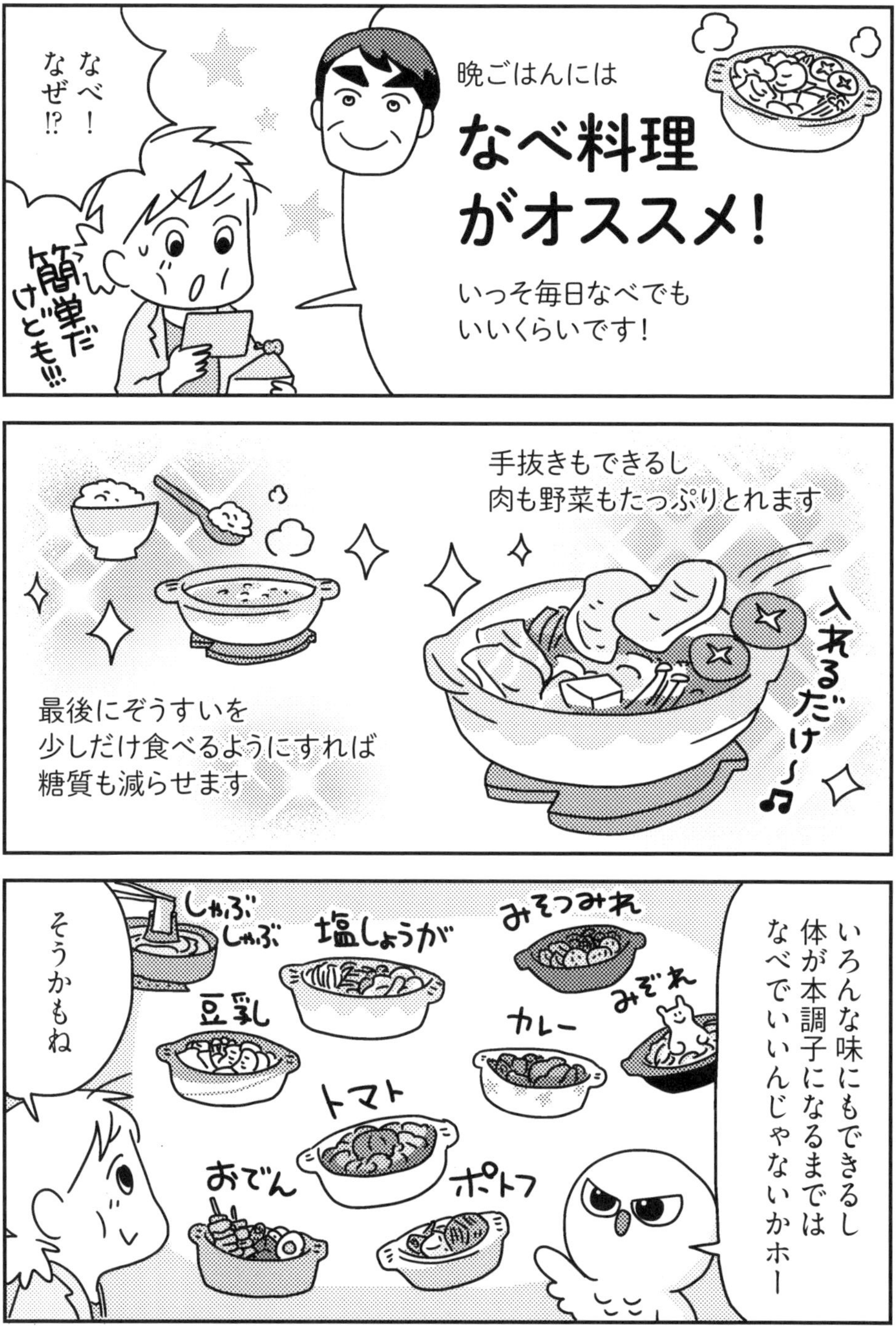
晩ごはんには
なべ料理がオススメ！
いっそ毎日なべでもいいくらいです！
なべ！なぜ!?
簡単だけども!!
手抜きもできるし
肉も野菜もたっぷりとれます
入れるだけ～♫
最後にぞうすいを
少しだけ食べるようにすれば
糖質も減らせます
いろんな味にもできるし体が本調子になるまではなべでいいんじゃないかホー
みそつみれ
みぞれ
カレー
塩しょうが
しゃぶしゃぶ
豆乳
トマト
ポトフ
おでん
そうかもね

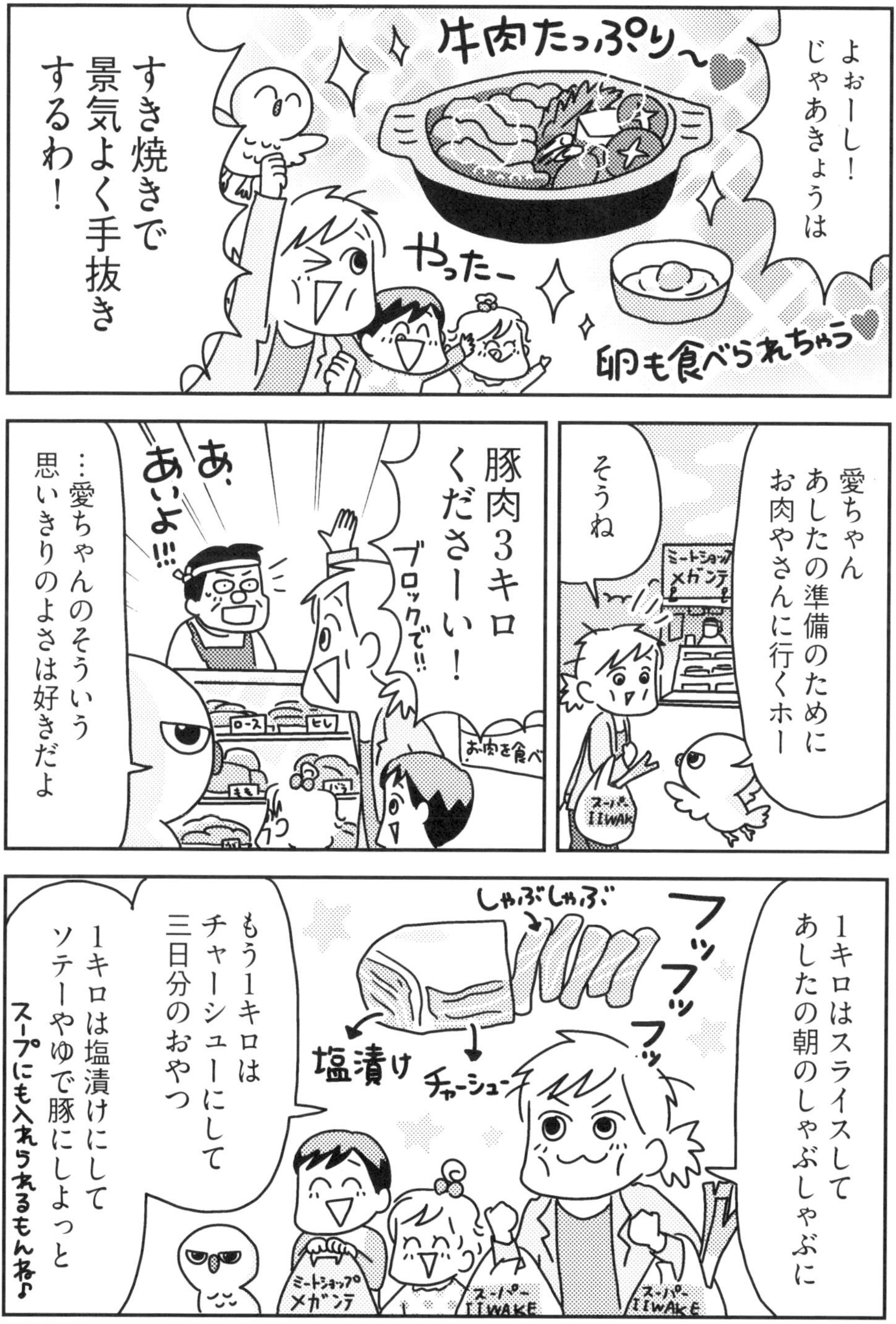
よぉーし！
じゃあきょうは
牛肉たっぷり〜
卵も食べられちゃう
すき焼きで景気よく手抜きするわ！
やったー
愛ちゃん
あしたの準備のために
お肉やさんに行くホー
そうね
ミートショップ
メガンテ
スーパー
IIWAK
豚肉3キロ
くださーい！
ブロックで!!
あ、
あいよ!!!
…愛ちゃんのそういう
思いきりのよさは好きだよ
ロース
ヒレ
もも
お肉を食べ
1キロはスライスして
あしたの朝のしゃぶしゃぶに
フッフッフッ
しゃぶしゃぶ
塩漬け
チャーシュー
もう1キロは
チャーシューにして
三日分のおやつ
1キロは塩漬けにして
ソテーやゆで豚にしよっと
スープにも入れられるもんね♪
ミートショップ
メガンテ
スーパー
IIWAKE
スーパー
IIWAKE

Part 2
何を食べたらいいの？

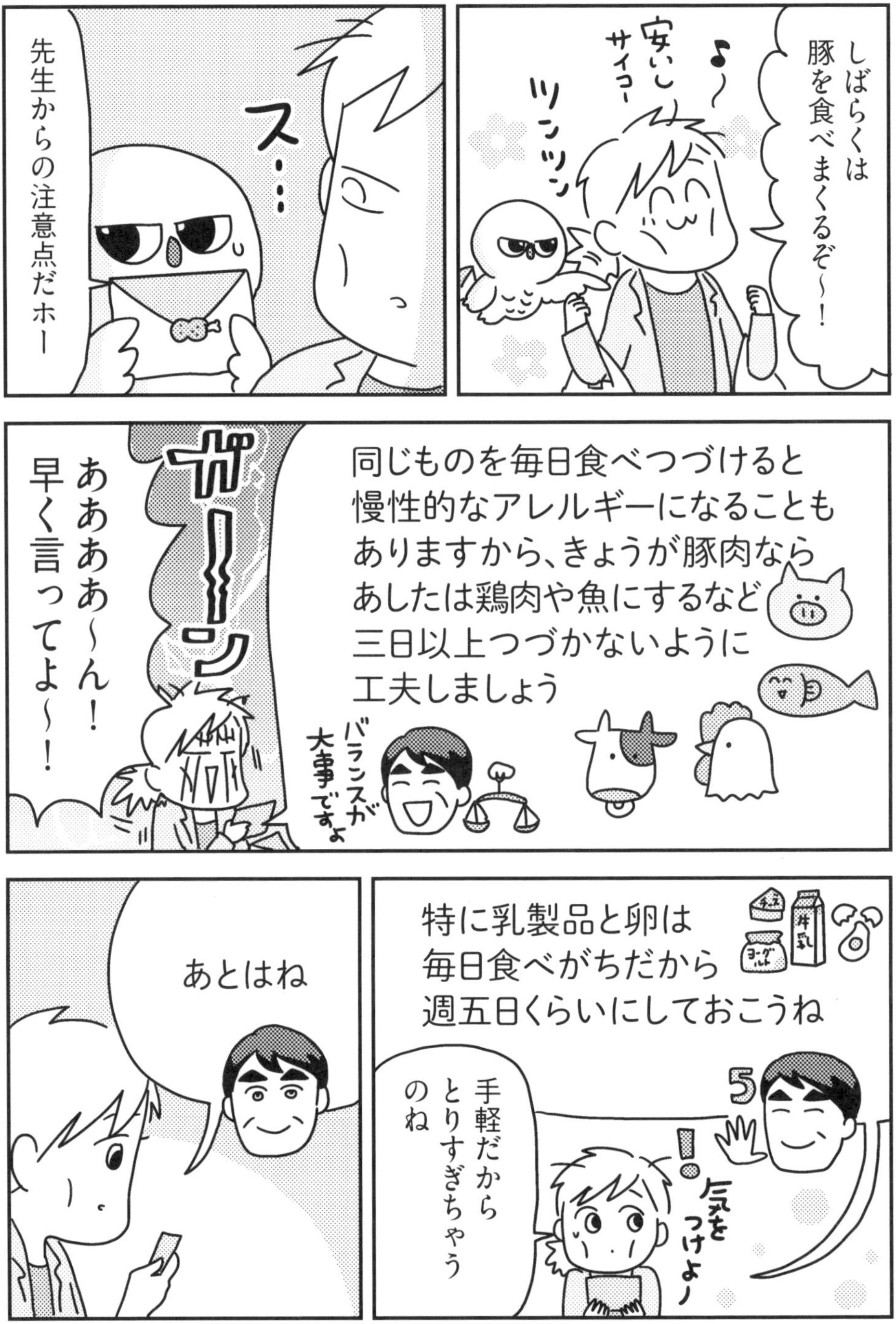

しばらくは豚を食べまくるぞ〜！
♪〜
安いしサイコー
ツンツン
ス・・・
先生からの注意点だホー
同じものを毎日食べつづけると慢性的なアレルギーになることもありますから、きょうが豚肉ならあしたは鶏肉や魚にするなど三日以上つづかないように工夫しましょう
バランスが大事ですよ
ガーン
ああああ〜ん！早く言ってよ〜！
特に乳製品と卵は毎日食べがちだから週五日くらいにしておこうね
牛乳
5
気をつけよ
手軽だからとりすぎちゃうのね
あとはね

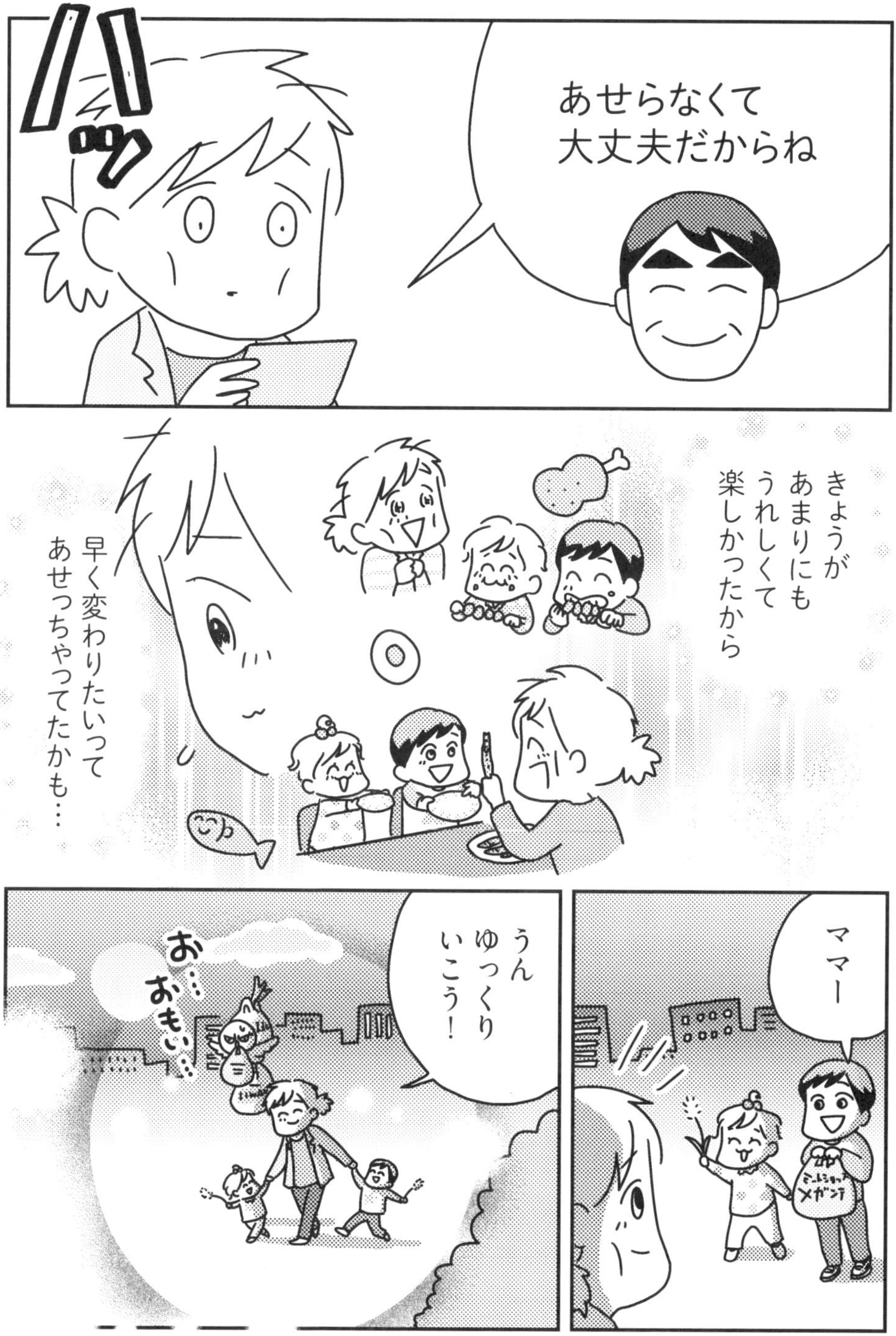
あせらなくて
大丈夫だからね
ハッ
きょうが
あまりにも
うれしくて
楽しかったから
早く変わりたいって
あせっちゃってたかも…
ママー
うん
ゆっくり
いこう！
お…
おもい…

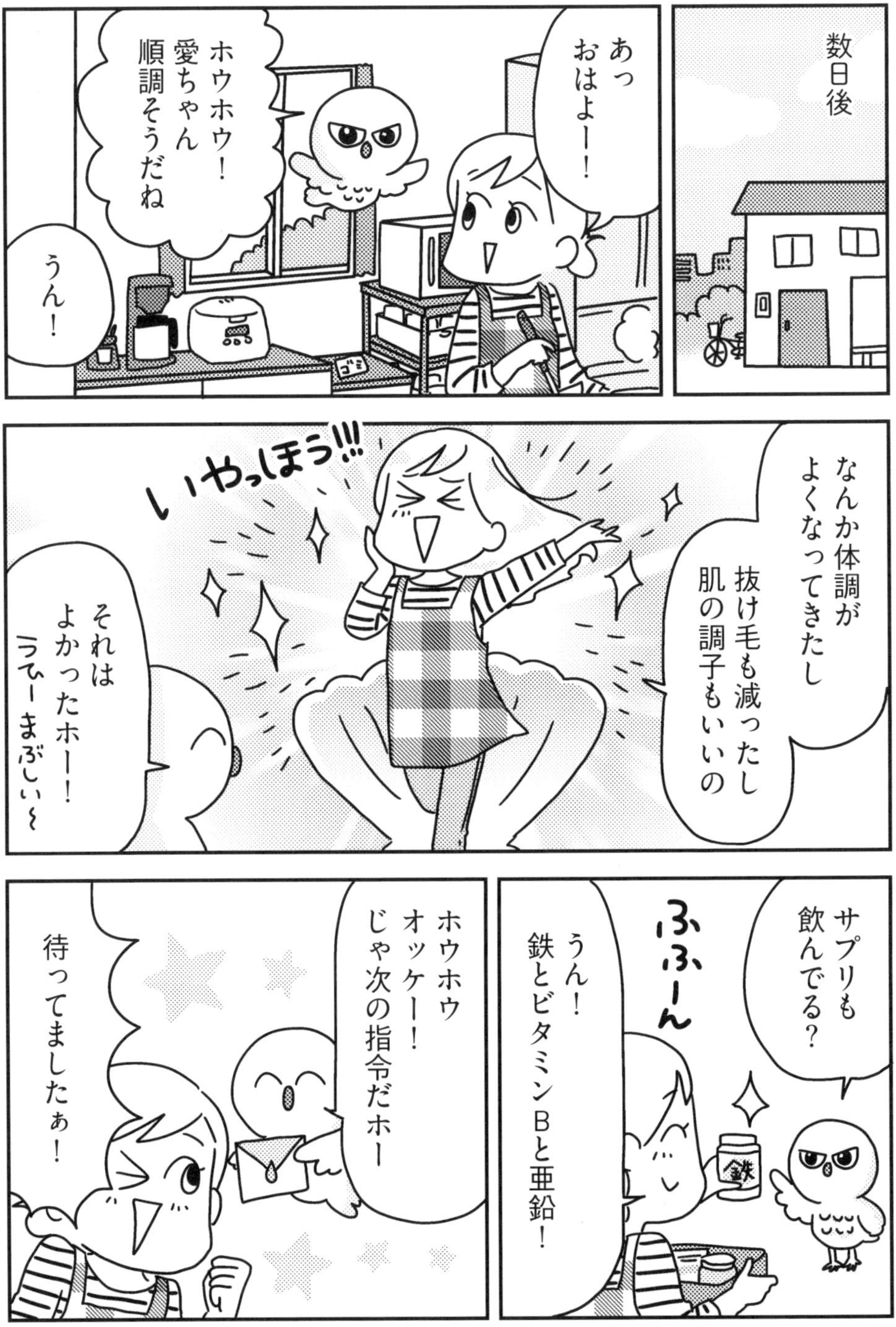
数日後
あっ おはよー!
ホウホウ! 愛ちゃん 順調そうだね
うん!
ゴミ
なんか体調がよくなってきたし 抜け毛も減ったし 肌の調子もいいの
いぃやっほう!!!
それはよかったホー!
うひー まぶしぃ~
サプリも飲んでる?
ふふーん
うん! 鉄とビタミンBと亜鉛!
鉄
ホウホウ オッケー! じゃ次の指令だホー
待ってましたぁ!

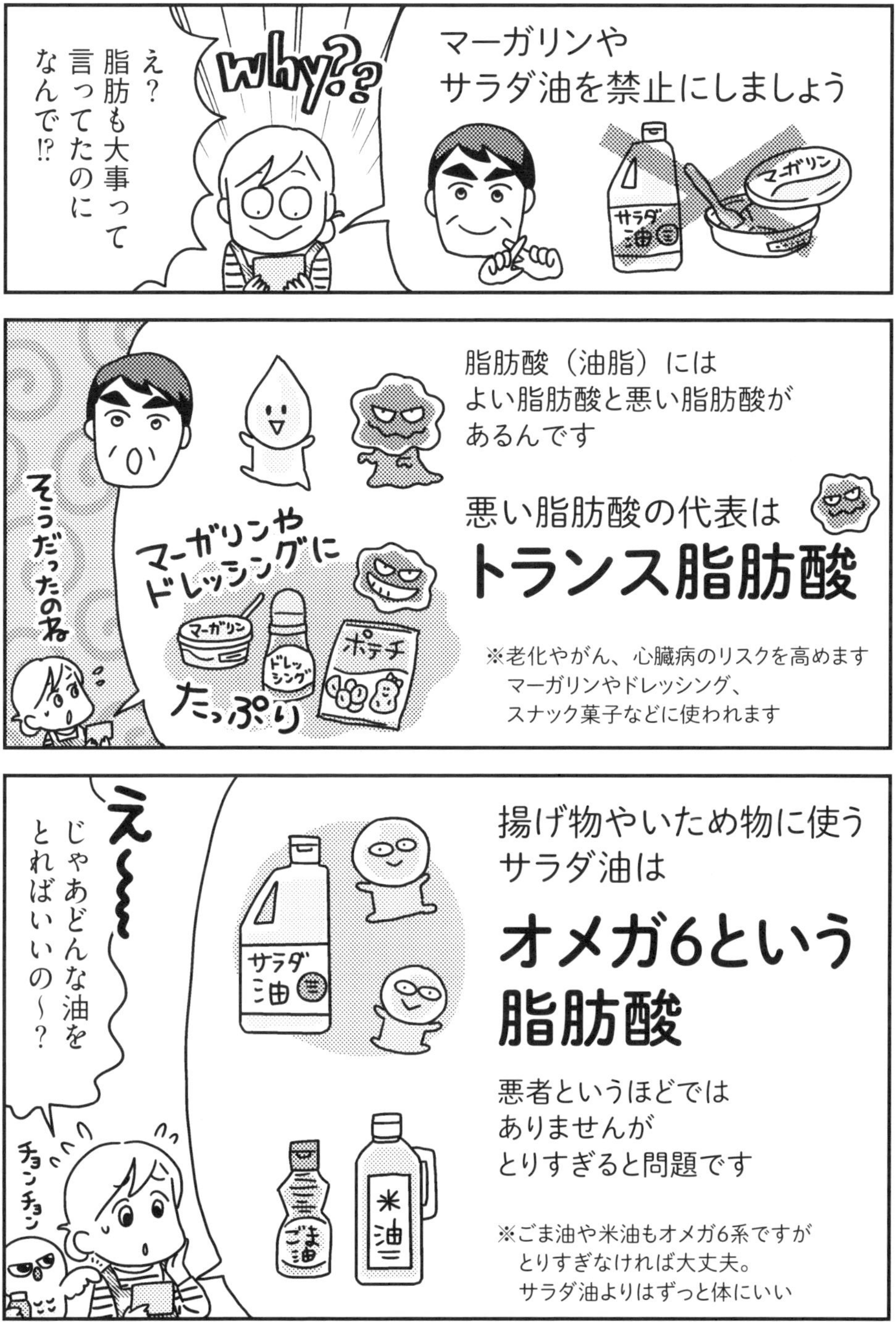
マーガリンや
サラダ油を禁止にしましょう
why??
え?
脂肪も大事って
言ってたのに
なんで!?
サラダ油
マーガリン
脂肪酸（油脂）には
よい脂肪酸と悪い脂肪酸が
あるんです
悪い脂肪酸の代表は
トランス脂肪酸
※老化やがん、心臓病のリスクを高めます
マーガリンやドレッシング、
スナック菓子などに使われます
マーガリンや
ドレッシングに
たっぷり
マーガリン
ドレッシング
ポテチ
そうだったのね
揚げ物やいため物に使う
サラダ油は
オメガ6という
脂肪酸
悪者というほどでは
ありませんが
とりすぎると問題です
※ごま油や米油もオメガ6系ですが
とりすぎなければ大丈夫。
サラダ油よりはずっと体にいい
サラダ油
ごま油
米油
え〜〜
じゃあどんな油を
とればいいの〜?
チョンチョン

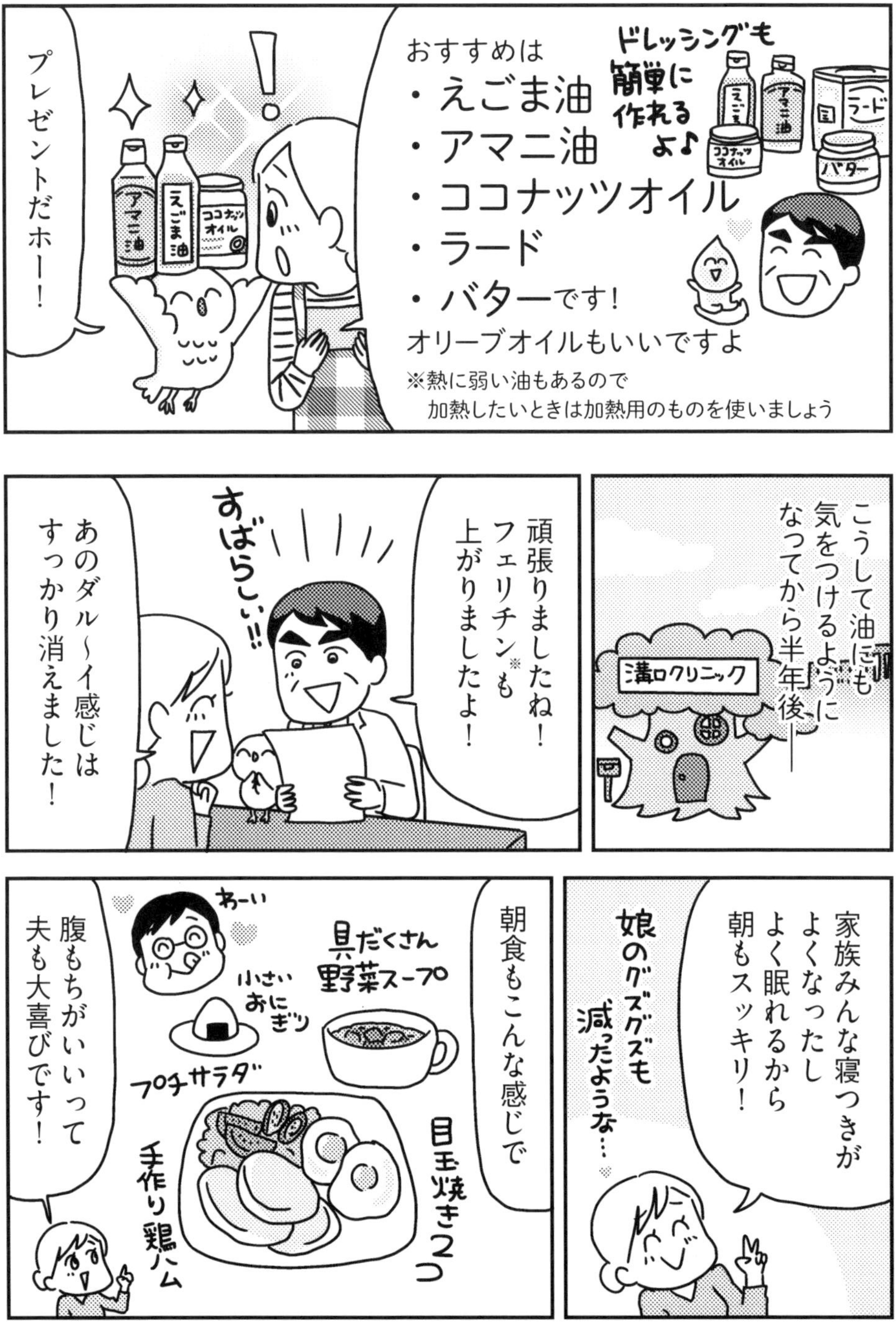

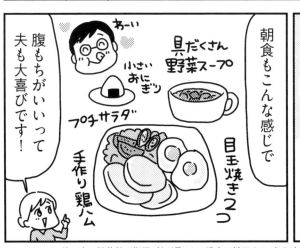

※フェリチンは、体の中の貯蔵鉄の指標。鉄が足りない場合は低下する。高すぎる場合は、体の中で炎症が起こっている場合も。

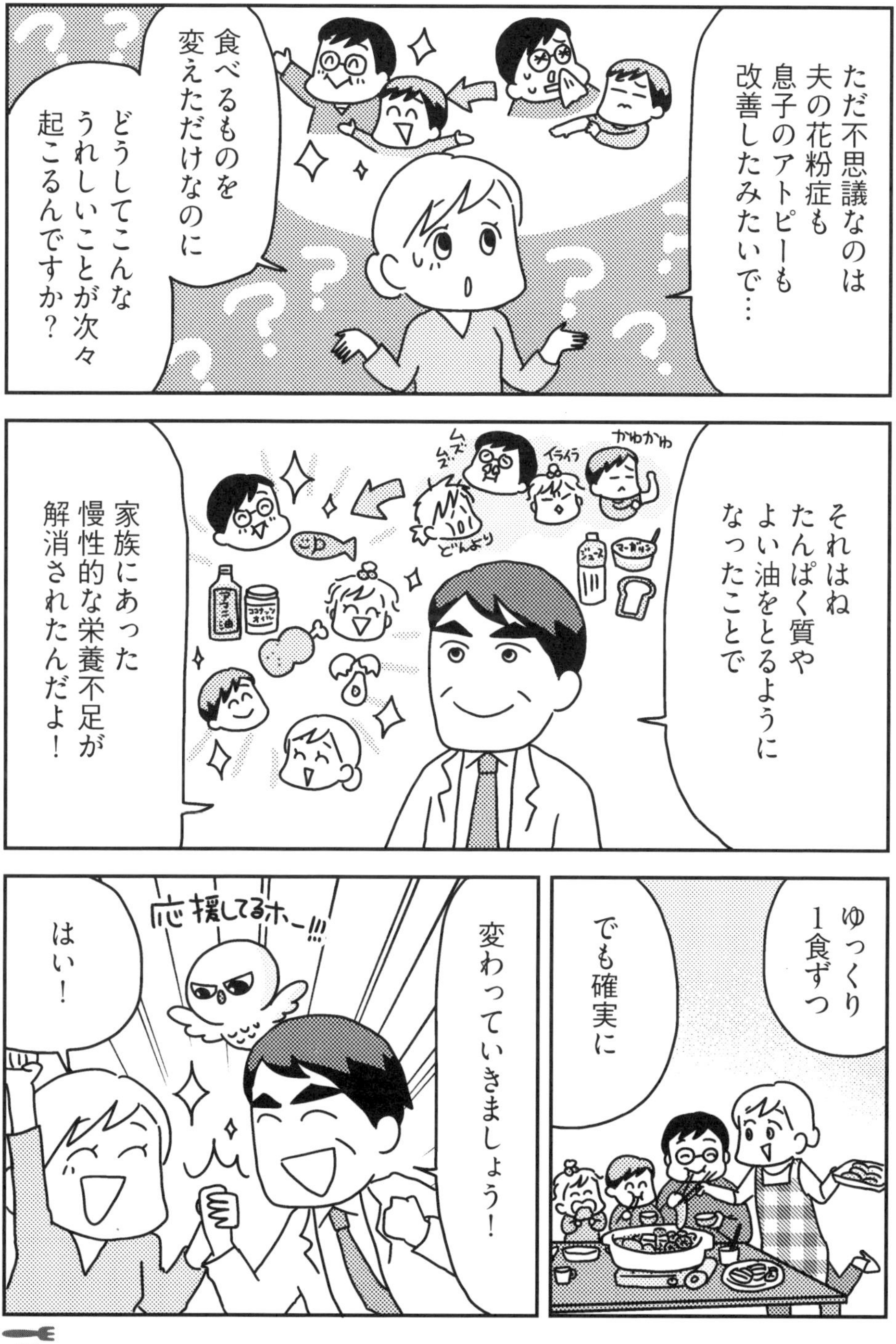

ただ不思議なのは
夫の花粉症も
息子のアトピーも
改善したみたいで…
食べるものを
変えただけなのに
どうしてこんな
うれしいことが次々
起こるんですか？
それはね
たんぱく質や
よい油をとるように
なったことで
イライラ
かゆかゆ
どんより
アマニ油
ココナッツオイル
家族にあった
慢性的な栄養不足が
解消されたんだよ！
ゆっくり
1食ずつ
でも確実に
変わっていきましょう！
応援してるホー!!!
はい！

「オーソ食」をきょうから始めよう。まずは笑われるほど肉を買う

「ふつうの食事」は、フツーに糖質過多です

朝はパン、昼はめん類、夜はごはんとおかず。そんなメニューのご家庭は少なくないと思います。さらにおやつとして、スナック菓子や菓子パン、ケーキ。カロリーを気にしてガッツリと肉を食べることを控えてしまうと、圧倒的に多くなるのが糖質です。糖質とは甘いものだけでなく、米、パン、めん類などの主食系、いも類や甘みの強い果物も含みます。

さて、このような食生活をつづけた結果、日本人に非常にふえた病気があります。それが糖尿病です。患者数約1000万人、その予備群もまた約1000万人。そこまで至らなくても、**一度に多くの糖質をとって血糖値が急上昇することが多いと、うつ的な症状が**

出やすくなることはパート1でお伝えしたとおりです。

とはいえ、糖質をゼロにする必要はありません。摂取カロリーが少なくなりすぎると、せっかくとったたんぱく質がエネルギー源として燃やされてしまって、体の中で使われなくなりますからね。ちょうどいいバランスになるよう、糖質をコントロールする必要があるということです。

〈糖質コントロールのポイント〉

❶ 食事のメインは「主食」ではなく「主菜」にする

食事のメニューを選ぶとき、「パスタにしようか、ごはんにしようか、ラーメンもいいな」というように、主食を中心に考えることが多いのではないでしょうか。それでは食事の主役は糖質になってしまいます。そうではなく、「きょうのメインは肉にしようか、魚にしようか、それとも卵かな」というように、主菜をメインにして考えてください。おのずと主役はたんぱく質になります。味つけはできるだけシンプルに。塩とレモンでさっぱり、がおすすめです。

❷ 食べる順番は、肉・魚→野菜→ごはん。コース食べでいこう

子どものころ、「三角食べをしなさい」と言われた人は多いのではないでしょうか。ごはんとおかずとみそ汁を、一口ずつ順番に食べる方法です。でもこの方法だと、ごはんを

食べすぎてしまい、血糖値の急上昇につながります。

「血糖値を急上昇させないために、最初に食べてほしいのは食物繊維が豊富な野菜」というのが一般的です。食物繊維が先に腸に入ることで、そのあとに食べるものの消化がゆっくりになり、血糖値の上昇もゆるやかになるのは確かですが、私は「肉や魚を先に」(肉ファースト食)とお伝えしています。なぜなら、食事で最も大事なのはたんぱく質だからです。特に肉はたんぱく質だけでなく、エネルギー源になる脂質も、脳の神経伝達物質に必要なビタミンも豊富です。脂質を先にとることで、血糖値の上昇もゆるやかになります。肉や魚を食べたら次に野菜、最後に少しだけごはんなどを食べましょう。できれば白米単独ではなく、卵かけごはんにしたり、納豆、しらす干し、じゃこ、肉そぼろなどたんぱく質のおかずといっしょに食べることによって、血糖値の上昇がゆるやかになります。

❸ 外食は定食が食べられる店で、ごはんは少なめに

外食するときには、ラーメンやパスタ、どんぶりなどの一品物は避けましょう。たとえば焼き魚定食にサラダを添え、ごはんはなしか少なめで。ファストフードやカフェではなく、定食やさんやファミリーレストランがいいでしょう。夜なら居酒屋が理想的ですね。焼き鳥、くし焼き、焼き魚、お刺し身、サラダなどなど、糖質の少ない食べ物がいろいろ選べるはず。注意したいのは、照り焼きのように、砂糖がたっぷり使われた甘辛い味つけ

のものや、ポテトサラダやかぼちゃの煮つけなど、糖質の多い食材を使ったもの。ドリンクもふつうのビールやチューハイはやめて、糖質ゼロのビールや焼酎、ハイボール、ウーロンハイなどを選びましょう。

❹ ドリンクとおやつは甘くなくても満足できる

そして愛さんファミリーが実践したように、おやつは甘くないものでいきましょう。冷蔵庫からジュースやイオン飲料を追い出して、お水や白湯を飲みましょう。麦茶はアレルギーを起こす場合もあるので、なるべく控えることをおすすめしています。

「水なんて子どもはいやがるのでは?」と思うかもしれませんが、愛さんちの子どもたちと同様に「子どもはけっこう平気でした」という人がほとんどです。仕事中などにポイと口に入れるのには、アーモンドやくるみなどがいいですね。一番のおすすめはココナッツバターです。

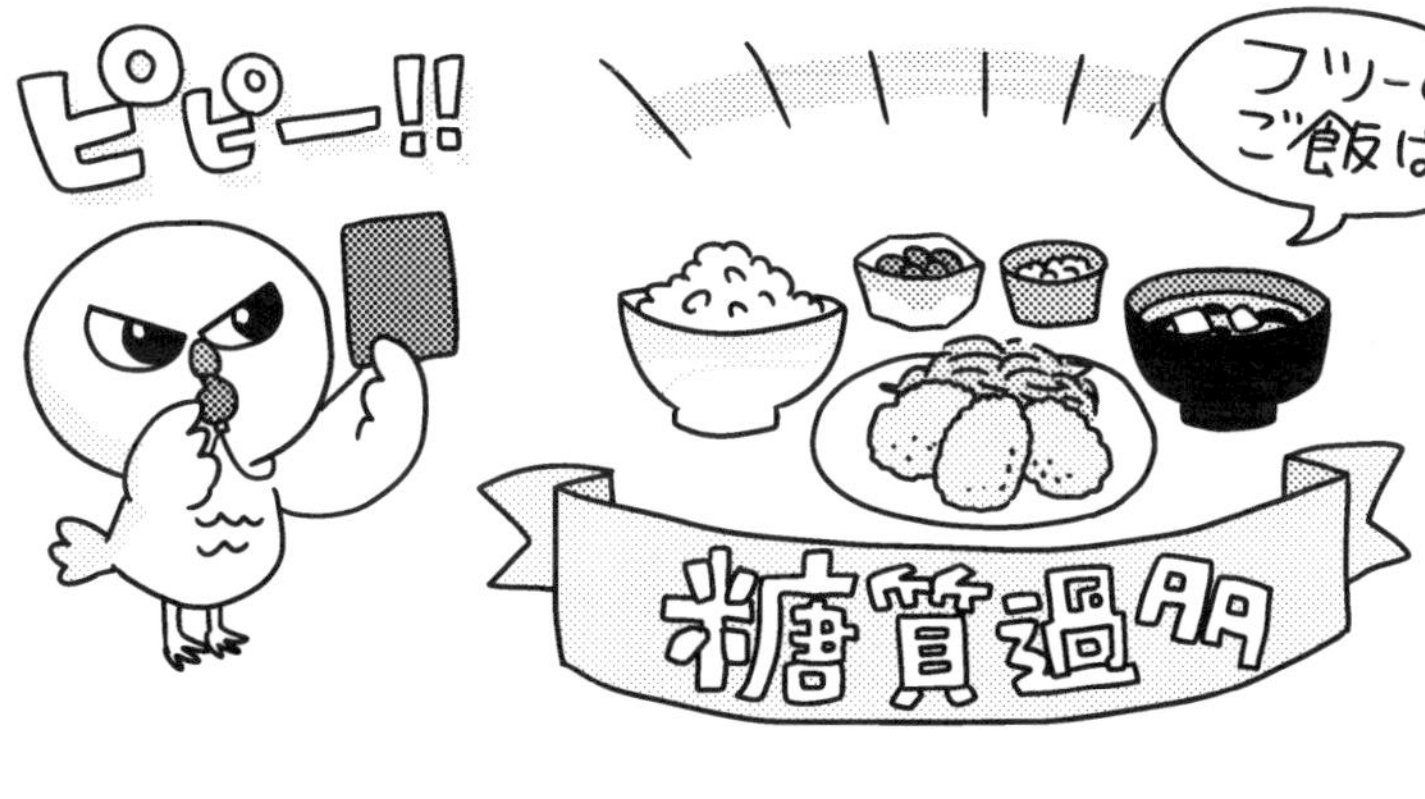

たんぱく質チャージのために肉を大量買いしよう

心身の不調を回復させるためには、たんぱく質をしっかりとることがとても重要だと、パート1でもお話ししました。なかでも「肉」は非常に重要です。

「植物性たんぱく質のほうが体にいい」と思っているかたも多いのですが、人体に必要なアミノ酸は動物性たんぱく質のほうが豊富ですし、たんぱく質の組成は動物どうし似ているので、体内での働きがよいというメリットもあります。

しかも**肉にはビタミンやミネラルが豊富**です。レバーや赤身肉は鉄欠乏に陥りがちの女性や子どもの鉄を補います。脳の神経細胞の合成に欠かせないビタミンBも豊富。まず食べなくてはいけない食材、それは肉なのです。

たんぱく質は貯蔵できませんから、毎日とることが必要です。肉を常備し、簡単な調理をしながら食べる習慣をつけていきましょう。味つけもシンプルにすれば、手間はかかりません。マンガの中で愛さんや、あとで出てくる彩さん、裕子さんたちが作っているメニューのレシピは76ページから紹介していますので、参考にしてください。

「そんなにお肉ばっかり買っていたら、お金がいくらあっても足りません」という声を聞きます。でもそうでしょうか?

スーパーでは日替わりで肉を特売しています。高額になりがちな牛肉も、オージービーフなどの安全な輸入牛を選べばお手ごろ価格で購入できます。また、商店街のお肉やさんと仲良しになって、毎回キロ単位で購入すればおまけもしてくれるかもしれませんし、最近ではネット注文で店頭より安く買える肉もたくさんありますね。

そして、ふだんなにげなく買っているケーキやジュース代がかからなくなりますし、お米やパンにかかるお金も減るはずです。1回の食事の満足感が違うので、間食がいらなくなったという人も多いです。子どもは胃が小さいので、間食（補食）は必要ですけれど。

注意点もあります。たんぱく質を急激にふやしたことで、おなかの調子を悪くする人もいます。それは肉を食べ慣れていない人に多いようです。

たんぱく質を消化吸収させるためには、多くの消化酵素が必要になります。まずはよーくかんでから飲み込むことをおすすめします。それが難しいなら、子どもと同じように、何回かに分けて食べるようにするといいですね。

また、毎日同じ種類の肉を食べることで遅延型アレルギーになることもありますので、肉の種類は三日以上連続にならないようにしてください。

「よい油」にかえることが健康への第一歩になる

パート1でもお話ししたように、カロリーは脂質でとりましょう。ただし、どんな脂質でもいいかというと、そんなことはありません。

食品に含まれる脂肪の主成分は「脂肪酸」です。体内の脂肪には食材から供給された脂肪酸も含まれますが、それよりもはるかに大量の脂肪酸を自ら合成し、体の脂肪として蓄えています。

マンガでもご紹介したように、脂肪の主成分である脂肪酸には「よい脂肪酸」と「悪い脂肪酸」があります。「悪」の代表がトランス脂肪酸です。これは人工的につくられた油脂で、ショートニング、マーガリンなどとして売られているものです。心臓病やがん、老化やアレルギーなどの原因になるとされ、米国などでは使用が厳しく制限されています。しかし日本では一部のマヨネーズやドレッシング、スナック菓子やクッキーなどにも大量に使われているのです。成分表などを見て、これらを買わないようにしたいものです。

市販の揚げ物などに使われているサラダ油（コーン油、べにばな油、大豆油などの植物系の油）は、オメガ6系という脂肪酸に分類されます。体に悪いわけではありませんが、とりすぎると体内の脂肪酸のバランスが悪くなってしまいます。

ぜひとってほしいのがオメガ3系の油です。えごま油、アマニ油などに含まれるα-リノレン酸や、青魚に含まれるＤＨＡやＥＰＡなどがそれです。これらの油をあまりとらない人が多いため、オメガ6とオメガ3のバランスがくずれてしまうのです。脂肪酸は細胞を健全に保つ重要な役割があるのですが、バランスがくずれた状態では細胞の状態も悪化します。できるだけオメガ6を減らし、オメガ3を増やすようにしたいものです。

ちなみに、オリーブオイルはオメガ9系の油です。ドレッシングや揚げ物などで日常から多く摂取しているオメガ6系の油を減らす意味ではぜひ使ってください。

また、バターや牛脂などの飽和脂肪酸（常温ではとけない油）もカロリー供給源としてぜひ活用してください。ココナッツオイルやココナッツバターは、脳へのエネルギー補給という意味でもおすすめです。

なお、**注意してほしいのは、脂質からエネルギーをうまくとり入れることができないタイプの人**もいるということです。そういう人が急激に糖質を減らすと体調をくずすこともあるので、様子を見ながら段階的に糖質を減らすようにしてみてください。

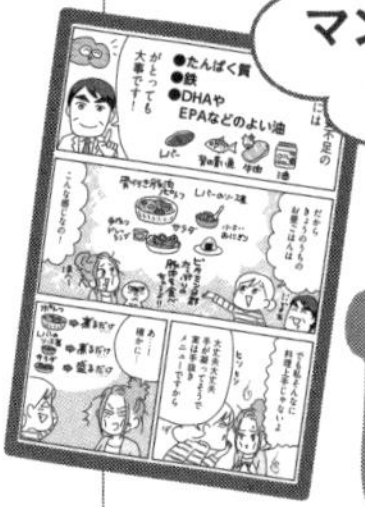

マンガにも
登場

簡単&おいしい!!

お肉レシピ

毎日手軽においしくお肉を食べるには、調理も簡単で、
お財布にもやさしいのがいちばん！　作りおきもできます。
さらに栄養がアップするコツやプラス食材もぜひ参考にして。

レシピとアドバイス、写真
大柳珠美先生（管理栄養士）

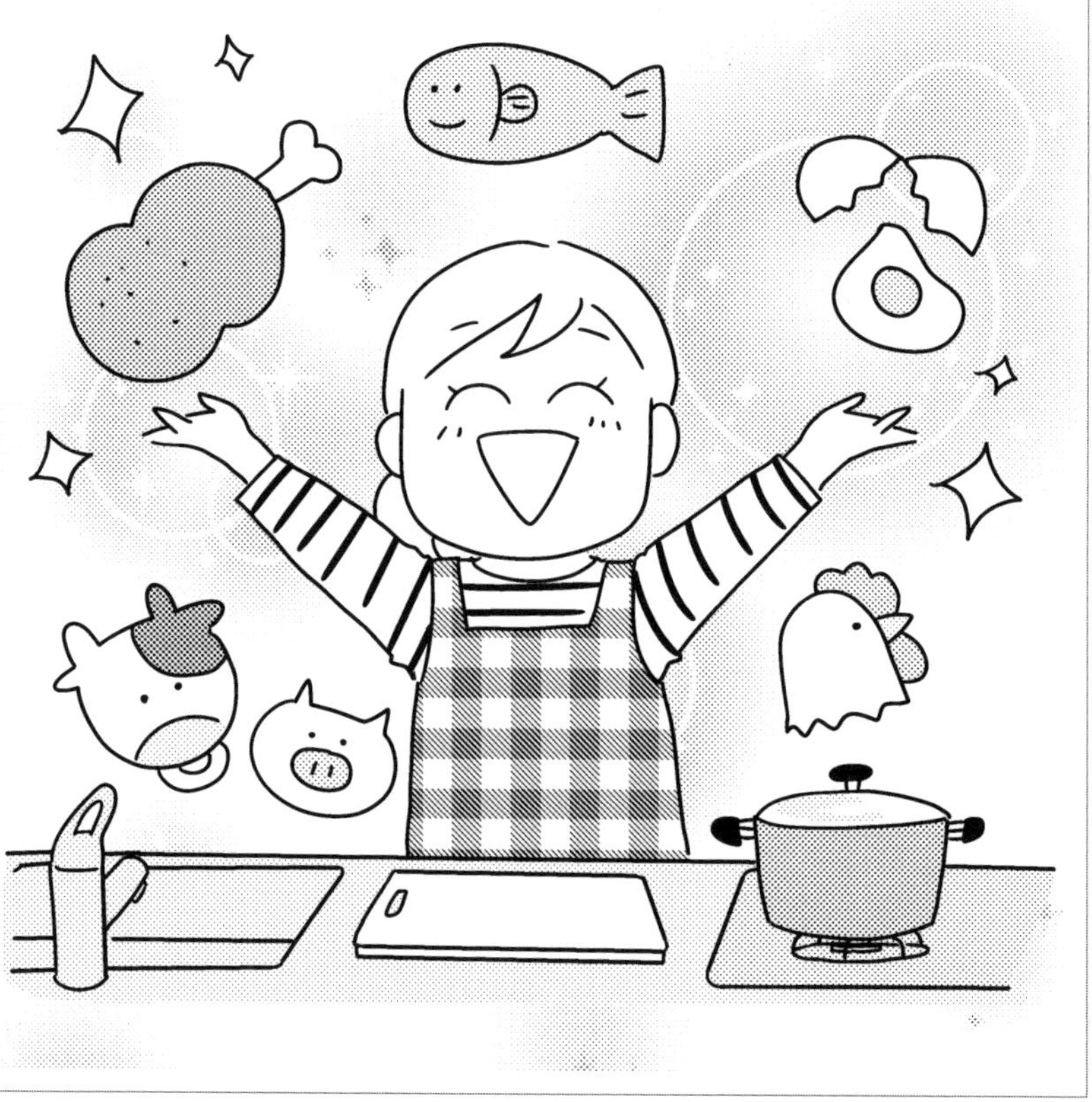

塩漬け豚

ミネラルたっぷりの
自然塩をまとわせてねかせるだけ!

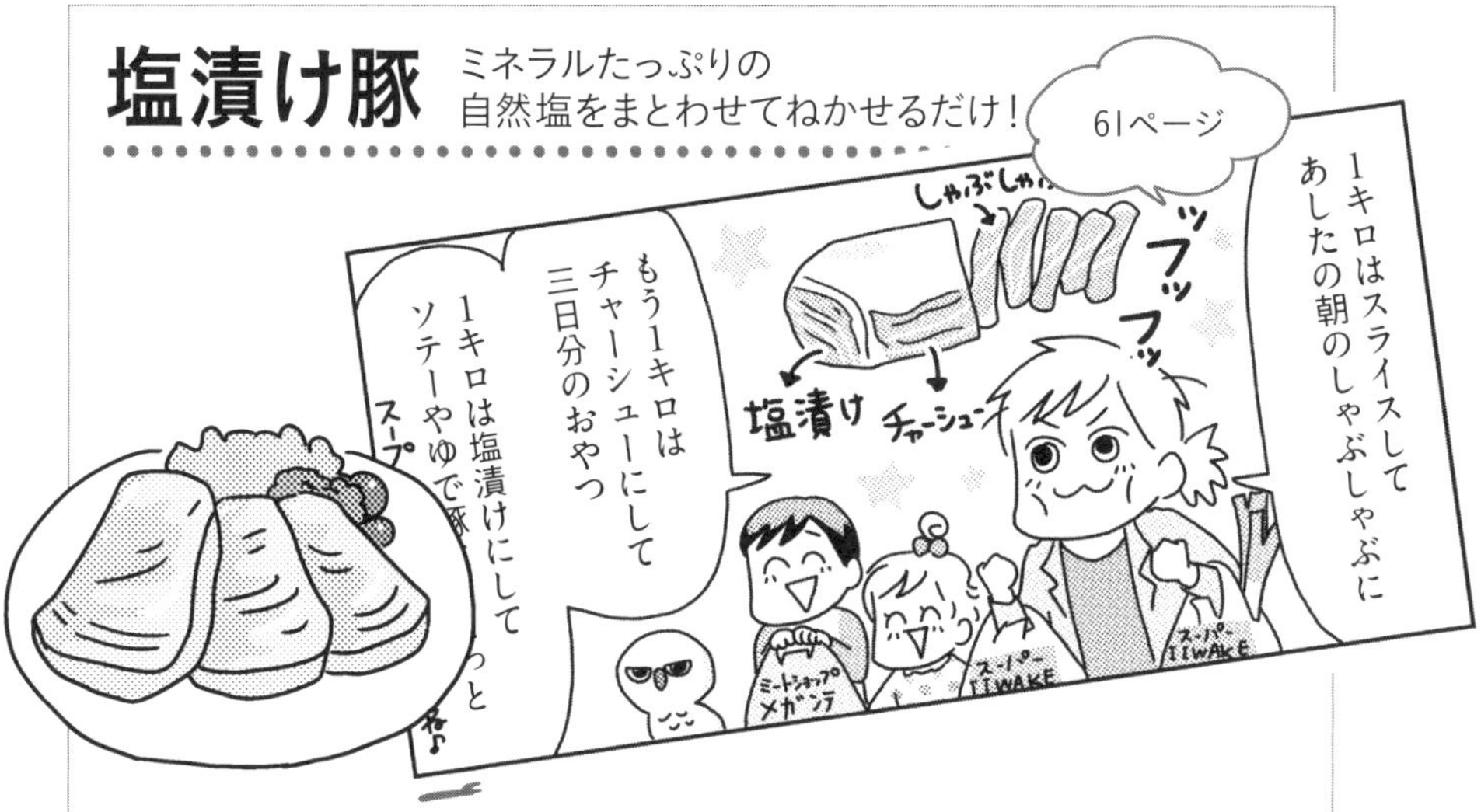
61ページ
1キロはスライスして
あしたの朝のしゃぶしゃぶに
フッフッフッ
塩漬け
チャーシュー
もう1キロは
チャーシューにして
三日分のおやつ
1キロは塩漬けにして
ミートショップ
メガンテ
スーパー
IIWAKE

材料

豚肩ロースかたまり肉 …… 400g
藻塩(肉の重量の4%) …… 16g
タイム、ローリエ …… 各適量

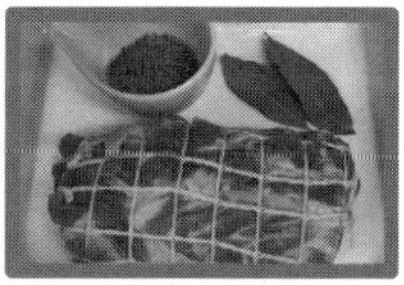

作り方

❶豚肉は塩をすり込み、ハーブとともに保存用ポリ袋に入れ、空気を抜いて冷蔵庫で三日ほどおく。

❷食べやすい大きさに切り、グリルで焼いたり、煮込んだり、肉のうまみと塩味を活用しながら、いっしょに調理する野菜などの味つけを調整する。

※塩漬けしてから1週間以内に食べきる。

おいしさのポイント

豚バラ肉で作られることが多い塩豚ですが、肩ロース肉やもも肉のほうがたんぱく質やビタミンを多く摂取できます。肩肉は亜鉛が豊富なのも特徴です。マグネシウム、カルシウムなど肉から摂取しにくいミネラルを含む自然塩も活用しましょう。

プラス食材

海藻をたっぷり加えたスープでカリウム、マグネシウムをプラス。塩分の排出を調整し、肉から摂取しにくいミネラルをさらに強化できます。

簡単チャーシュー

焼き肉のたれにつけ込んで
魚焼きグリルで焼くだけ!

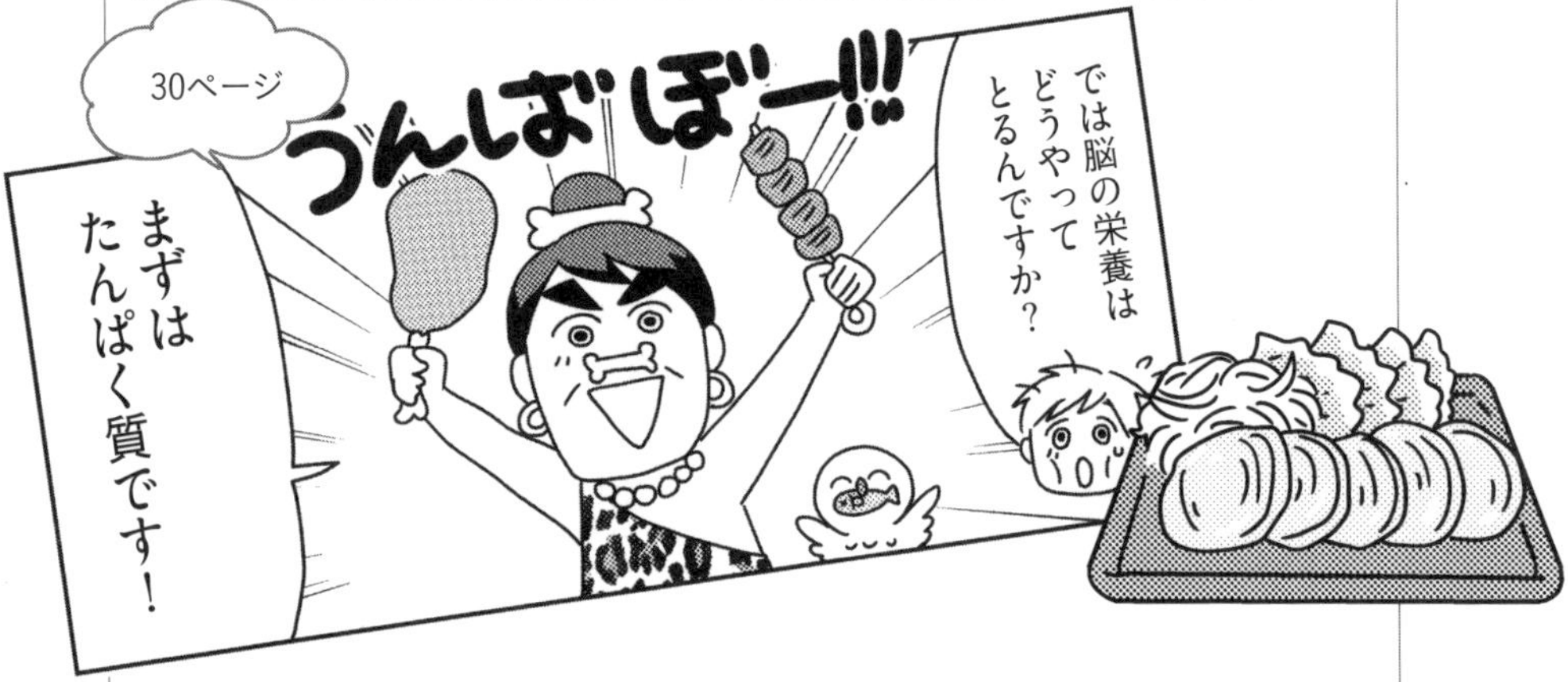

材料(作りやすい分量)

豚ももかたまり肉 …… 400g
焼き肉のたれ …… 40mℓ
レタス、ねぎ(せん切り)、
貝割れ菜、にんじん(細切り)
など …… 各適量

おいしさのポイント

化学調味料不使用など、できるだけ安心・安全な市販のたれなどを賢くとり入れると、手軽に調理できて余裕の食卓に!

プラス食材

生野菜をたっぷり添えて。生の野菜がもつ酵素といっしょにレタスで包みながら食べることで、肉の栄養を、おなかにやさしくしっかり吸収できます。

作り方

❶豚肉と焼き肉のたれを保存用ポリ袋に入れて全体にもみ込み、空気を抜いて冷蔵庫で1日おく。

❷かたまりのまま魚焼きグリルで全体を返しながら焼いて火を通し、火を止め、そのまま30分ほどねかせて肉汁を落ち着かせる。

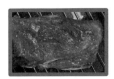

❸食べやすい厚さに切り、レタスでほかの野菜とともに包んで食べる。

手作り鶏ハム

ラップで包んで
レンチンするだけの手軽さ！

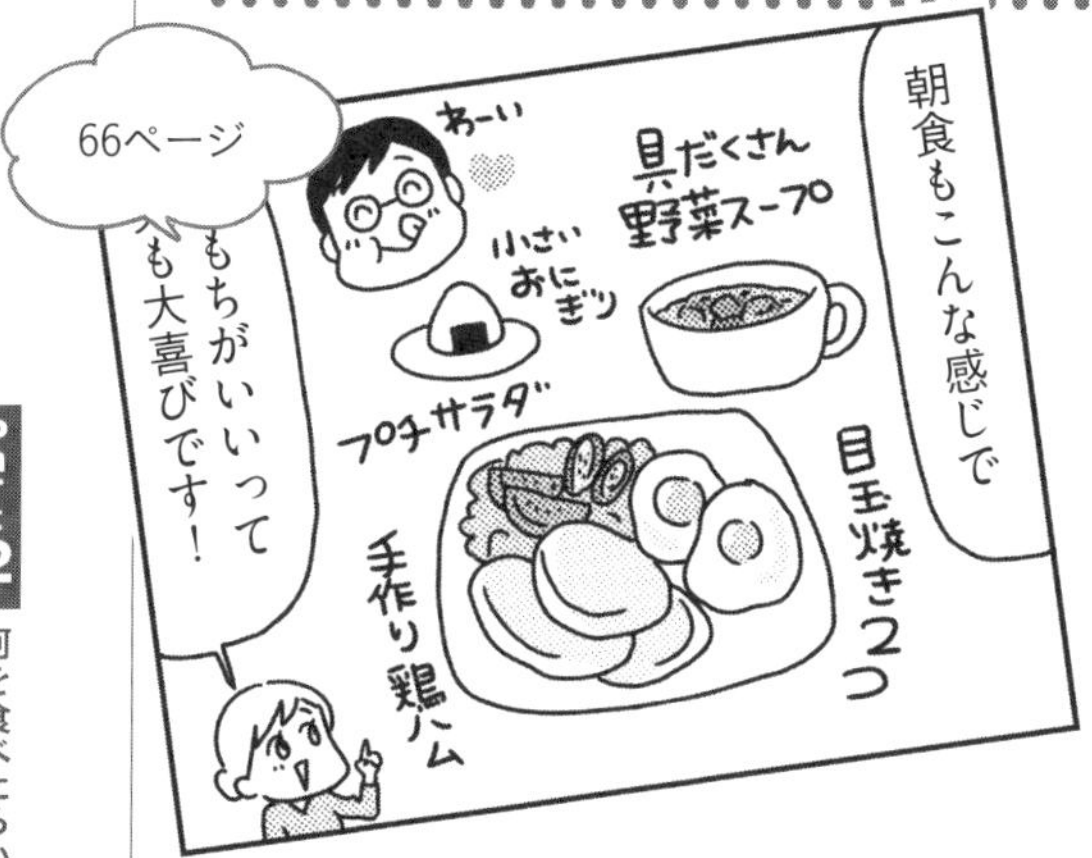

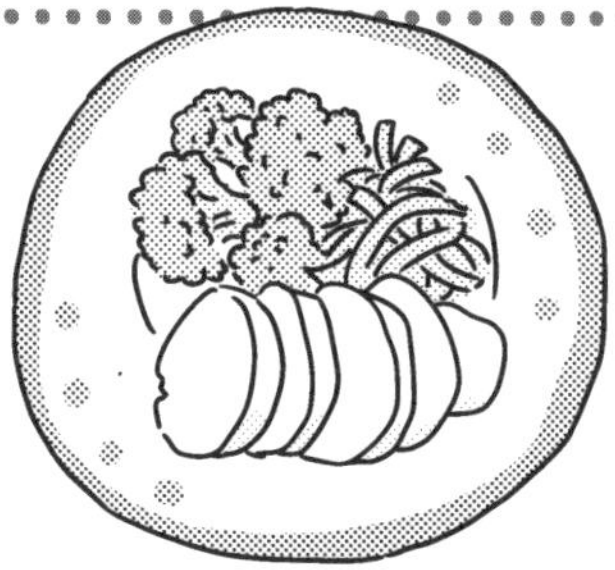

ラップでしっかり巻く。

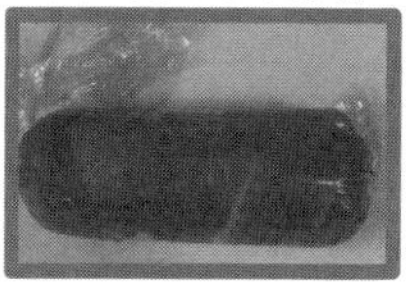

材料（作りやすい分量）

鶏胸肉 …… 1枚（300g）
藻塩 …… 小さじ1
本みりん …… 大さじ2
ブロッコリー（ゆでる）、
　にんじん（細切り） …… 各適量
エクストラバージン
　オリーブオイル …… 適量

作り方

❶鶏肉は皮と脂を除き、身の厚い部分に斜めに切り込みを入れて開き、厚さを平らにならす。全体に塩をすり込んで保存用ポリ袋に入れる。本みりんを加えて全体に行き渡らせるようもみ込み、空気を抜いて冷蔵庫で1時間おく。

❷常温にもどし、キッチンペーパーなどで表面の水けをとり、広げたラップの上にのせる。巻きずしの要領で巻き、両端もしっかり巻いて形をととのえる。

❸耐熱容器にのせ、電子レンジ（600W）で2〜3分加熱し、返してさらに2分ほど加熱する。

❹あら熱がとれたらラップをはずし、好みの厚さに切り、野菜とともに器に盛り、オリーブオイルを回しかける。

おいしさのポイント

鶏ハムの下味に使われる砂糖は、発酵食品の本みりんにかえて、自然の甘さを楽しみましょう。

プラス食材

「緑黄色野菜」と「オリーブオイル」を添えて。野菜の食感やオイルのコクをともに、抗酸化作用のあるビタミンA・C・Eをおいしくプラスできます。

冷しゃぶ

水からゆでると
驚くほどしっとりジューシーに！

122ページ

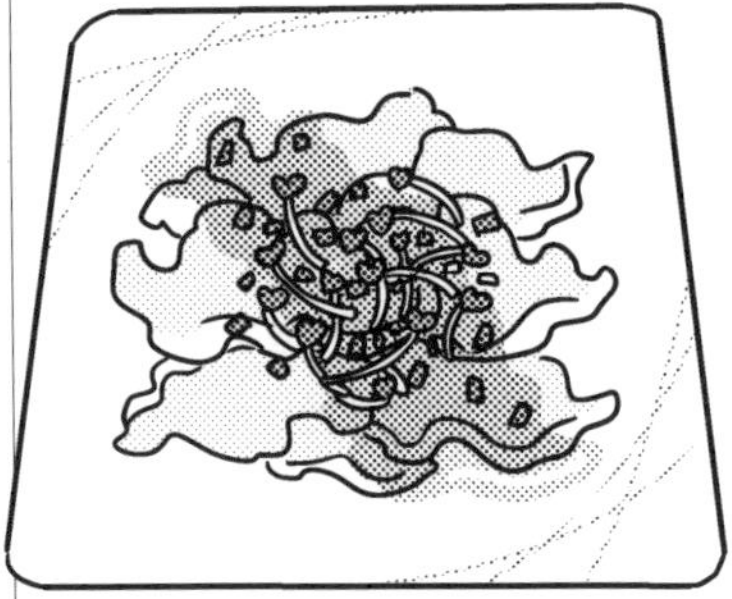

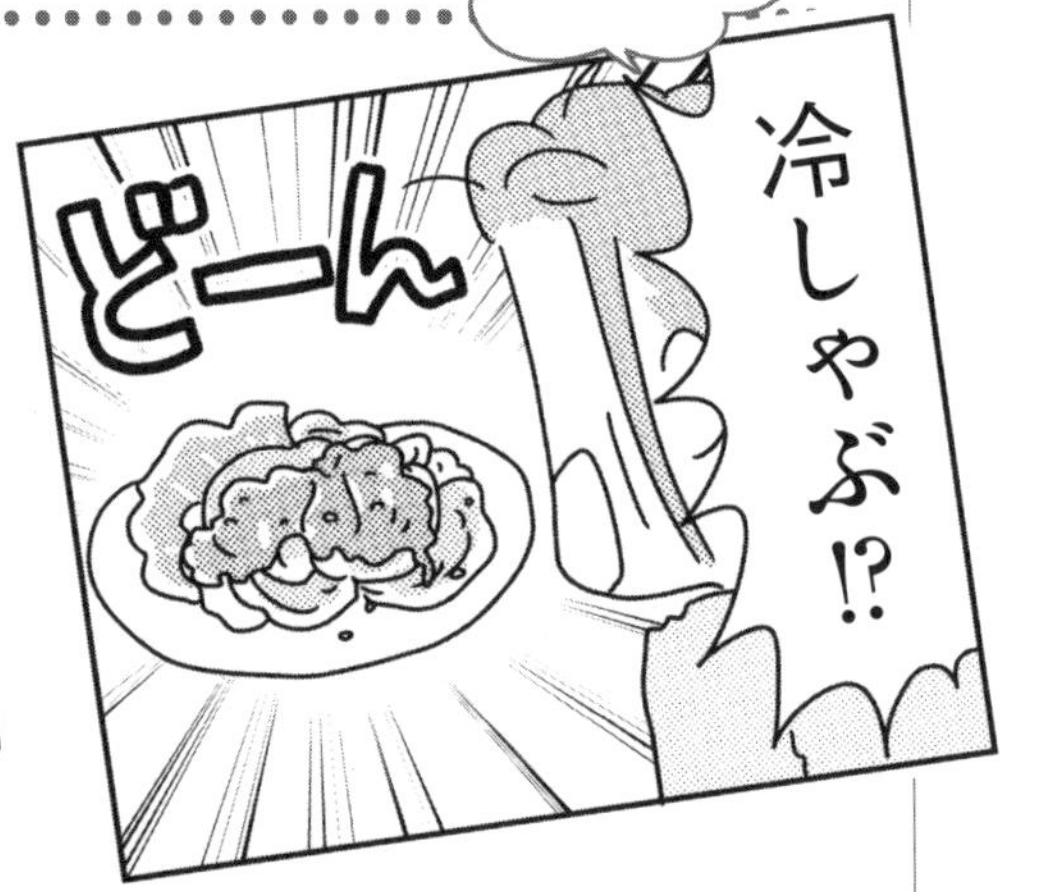

材料（2人分）

豚もも薄切り肉……300g
白だし……小さじ1
A
- 貝割れ菜……1パック
- ブロッコリースプラウト……1パック

B
- しょうが（すりおろし）……小さじ1
- 万能ねぎ（小口切り）……大さじ2
- ポン酢しょうゆ……大さじ3

ローストアマニ……小さじ2

作り方

❶なべに豚肉を入れ、かぶるくらいの水を入れて火にかけ、菜箸で肉をほぐしながら白っぽくなるまでゆでて火を止める。ざるに上げ、アクを洗い流し、キッチンペーパーなどで水けをとり、白だしをまぶして下味をつける。

❷器に**A**を盛って豚肉をのせ、まぜ合わせた**B**を回しかけ、ローストアマニをトッピングする。

おいしさのポイント

ゆでしゃぶをまとめて作っておけば、いため物、汁物、あえ物などバリエーションが広がります。

●野菜いため ●豚汁
●ゆで豚の梅肉あえ

プラス食材

ローストアマニは亜麻の種子をローストしたもの。香ばしさとともに、肉からは摂取できないオメガ3系脂肪酸のうちα-リノレン酸をプラスできます。α-リノレン酸は、がんやアレルギーなど生活習慣病予防に役立つ油です。

骨つき肉のポトフ

なべ一つで食材のうまみを堪能！

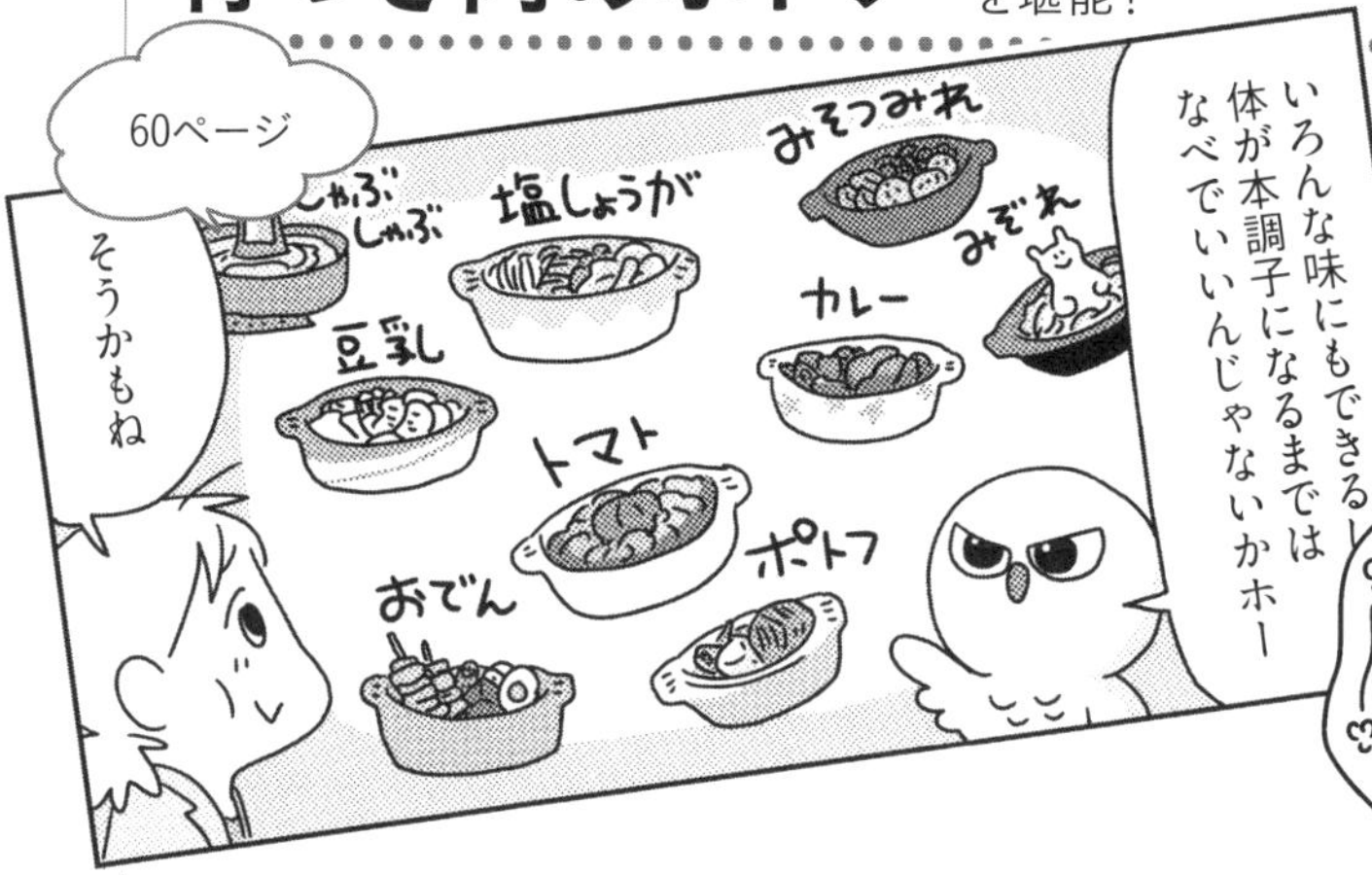
60ページ
しゃぶしゃぶ
塩しょうが
みそつみれ
みぞれ
カレー
豆乳
トマト
ポトフ
おでん
いろんな味にもできるし 体が本調子になるまでは なべでいいんじゃないかホー
そうかもね

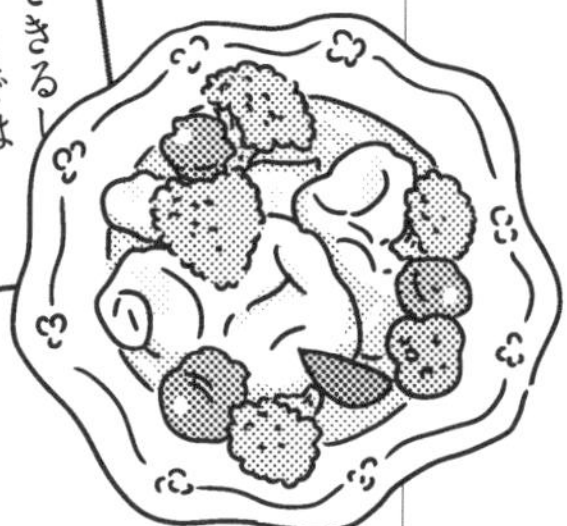

材料(作りやすい分量)

- 鶏手羽先 …… 6本
- 藻塩 …… 小さじ½
- エリンギ …… 2本
- A
  - 固形スープ …… 2個
  - タイム、ローリエ …… 各適量
  - 水 …… 400mℓ
- B
  - ブロッコリー …… 6房
  - ミニトマト …… 6個
- 白だし …… 少々
- アマニ油 …… 小さじ2

作り方

❶手羽先はさっと洗ってキッチンペーパーなどで水けをとり、塩を全体にまぶして下味をつけ、フッ素樹脂加工のフライパンで表面をこんがり焼きつける。

❷なべに❶と食べやすい大きさに切ったエリンギ、**A**を入れて火にかけ、沸騰したら弱火で15分ほど煮込む(途中で水分が少なくなったら水を適宜足す)。**B**を加えて2分ほど煮込み、白だしで味をととのえ、器に盛り、アマニ油を回しかける。

おいしさのポイント

骨つき肉を、鶏肉、牛肉など好みの肉や魚介にかえてもOK。季節の野菜、こんにゃく、きのこなど食物繊維が豊富な食材にかえ、中華だし、しょうゆ味、みそ味など味つけも変えれば、おいしさが無限に広がります。

プラス食材

アマニ油を回しかけると、肉からは摂取できないオメガ3系脂肪酸のうちα-リノレン酸をプラスできます。α-リノレン酸は、がんやアレルギーなど生活習慣病予防に欠かせない油です。

レバーのソース煮

まとめて仕込んでおいしく作りおき！

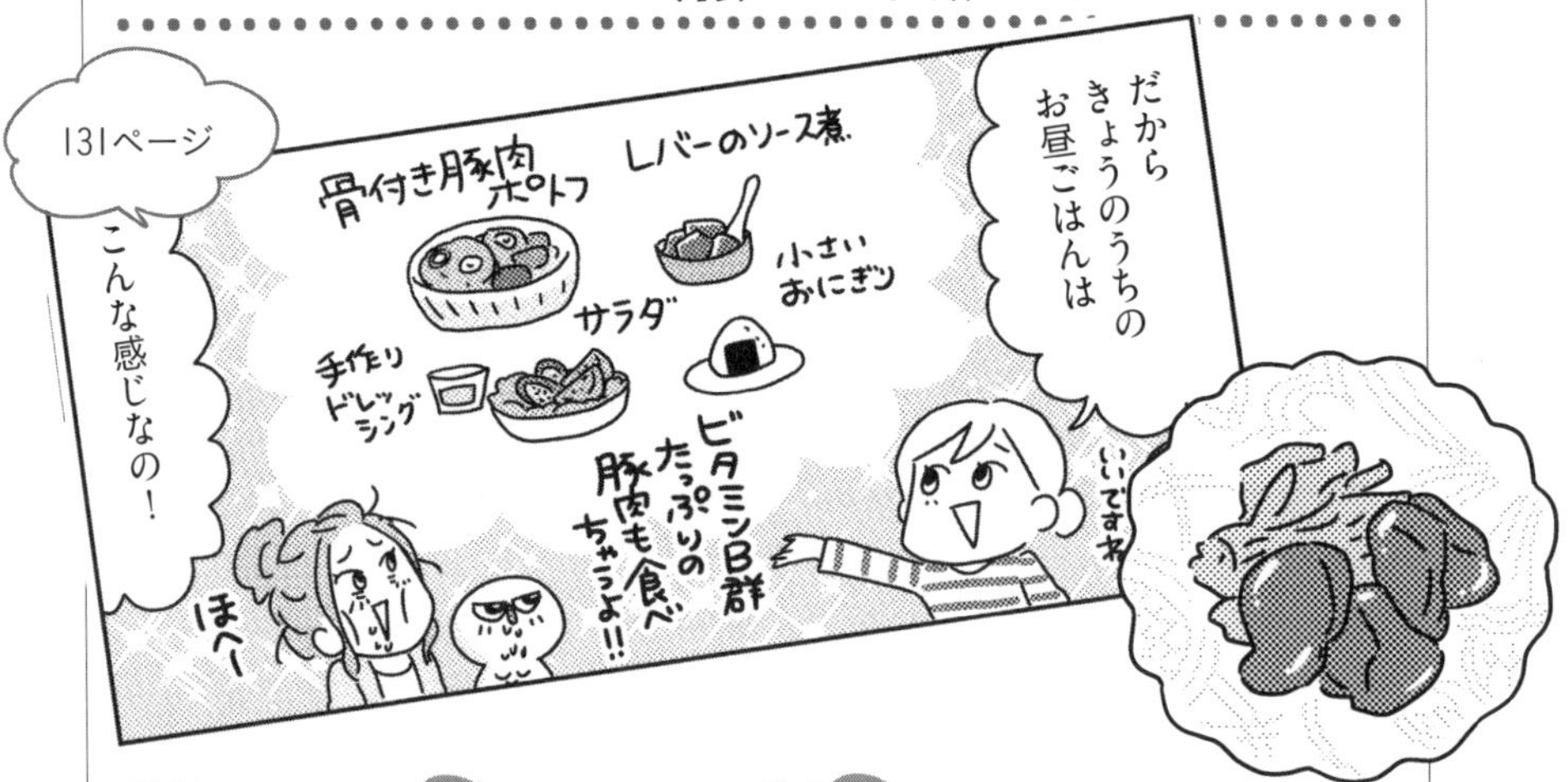

材料（作りやすい分量）

鶏レバー……250g
A ウスターソース……100mℓ
A オイスターソース……大さじ1
A ローリエ……1枚
ほうれんそう（ゆでる）……適量

プラス食材

レバーは鉄に加えてビタミンB_{12}も豊富な食材です。赤血球や細胞の新生に必須のビタミンで、体の細胞分裂や発育促進に欠かせません。ビタミンB_{12}と協力関係にある葉酸といっしょに摂取するのがポイントなので、葉酸が豊富な緑野菜（菜の花、からし菜、モロヘイヤ、しゅんぎく、ほうれんそう、グリーンアスパラガスなど）を添えるのがオススメ。

作り方

❶レバーは一口大に切って血や脂肪のかたまりがあれば除き、さっと洗ってキッチンペーパーなどで水けをふく。

❷なべに❶と A を入れて弱火にかけ、7〜8分煮てレバーに火を通す。器に盛り、ほうれんそうを添える。

おいしさのポイント

作りおきのポイントはノンオイル調理。油脂の酸化リスクを減らします。

レバーステーキ

香味野菜の風味を生かしてレバー料理を食べやすく！

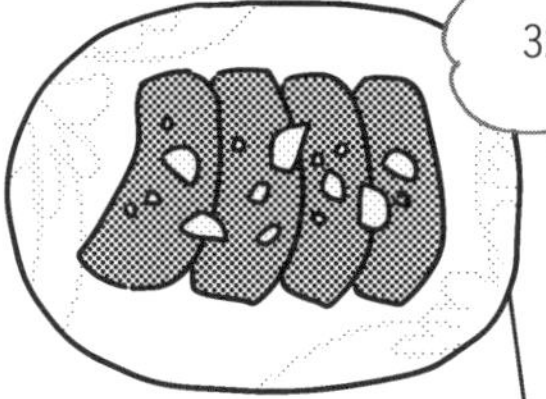

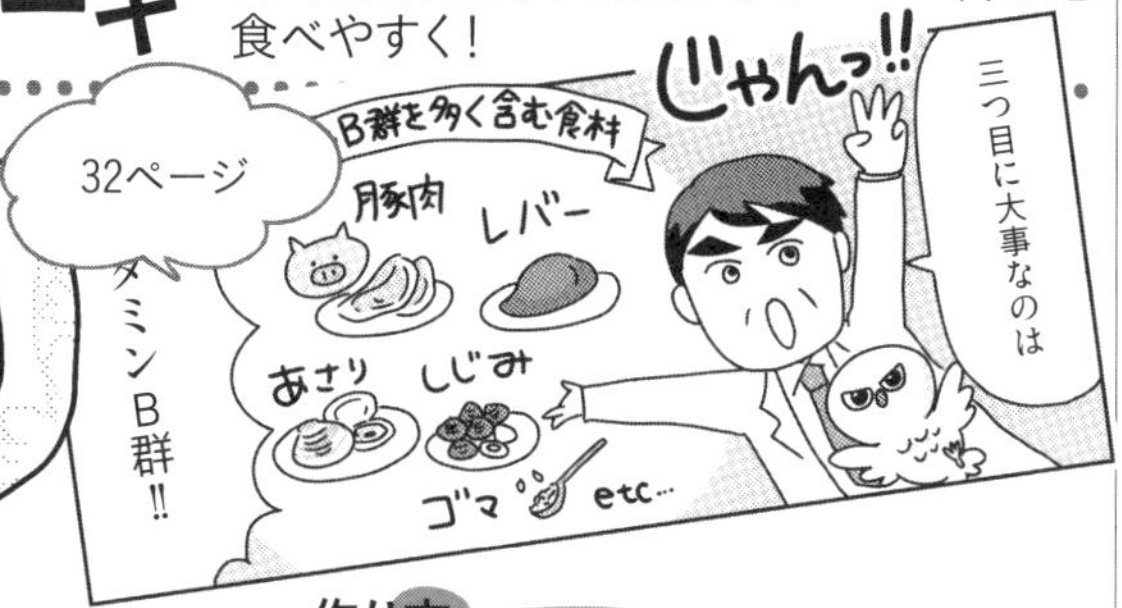

材料（2人分）

牛レバー ……………………… 200g
塩、こしょう …………………… 各少々
にんにく ……………………… 1かけ
かたくり粉 …………………… 少々
オリーブオイル ……………… 大さじ½

ゆずこしょうのソース

A
- 玉ねぎ（みじん切り）… 大さじ2
- 赤ピーマン（5mm角に切る）……………… 大さじ2
- レモン汁 ……………… 大さじ½
- ゆずこしょう …… 小さじ1〜½（味をみながら調整）
- 本みりん ……………… 小さじ½

作り方

❶レバーは2cmほどの厚さのそぎ切りにし、血や脂肪のかたまりがあれば除き、さっと洗ってキッチンペーパーなどで水けをふく。塩、こしょうをまぶして5分ほどおく。にんにくは芯を除き、薄切りにする。

❷レバーの表面に出てきた水けをキッチンペーパーなどでふき、かたくり粉を全体に薄くまぶす。

❸フライパンにオリーブオイルとにんにくを入れて弱火にかけ、にんにくがこんがりきつね色になったらにんにくをとり出して中火にし、レバーを並べ入れる。両面を2〜3分ずつ、火かげんを調整しながらこんがり火を通す。

❹器に盛り、まぜ合わせた**A**を回しかけ、にんにくチップをトッピングする。

プラス食材

レバーに含まれるヘム鉄は吸収率がよいのが特徴です。植物性食品に含まれる非ヘム鉄は、ビタミンCによって吸収率がアップします。ビタミンCは、レバーに含まれるビタミンB_{12}、葉酸とともに、造血に働く栄養素の一つなので、積極的にレバー料理においしくとり入れましょう。赤ピーマンは、ビタミンC含有量が柑橘類並みに豊富な野菜です。

おいしさのポイント

牛レバーが手に入りにくい場合は鶏レバーでもおいしくできます。味つけに辛みやにんにくの風味などをきかせると、レバーが苦手な人にも食べやすく仕上がります。

妊婦の「やせ」に注意！
生まれた子どもが生活習慣病に!?

若い女性の「やせ」傾向が進んでいます。「太っているよりも健康的」というイメージがあるかもしれませんが、食べる量が少なく、摂取カロリーが少ないのですから、栄養不足である可能性が高いのです。

栄養不足の女性が妊娠した場合、赤ちゃんが低体重（2500 g 未満）で生まれてくる可能性が高まります。実際、ここ 40 年ほどで赤ちゃんの出生体重は平均 200 g ほど減少し、低出生体重児の割合も約 10％増加しています。先進国としては非常に珍しいケースです。女性のやせ願望に加え、産婦人科の厳しい体重管理にも原因があると思います。

低出生体重児の何が問題になるのでしょう。

1980～90 年代、「低出生体重児は成人期に糖尿病や高血圧、高脂血症（脂質異常症）など、いわゆるメタボリックシンドロームを発症するリスクが高くなる」という疫学調査の結果が相次いで報告されました。それは、子宮内で低栄養にさらされてしまった胎児は、栄養を効率よく脂肪に変える能力を高めたのではないかと考えられています。

また、第一次世界大戦末期にドイツ軍に経済封鎖されたオランダで、死者数十万人を超える飢餓が発生しました。その時期に胎児だった子どもたちをのちに大規模調査したところ、肥満のみならず、精神疾患も多いことがわかったのです。

若いころから野菜中心の食生活をつづけたせいで、妊娠してから「赤ちゃんのために肉を食べようと思っても、食べられない」ということもあります。若いころからしっかり栄養をとることが何より重要なのです。

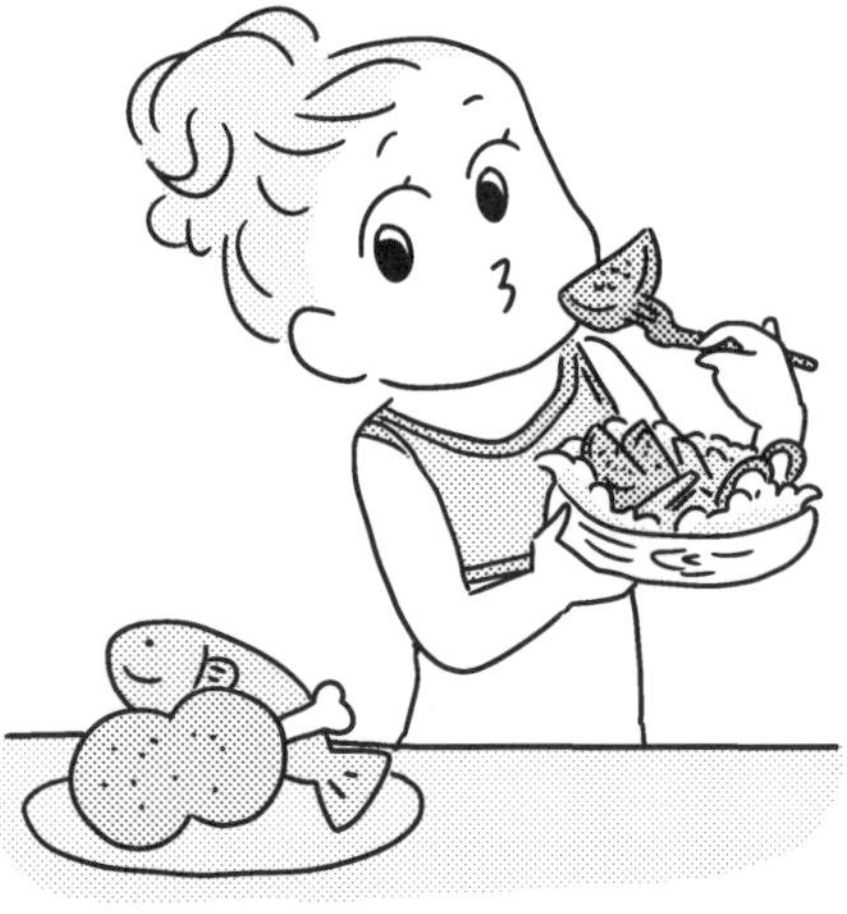

Part 3

パパの花粉症も子どものアトピーも改善した！そのわけは？

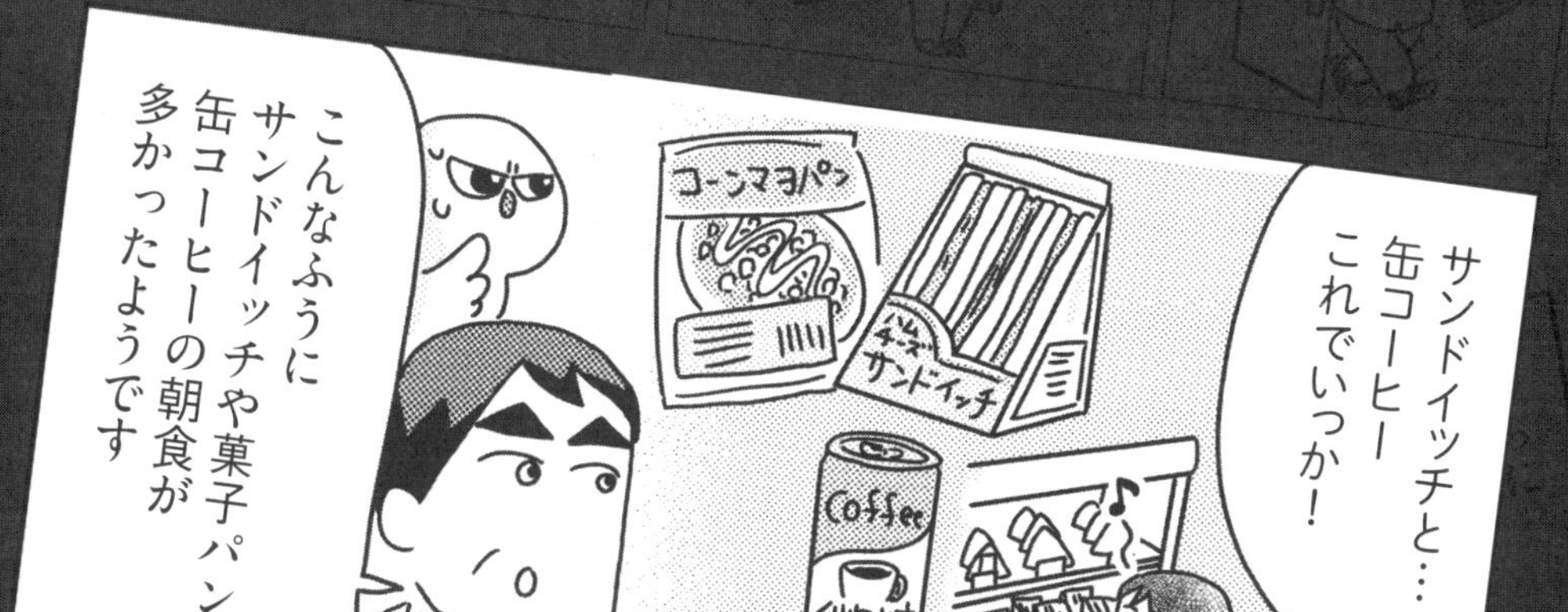
サンドイッチと…
缶コーヒー
これでいっか！
コーンマヨパン
ハムチーズ
サンドイッチ
Coffee
微糖
こんなふうに
サンドイッチや菓子パンと
缶コーヒーの朝食が
多かったようです

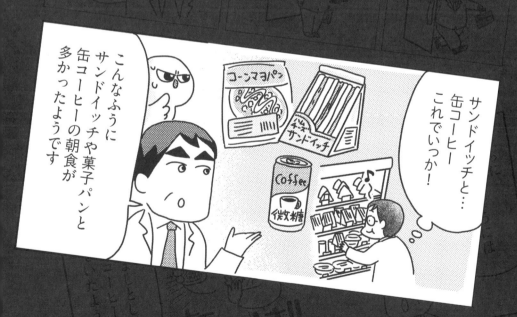

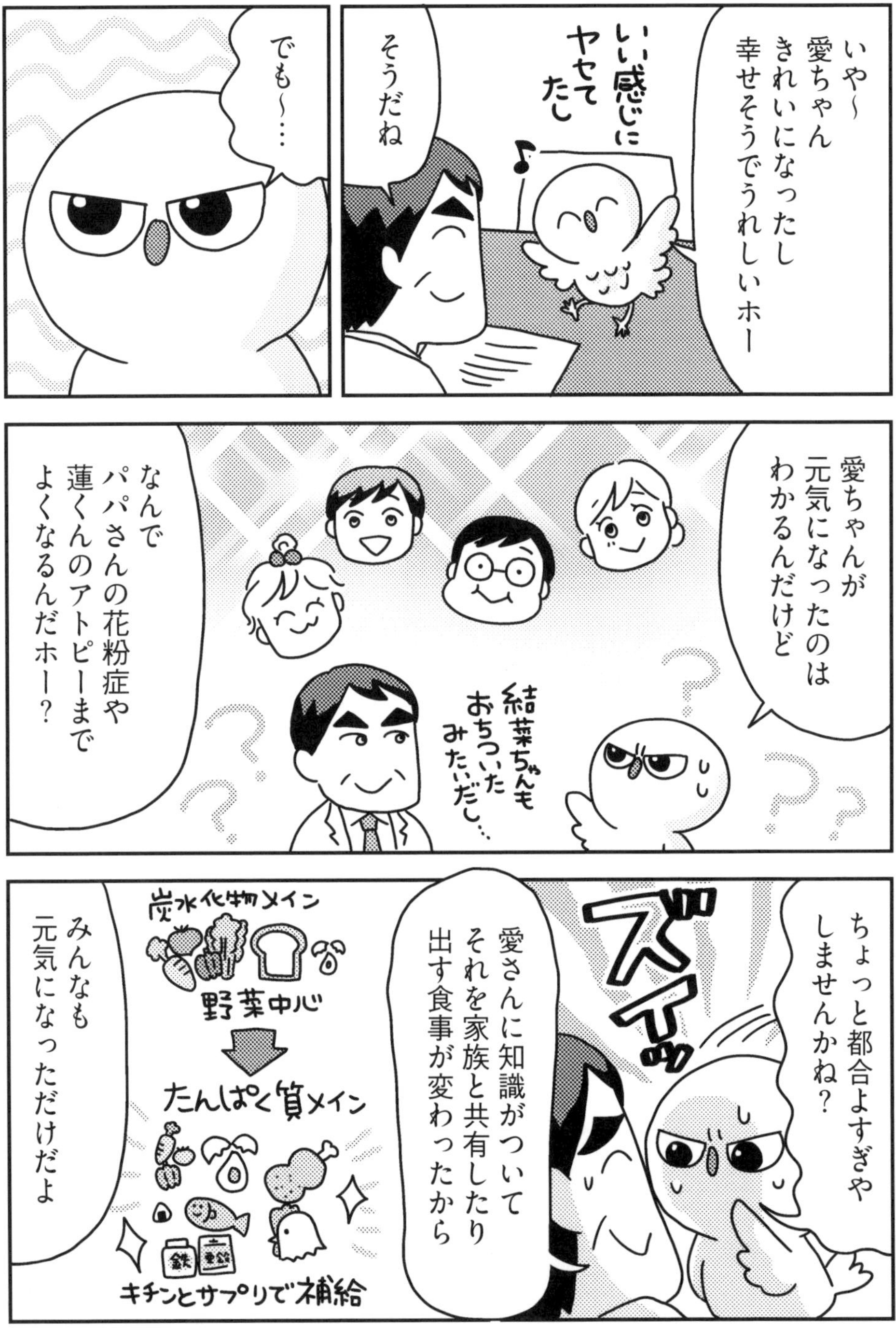

いや〜
愛ちゃん
きれいになったし
幸せそうでうれしいホー
いい感じにヤセてたし
そうだね
でも〜…
愛ちゃんが
元気になったのは
わかるんだけど
結菜ちゃんも
おちついた
みたいだし…
なんで
パパさんの花粉症や
蓮くんのアトピーまで
よくなるんだホー？
ちょっと都合よすぎや
しませんかね？
ズイッ
愛さんに知識がついて
それを家族と共有したり
出す食事が変わったから
みんなも
元気になっただけだよ
炭水化物メイン
野菜中心
たんぱく質メイン
鉄
亜鉛
キチンとサプリで補給

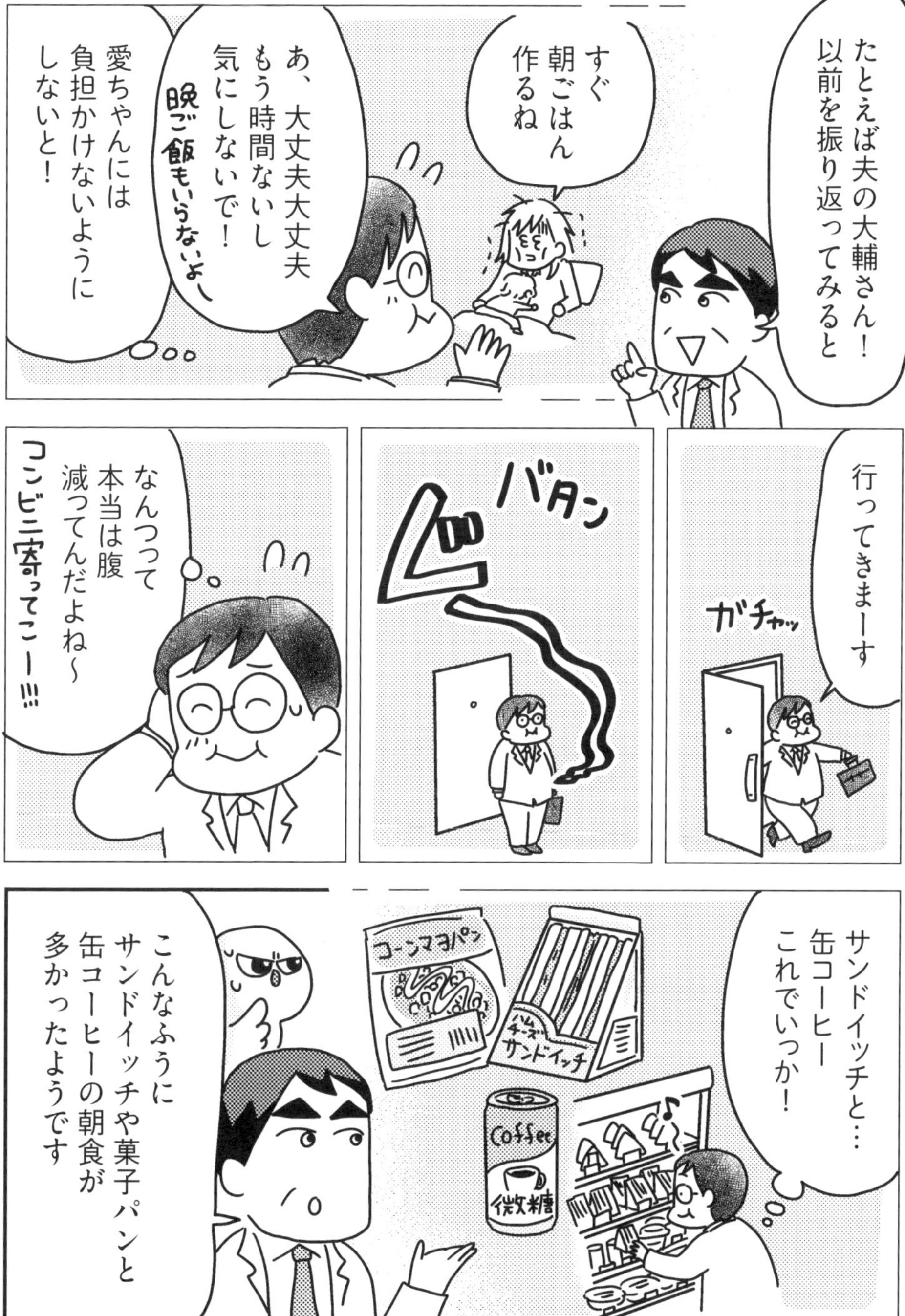

たとえば夫の大輔さん！以前を振り返ってみると
すぐ朝ごはん作るね
あ、大丈夫大丈夫もう時間ないし気にしないで！
晩ご飯もいらないよ～
愛ちゃんには負担かけないようにしないと！
行ってきまーす
ガチャッ
バタン
なんつって本当は腹減ってんだよね～
コンビニ寄ってこー!!!
サンドイッチと…缶コーヒーこれでいっか！
コーンマヨパン
ハムチーズ
サンドイッチ
Coffee
微糖
こんなふうにサンドイッチや菓子パンと缶コーヒーの朝食が多かったようです

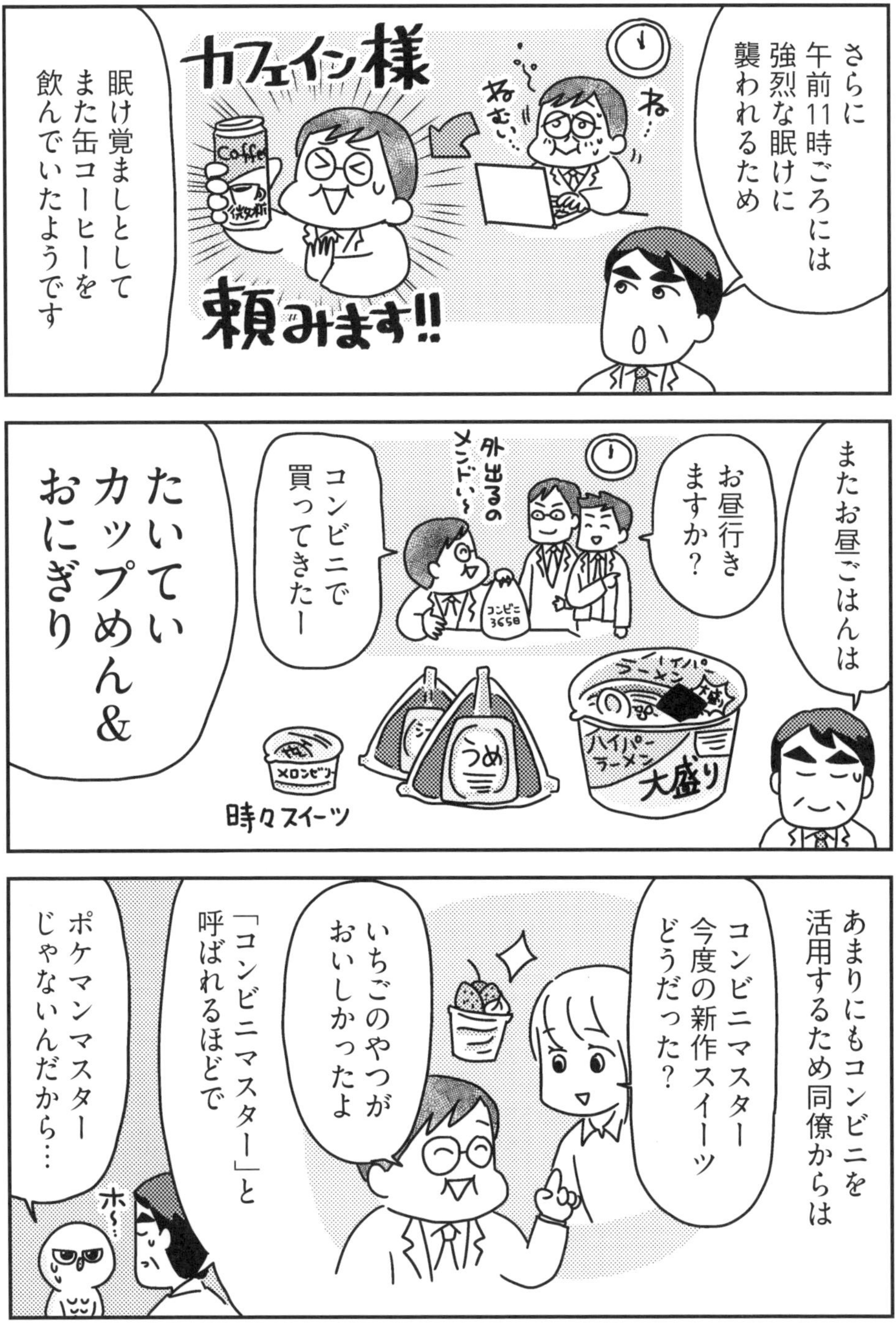
さらに午前11時ごろには強烈な眠けに襲われるため
ねむい…
ね…
カフェイン様
頼みます!!
眠け覚ましとしてまた缶コーヒーを飲んでいたようです
またお昼ごはんは
お昼行きますか?
外出るのメンドい~
コンビニで買ってきたー
コンビニ3658
たいていカップめん&おにぎり
ハイパーラーメン大盛り
うめ
時々スイーツ
あまりにもコンビニを活用するため同僚からは
コンビニマスター今度の新作スイーツどうだった?
いちごのやつがおいしかったよ
「コンビニマスター」と呼ばれるほどで
ホ~…
ポケマンマスターじゃないんだから…

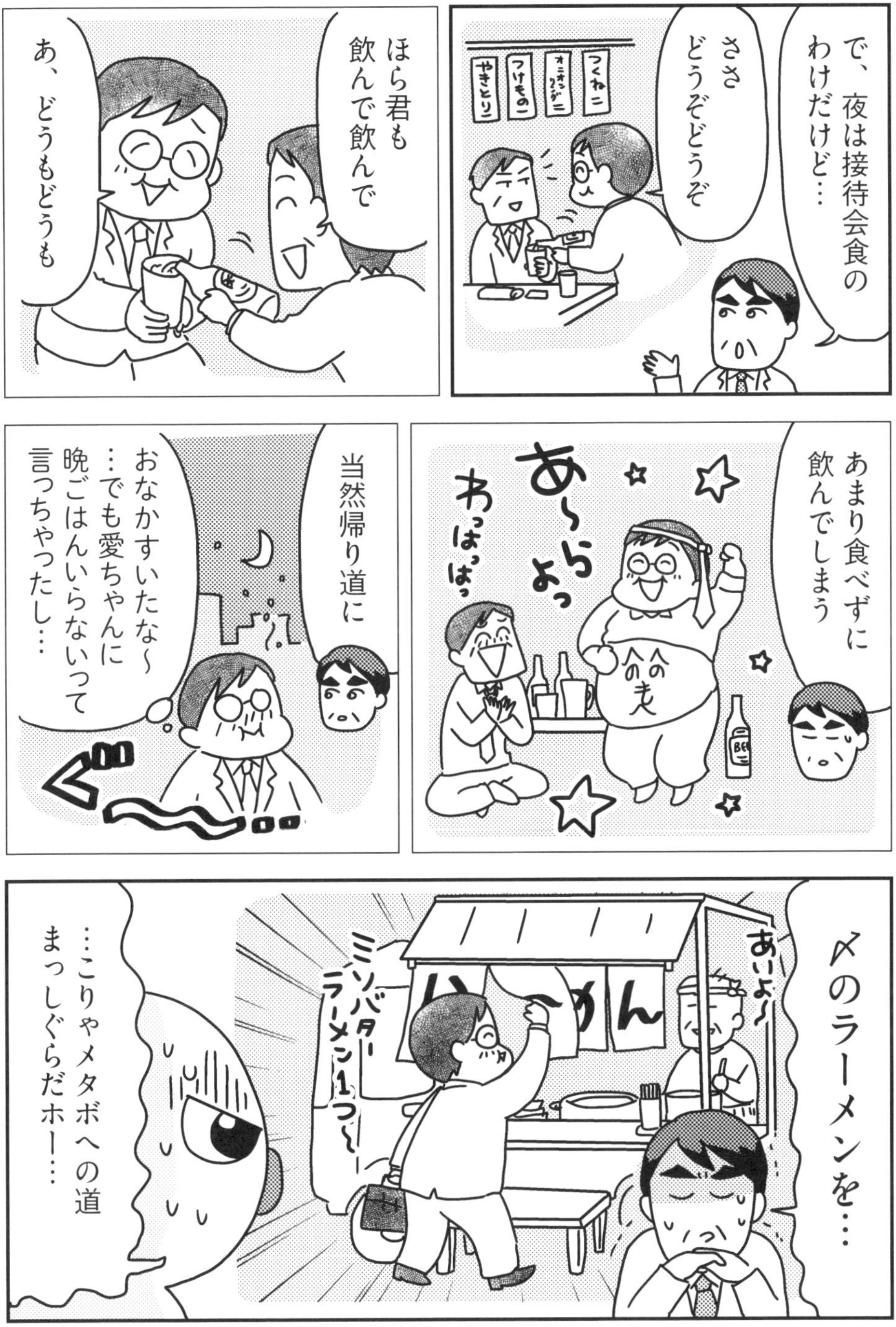
で、夜は接待会食のわけだけど…
ささどうぞどうぞ
つくね
つけもの
やきとり
ほら君も飲んで飲んで
あ、どうもどうも
あまり食べずに飲んでしまう
あ〜らよっ
わっはっはっ
当然帰り道に
おなかすいたな〜…でも愛ちゃんに晩ごはんいらないって言っちゃったし…
〆のラーメンを…
あいよ〜
ミソバターラーメン1つ〜
…こりゃメタボへの道まっしぐらだホー…

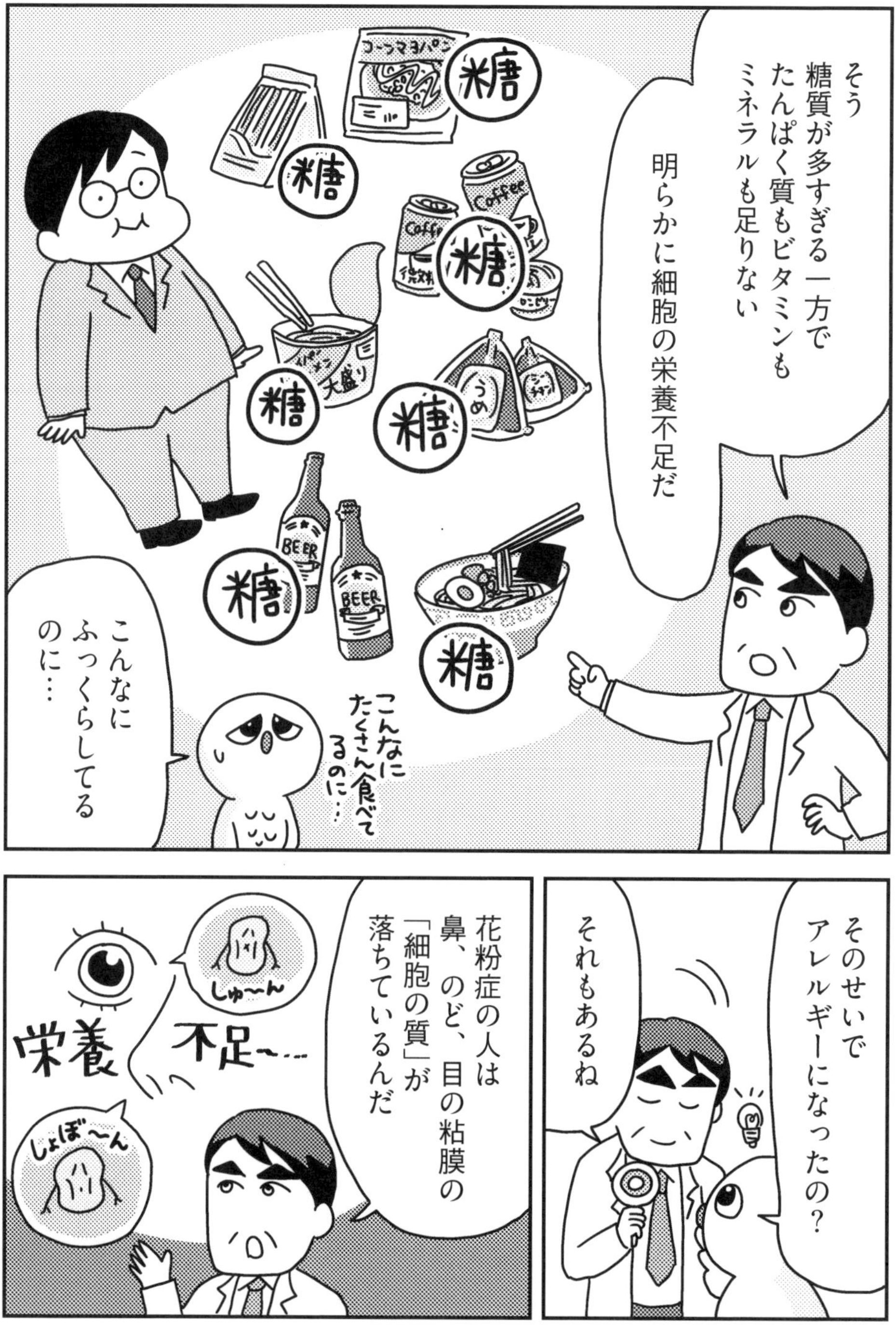
そう
糖質が多すぎる一方で
たんぱく質もビタミンも
ミネラルも足りない
明らかに細胞の栄養不足だ
コーンマヨパン
糖
Coffee
BEER
大盛り
うめ
こんなに
たくさん食べてるのに…
こんなに
ふっくらしてる
のに…
そのせいで
アレルギーになったの？
それもあるね
花粉症の人は
鼻、のど、目の粘膜の
「細胞の質」が
落ちているんだ
しゅ～ん
栄養 不足～…
しょぼ～ん

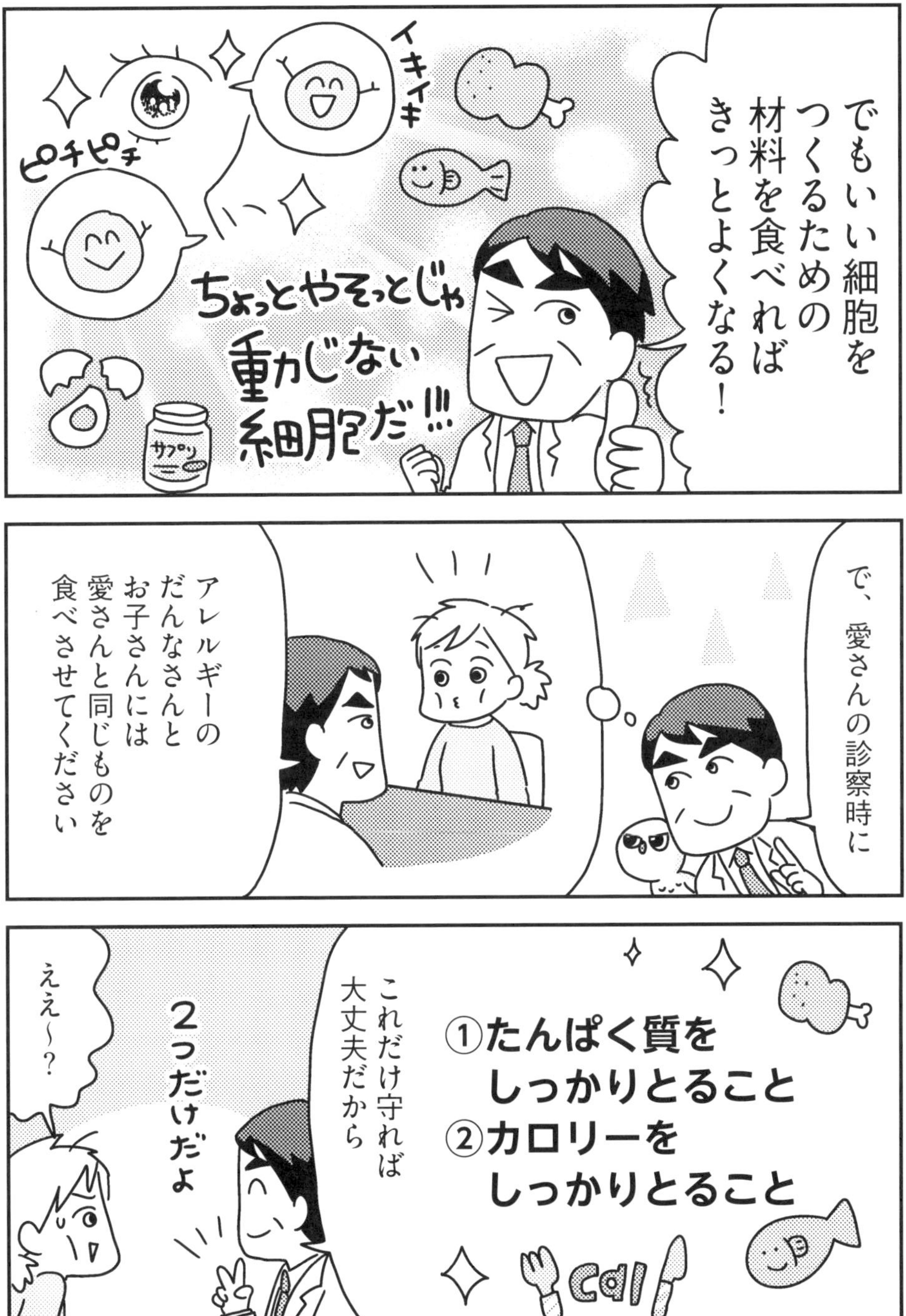
でもいい細胞を
つくるための
材料を食べれば
きっとよくなる！
イキイキ
ピチピチ
ちょっとやそっとじゃ
動じない
細胞だ!!!
サプリ
で、愛さんの診察時に
アレルギーのだんなさんとお子さんには愛さんと同じものを食べさせてください
これだけ守れば大丈夫だから
①たんぱく質をしっかりとること
②カロリーをしっかりとること
Cal
2つだけだよ
ええ〜？

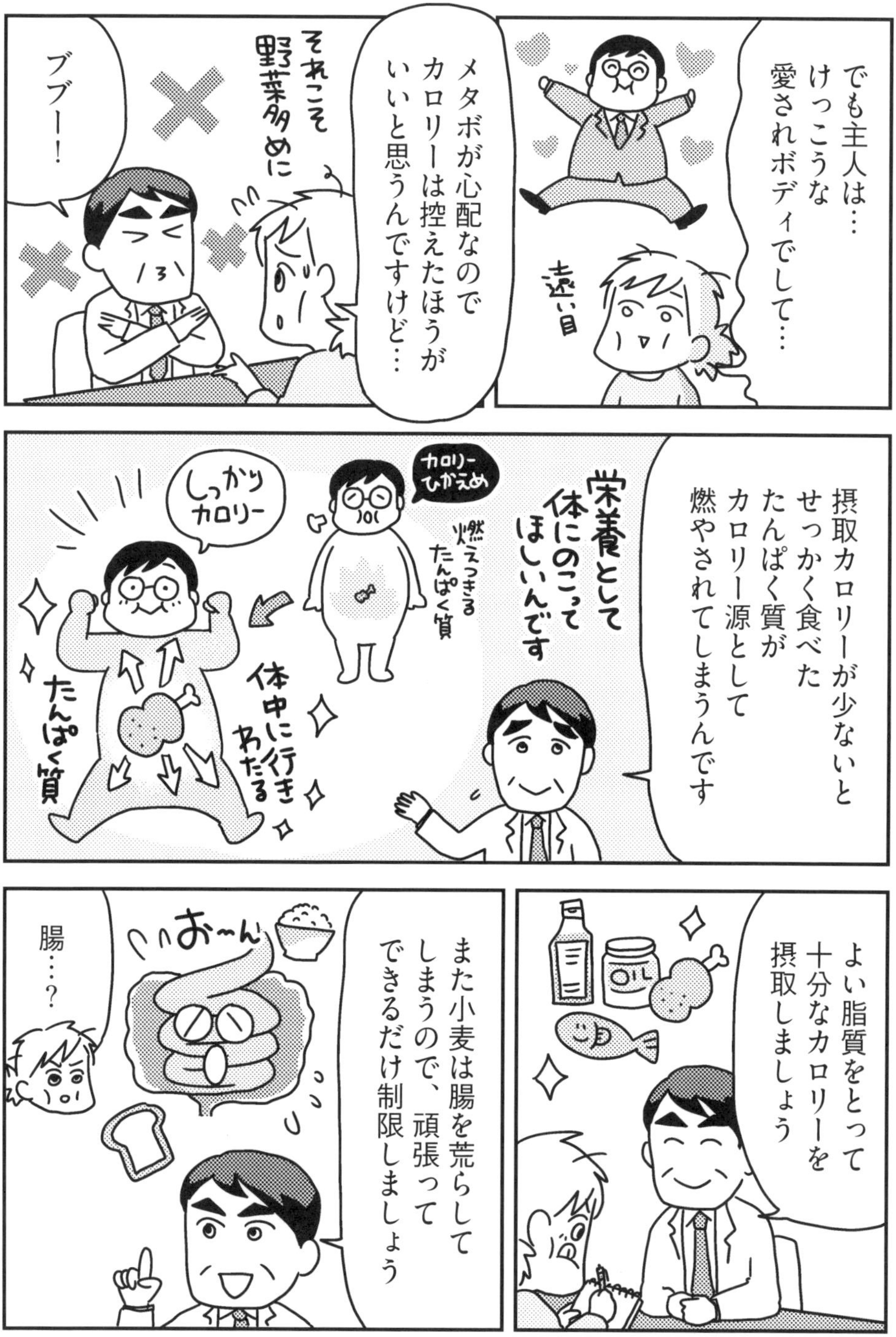

でも主人は…けっこうな愛されボディでして…
遠い目
メタボが心配なのでカロリーは控えたほうがいいと思うんですけど…
それこそ野菜多めに
ブブー！
摂取カロリーが少ないとせっかく食べたたんぱく質がカロリー源として燃やされてしまうんです
栄養として体にのこってほしいんです
カロリーひかえめ
燃えつきるたんぱく質
しっかりカロリー
体中に行きわたる
たんぱく質
よい脂質をとって十分なカロリーを摂取しましょう
OIL
また小麦は腸を荒らしてしまうので、頑張ってできるだけ制限しましょう
いおーん
腸…？

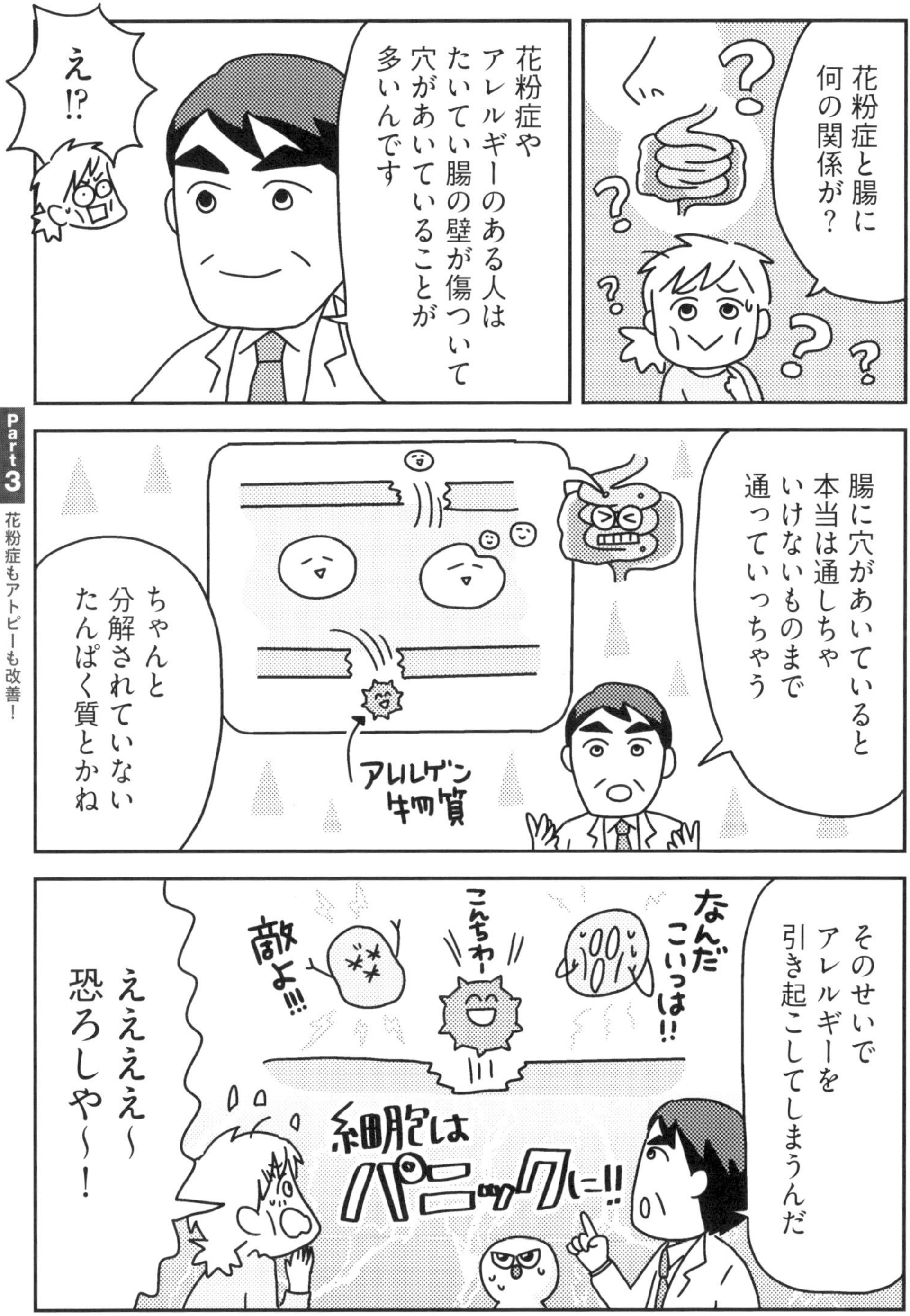
花粉症と腸に何の関係が？
花粉症やアレルギーのある人はたいてい腸の壁が傷ついて穴があいていることが多いんです
え!?
腸に穴があいていると本当は通しちゃいけないものまで通っていっちゃう
アレルゲン物質
ちゃんと分解されていないたんぱく質とかね
そのせいでアレルギーを引き起こしてしまうんだ
なんだこいつは!!
こんちわー
敵よ!!!
細胞はパニックに!!
ええええ〜恐ろしや〜〜！

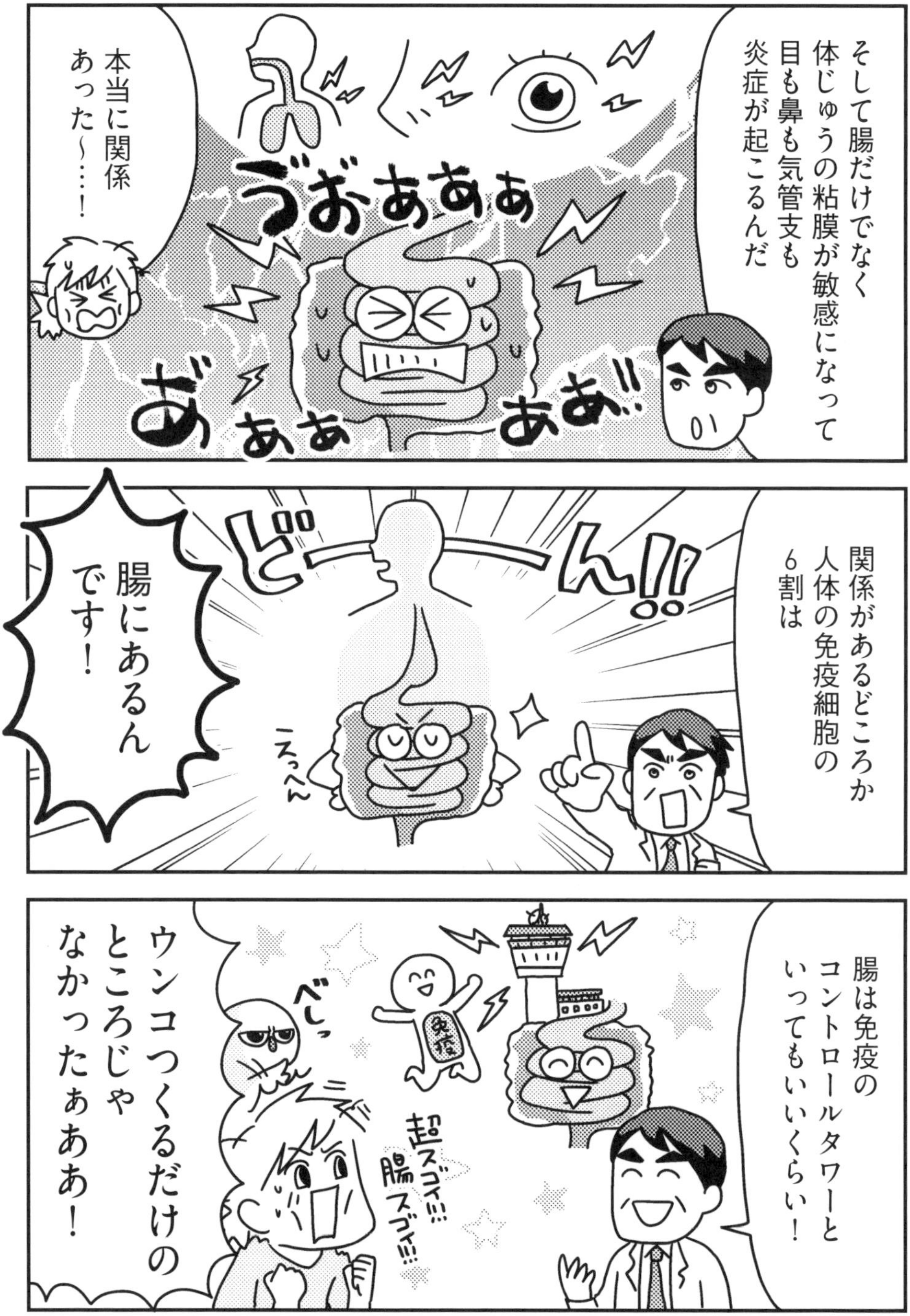
そして腸だけでなく体じゅうの粘膜が敏感になって目も鼻も気管支も炎症が起こるんだ
ゔおあああぁ
あぁぁ
ああ!!
本当に関係あった〜…！
関係があるどころか人体の免疫細胞の6割は
どーーん!!
腸にあるんです！
えっへん
腸は免疫のコントロールタワーといってもいいくらい！
免疫
べしっ
超スゴイ!!!
腸スゴイ!!!
ウンコつくるだけのところじゃなかったぁああ！

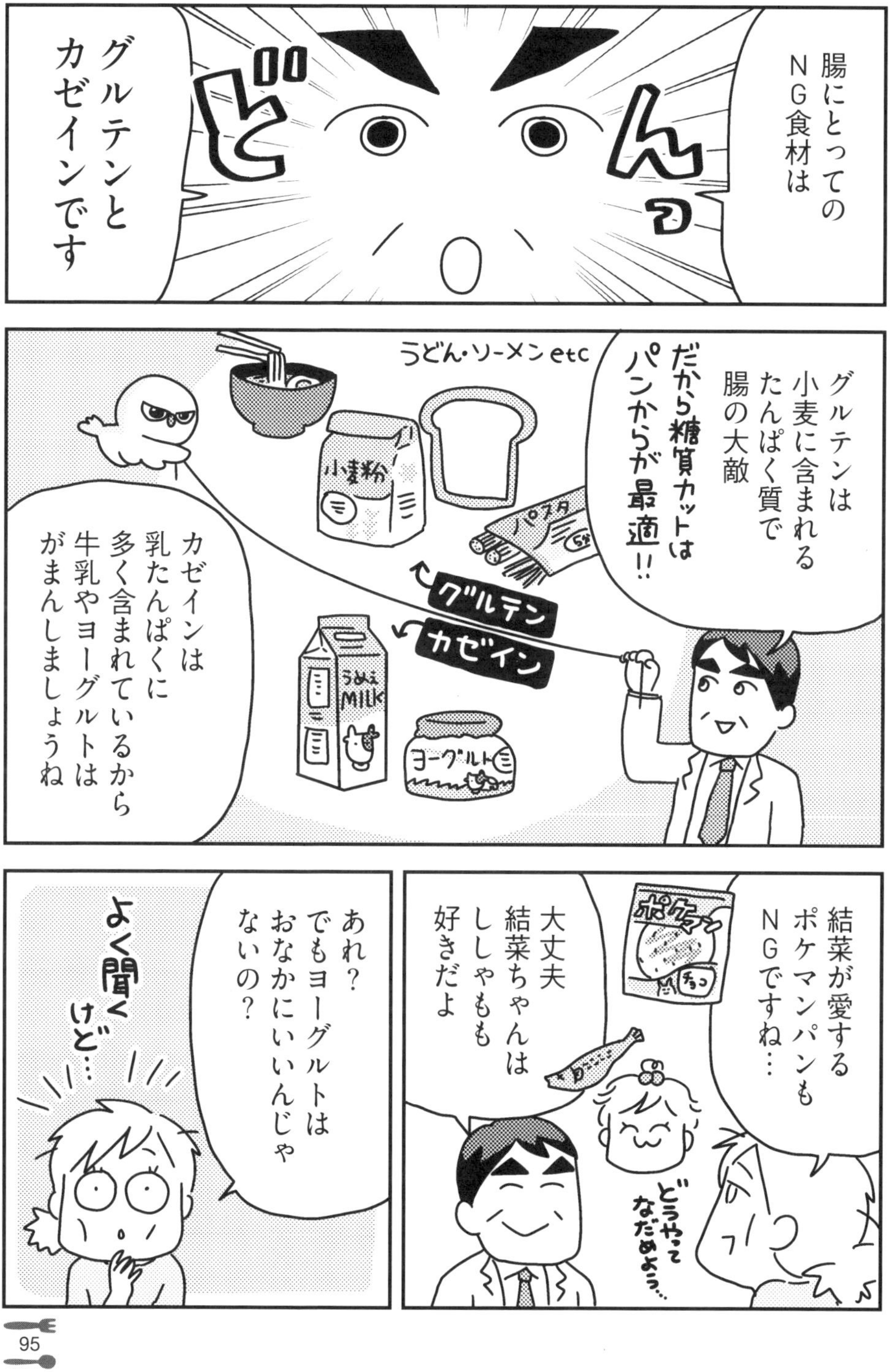
腸にとってのNG食材は
どんっ
グルテンとカゼインです
グルテンは小麦に含まれるたんぱく質で腸の大敵
だから糖質カットはパンからが最適!!
うどん・ソーメンetc
小麦粉
パスタ
グルテン
カゼイン
MILK
ヨーグルト
カゼインは乳たんぱくに多く含まれているから牛乳やヨーグルトはがまんしましょうね
結菜が愛するポケマンパンもNGですね…
大丈夫 結菜ちゃんはししゃもも好きだよ
どうやってなだめよう…
あれ? でもヨーグルトはおなかにいいんじゃないの?
よく聞くけど…

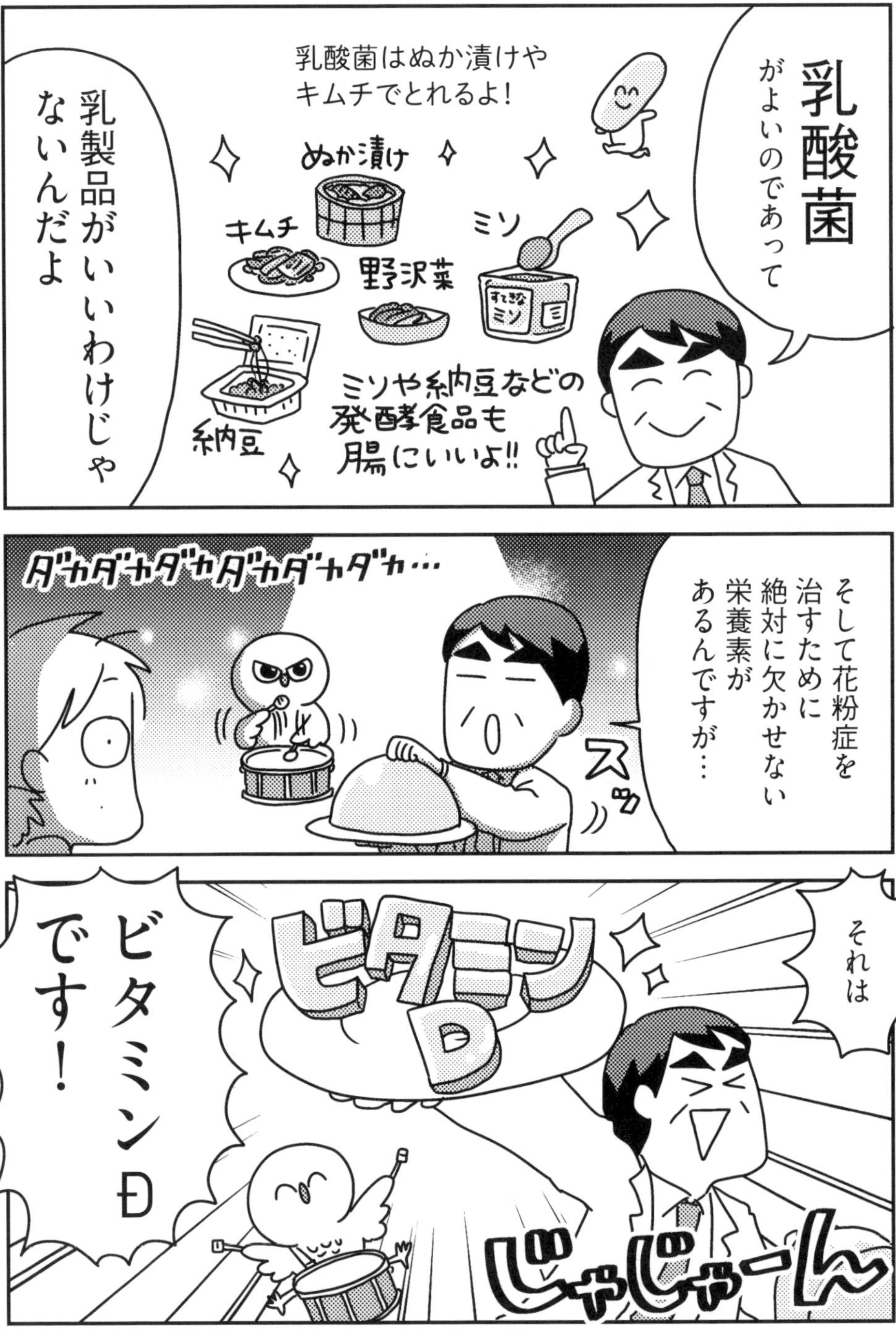
乳酸菌がよいのであって
乳酸菌はぬか漬けやキムチでとれるよ!
ぬか漬け
ミソ
キムチ
野沢菜
すてきなミソ
納豆
ミソや納豆などの発酵食品も腸にいいよ!!
乳製品がいいわけじゃないんだよ
そして花粉症を治すために絶対に欠かせない栄養素があるんですが…
スッ
ダカダカダカダカダカダカ…
それは
ビタミンD
ビタミンDです!
じゃじゃーん

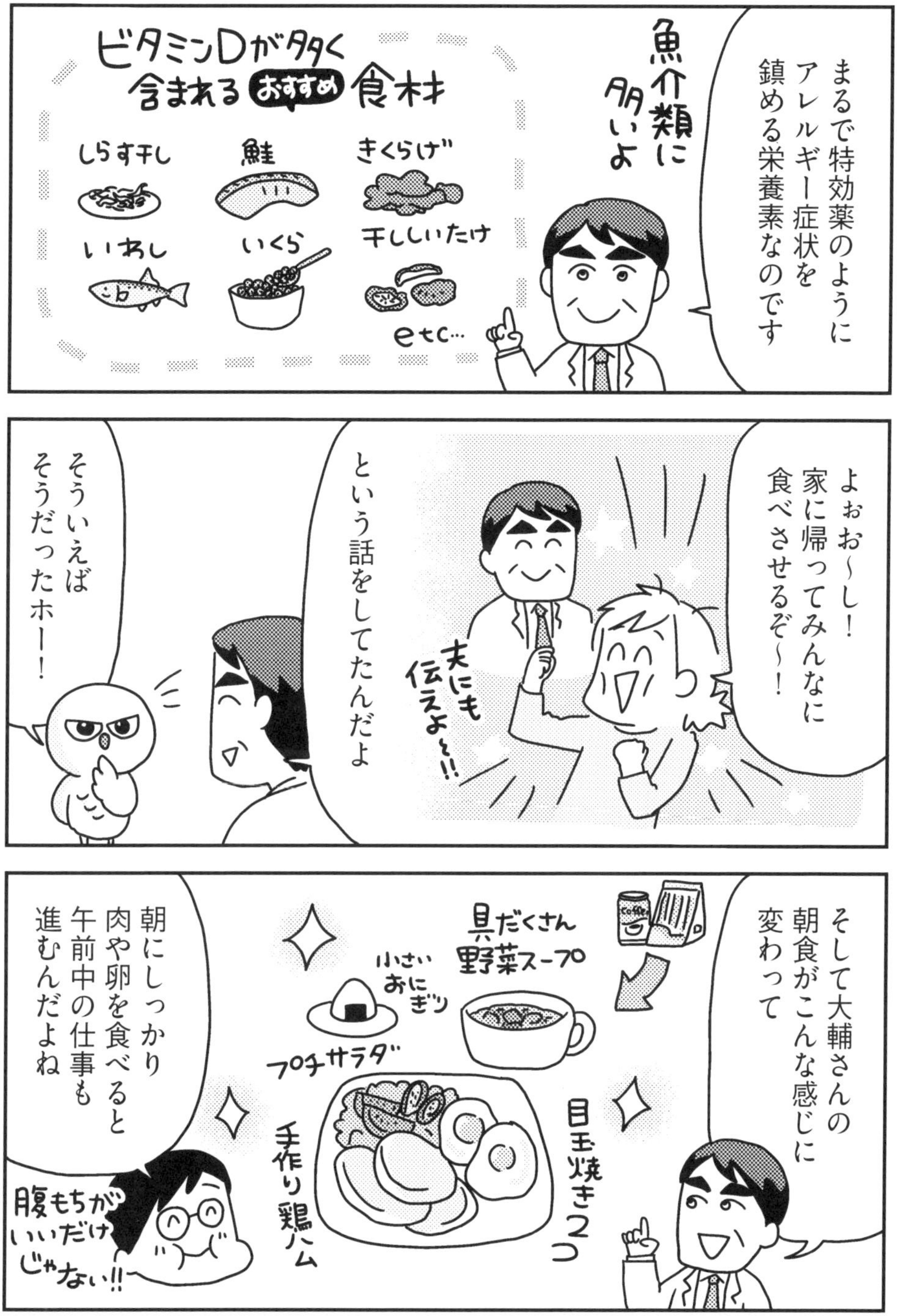
まるで特効薬のように
アレルギー症状を
鎮める栄養素なのです
魚介類に多いよ
ビタミンDが多く含まれる おすすめ 食材
しらす干し
鮭
きくらげ
いわし
いくら
干ししいたけ
etc…
よぉお～し！
家に帰ってみんなに
食べさせるぞ～！
夫にも伝えよ～と!!
という話をしてたんだよ
そういえば
そうだったホー！
そして大輔さんの
朝食がこんな感じに
変わって
具だくさん野菜スープ
小さいおにぎり
プチサラダ
目玉焼き2つ
手作り鶏ハム
朝にしっかり
肉や卵を食べると
午前中の仕事も
進むんだよね
腹もちがいいだけじゃない!!

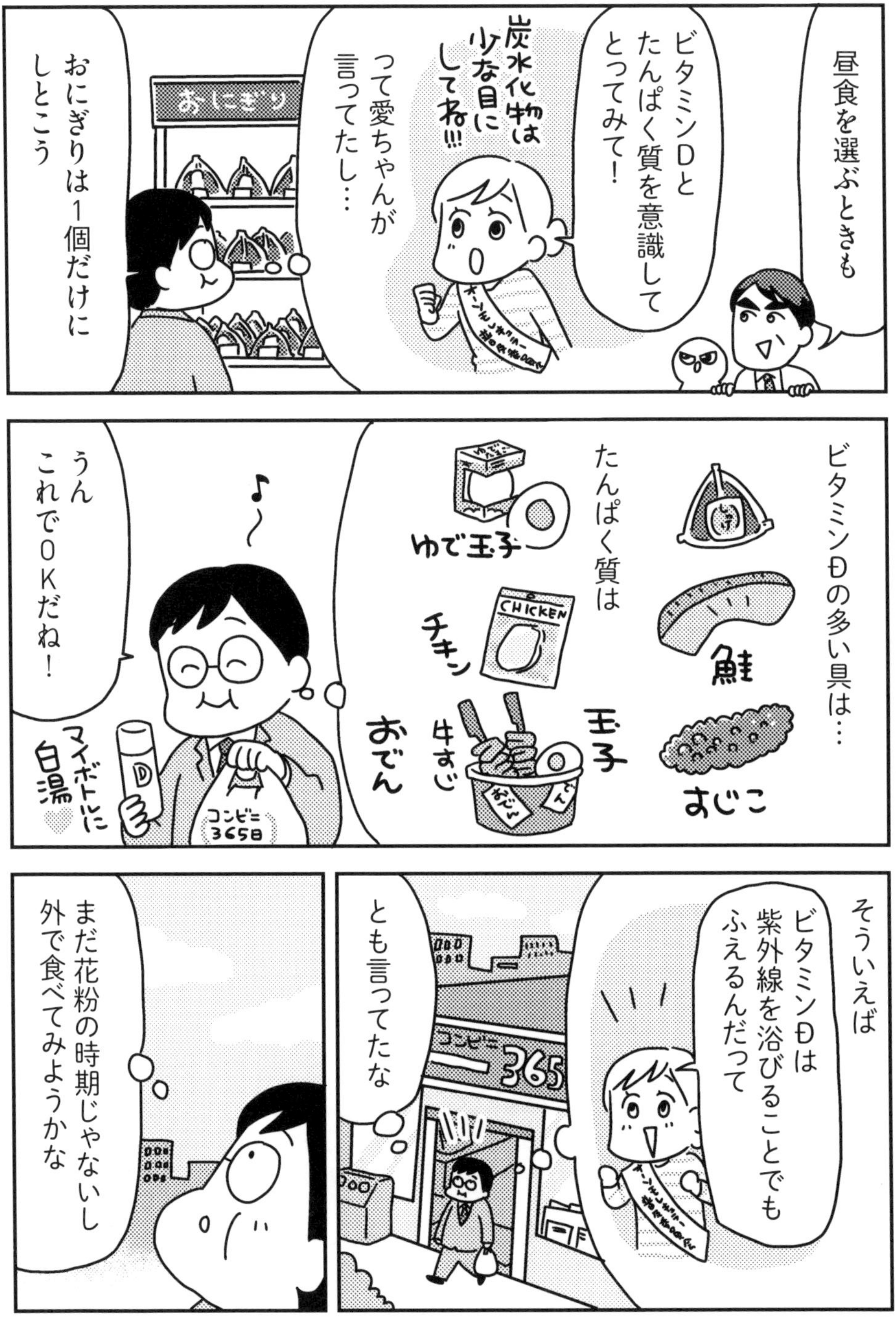
昼食を選ぶときも
ビタミンDとたんぱく質を意識してとってみて!
炭水化物は少な目にしてね!!!
って愛ちゃんが言ってたし…
おにぎり
おにぎりは1個だけにしとこう
ビタミンDの多い具は…
鮭
すじこ
たんぱく質は
ゆで玉子
CHICKEN
チキン
玉子
牛すじ
おでん
♪〜
うんこれでOKだね!
マイボトルに白湯♡
コンビニ365日
そういえばビタミンDは紫外線を浴びることでもふえるんだって
とも言ってたな
コンビニ365
まだ花粉の時期じゃないし外で食べてみようかな

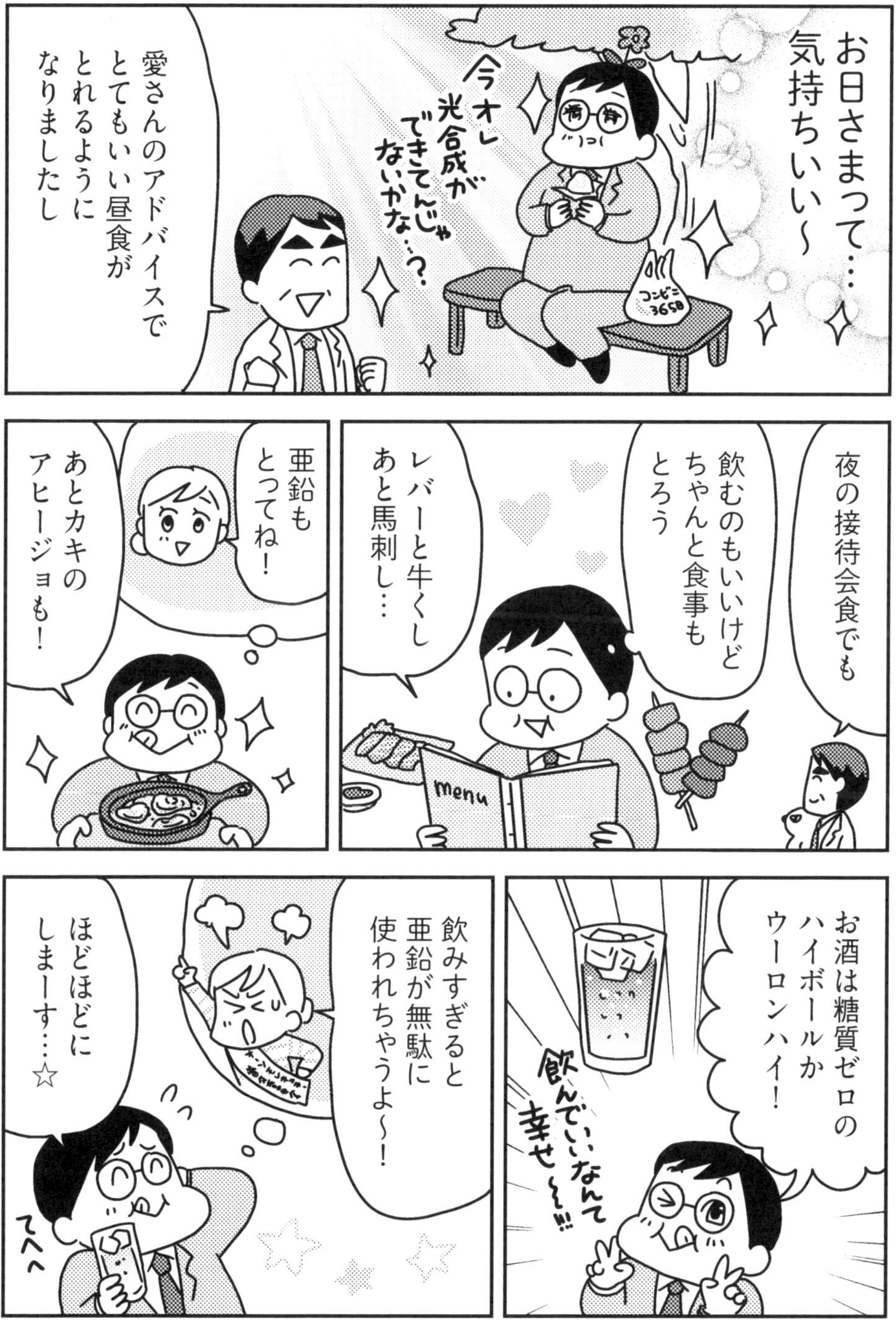
お日さまって…気持ちいい〜
今オレ光合成ができてんじゃないかな…?
愛さんのアドバイスでとてもいい昼食がとれるようになりましたし
夜の接待会食でも
飲むのもいいけどちゃんと食事もとろう
レバーと牛くしあと馬刺し…
menu
亜鉛もとってね!
あとカキのアヒージョも!
お酒は糖質ゼロのハイボールかウーロンハイ!
飲んでいいなんて幸せ〜!!
飲みすぎると亜鉛が無駄に使われちゃうよ〜!
ほどほどにしまーす…☆
てへへ

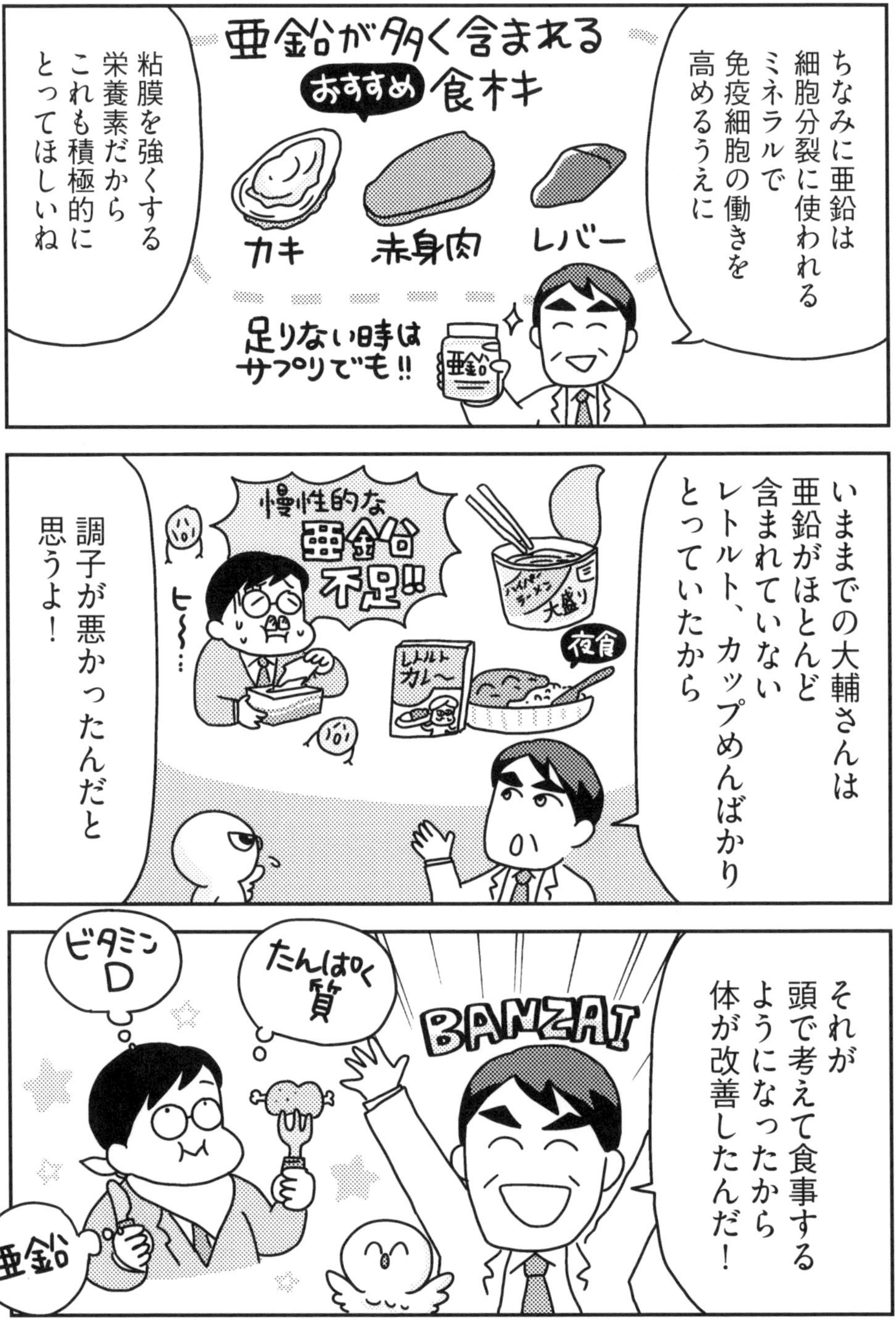
ちなみに亜鉛は細胞分裂に使われるミネラルで免疫細胞の働きを高めるうえに
亜鉛が多く含まれる
おすすめ 食材
カキ
赤身肉
レバー
足りない時はサプリでも!!
亜鉛
粘膜を強くする栄養素だからこれも積極的にとってほしいね
いままでの大輔さんは亜鉛がほとんど含まれていないレトルト、カップめんばかりとっていたから
大盛り
夜食
レトルトカレー
慢性的な亜鉛不足!!
ヒ〜…
調子が悪かったんだと思うよ！
それが頭で考えて食事するようになったから体が改善したんだ！
BANZAI
たんぱく質
ビタミンD
亜鉛

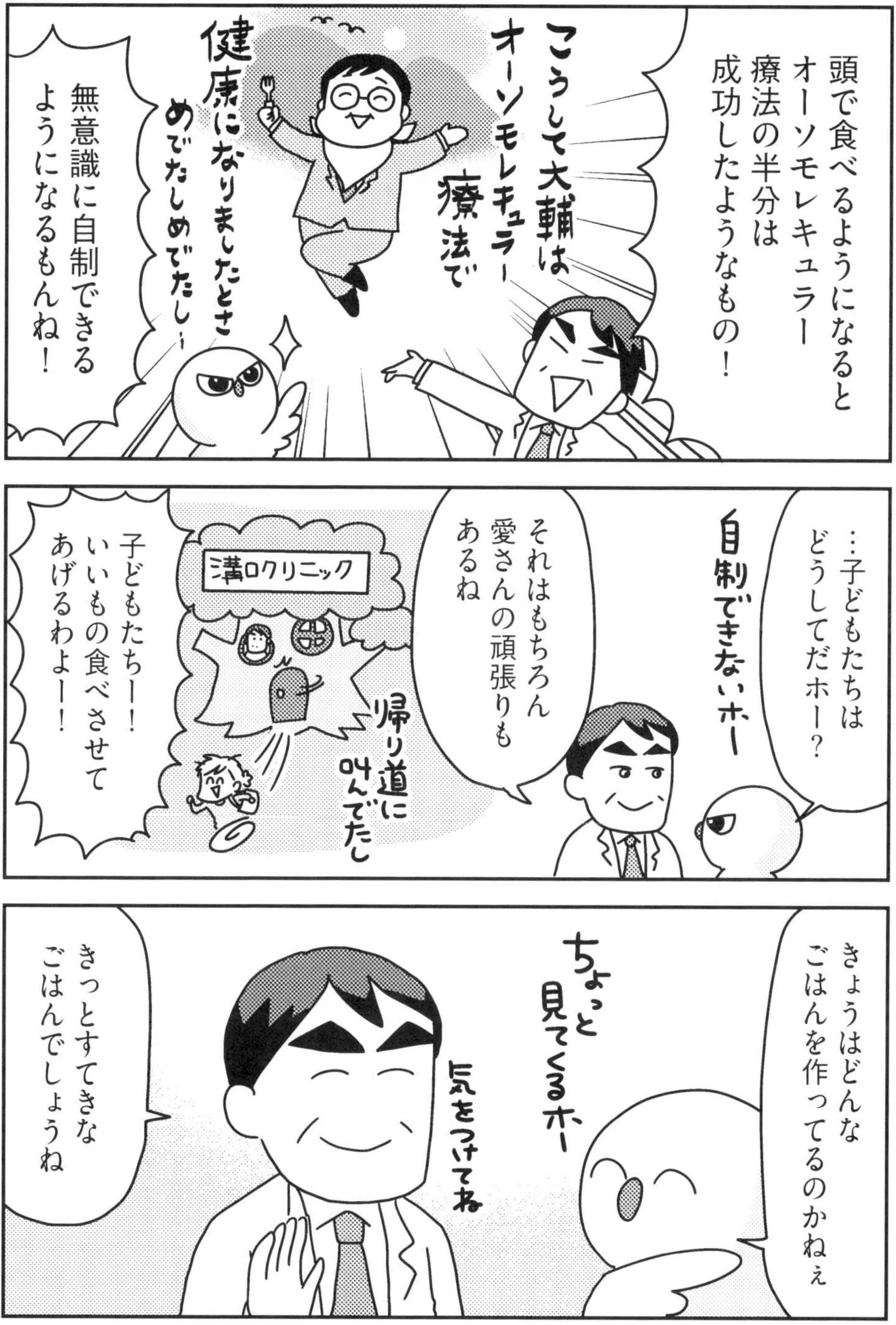
頭で食べるようになるとオーソモレキュラー療法の半分は成功したようなもの!
こうして大輔はオーソモレキュラー療法で健康になりましたとさめでたしめでたし～
無意識に自制できるようになるもんね!
…子どもたちはどうしてだホー?
自制できないホー
それはもちろん愛さんの頑張りもあるね
溝口クリニック
帰り道に叫んでたし
子どもたちー!いいもの食べさせてあげるわよー!
きょうはどんなごはんを作ってるのかねぇ
ちょっと見てくるホー
気をつけてね
きっとすてきなごはんでしょうね

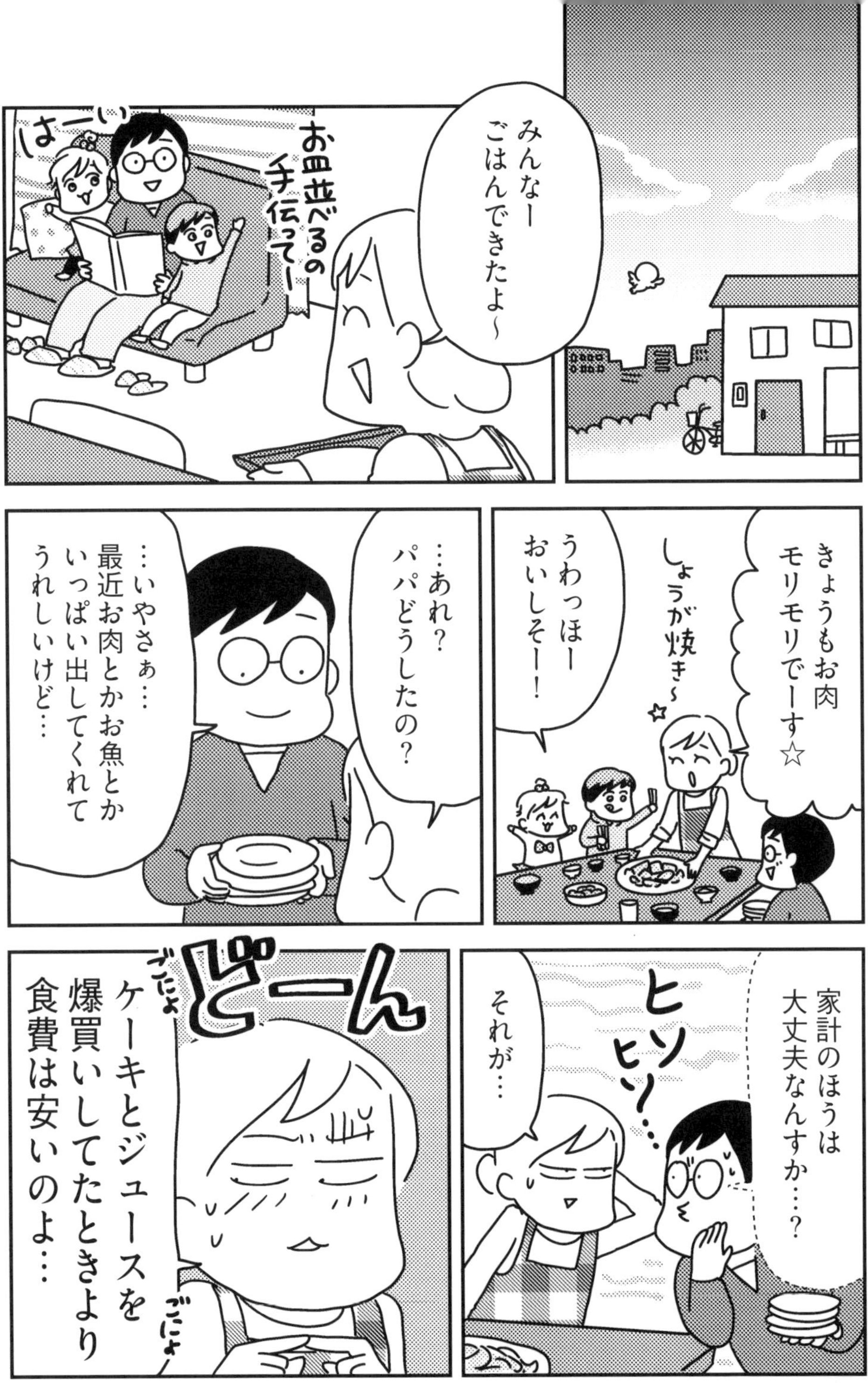
みんなー
ごはんできたよ～
お皿並べるの手伝ってー
はーい
きょうもお肉モリモリでーす☆
しょうが焼き～
うわっほー
おいしそー！
…あれ？
パパどうしたの？
…いやさぁ…
最近お肉とかお魚とかいっぱい出してくれてうれしいけど…
家計のほうは大丈夫なんすか…？
ヒソヒソ…
それが…
どーん
ごにょ
ケーキとジュースを爆買いしてたときより食費は安いのよ…
ごにょ

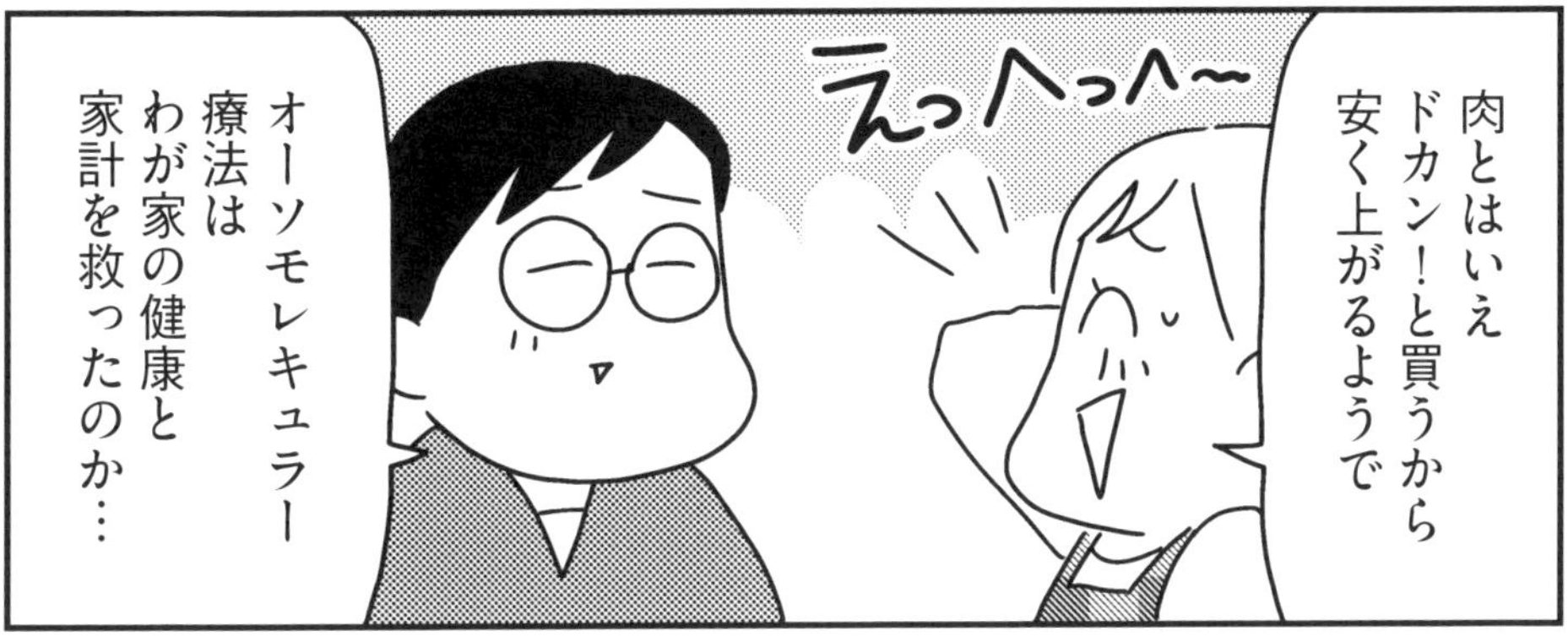
肉とはいえ
ドカン!と買うから
安く上がるようで
えっへっへ~
オーソモレキュラー療法は
わが家の健康と
家計を救ったのか…

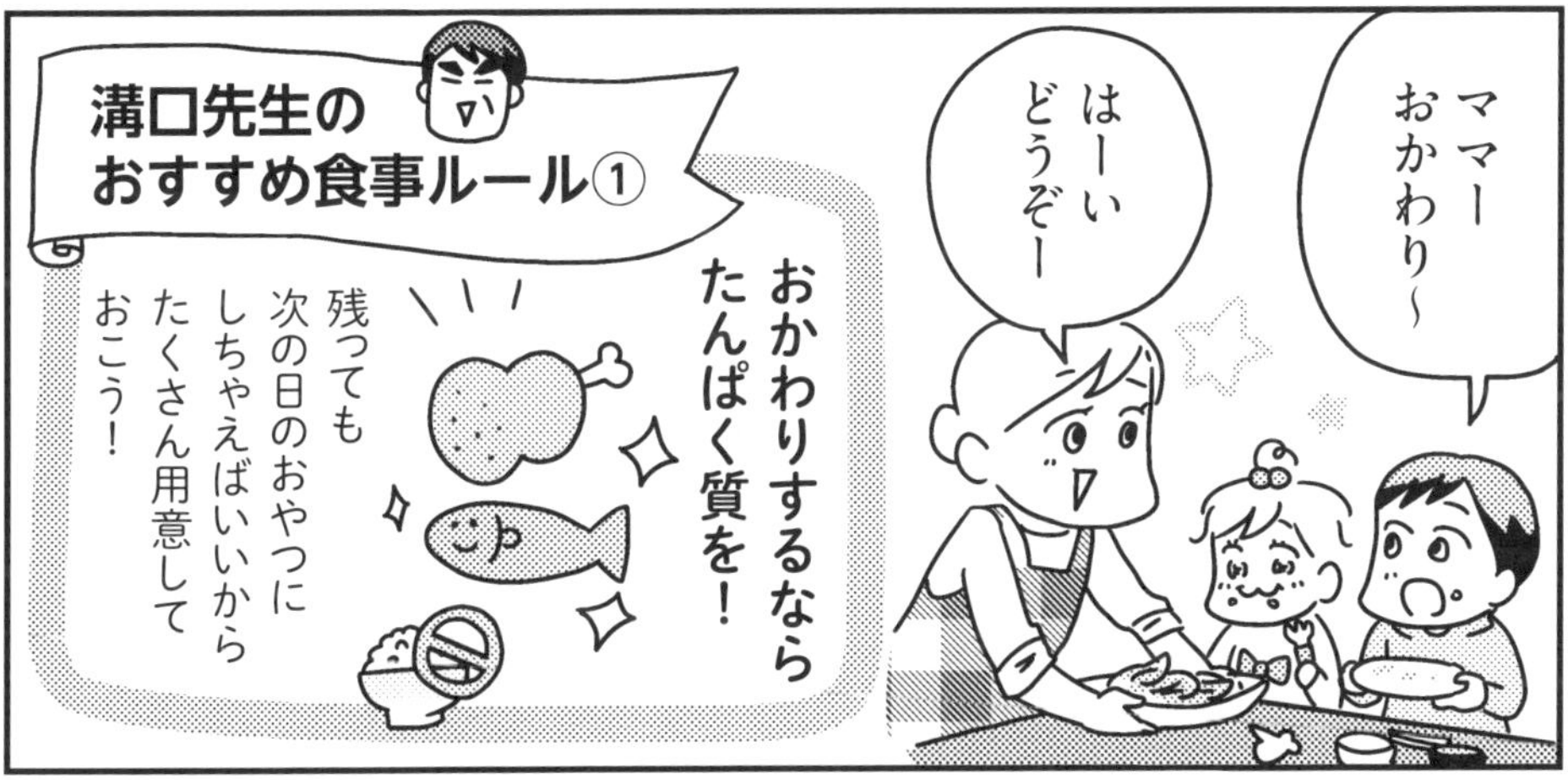
ママー
おかわり~
はーい
どうぞー
溝口先生のおすすめ食事ルール①
おかわりするならたんぱく質を!
残っても
次の日のおやつに
しちゃえばいいから
たくさん用意して
おこう!

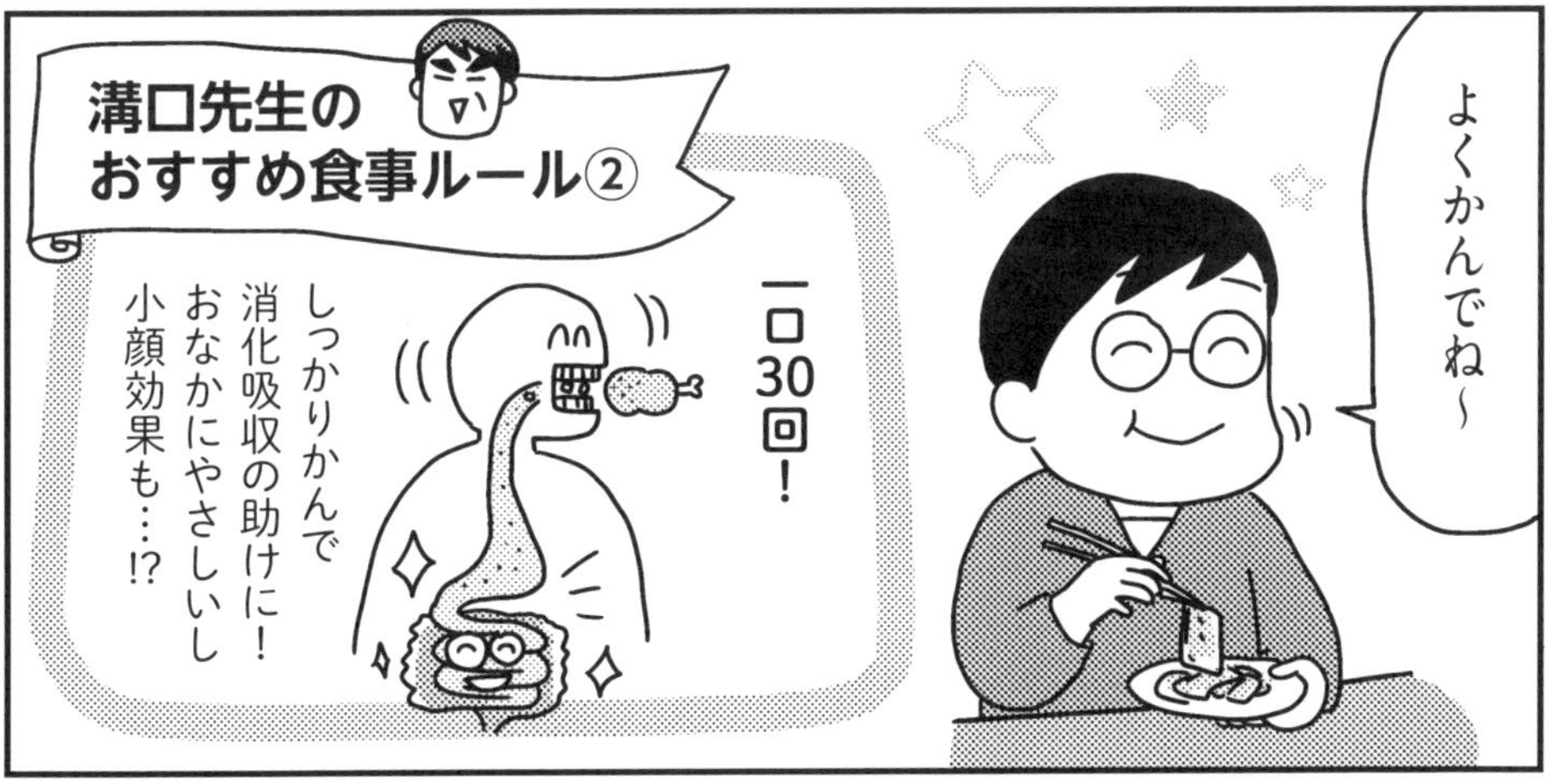
よくかんでね~
溝口先生のおすすめ食事ルール②
一口30回!
しっかりかんで
消化吸収の助けに!
おなかにやさしいし
小顔効果も…!?

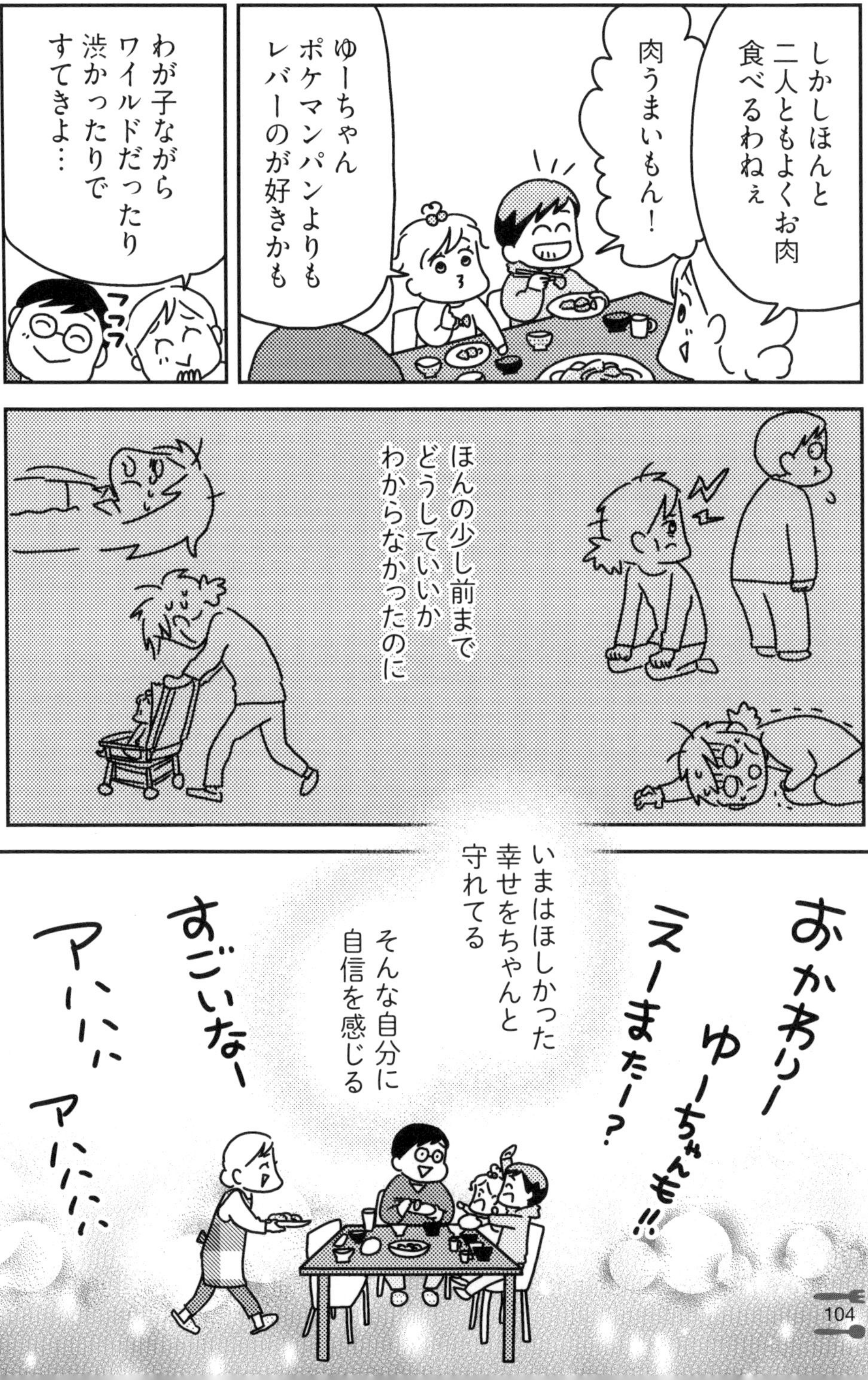
しかしほんと
二人ともよくお肉
食べるわねぇ
肉うまいもん！
ゆーちゃん
ポケマンパンよりも
レバーのが好きかも
わが子ながら
ワイルドだったり
渋かったりで
すてきよ…
フフフ
ほんの少し前まで
どうしていいか
わからなかったのに
おかわりー
えーまたー？
ゆーちゃんも!!
いまはほしかった
幸せをちゃんと
守れてる
そんな自分に
自信を感じる
すごいなー
アハハハ
アハハハハ

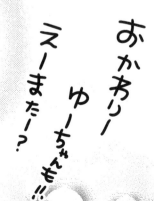

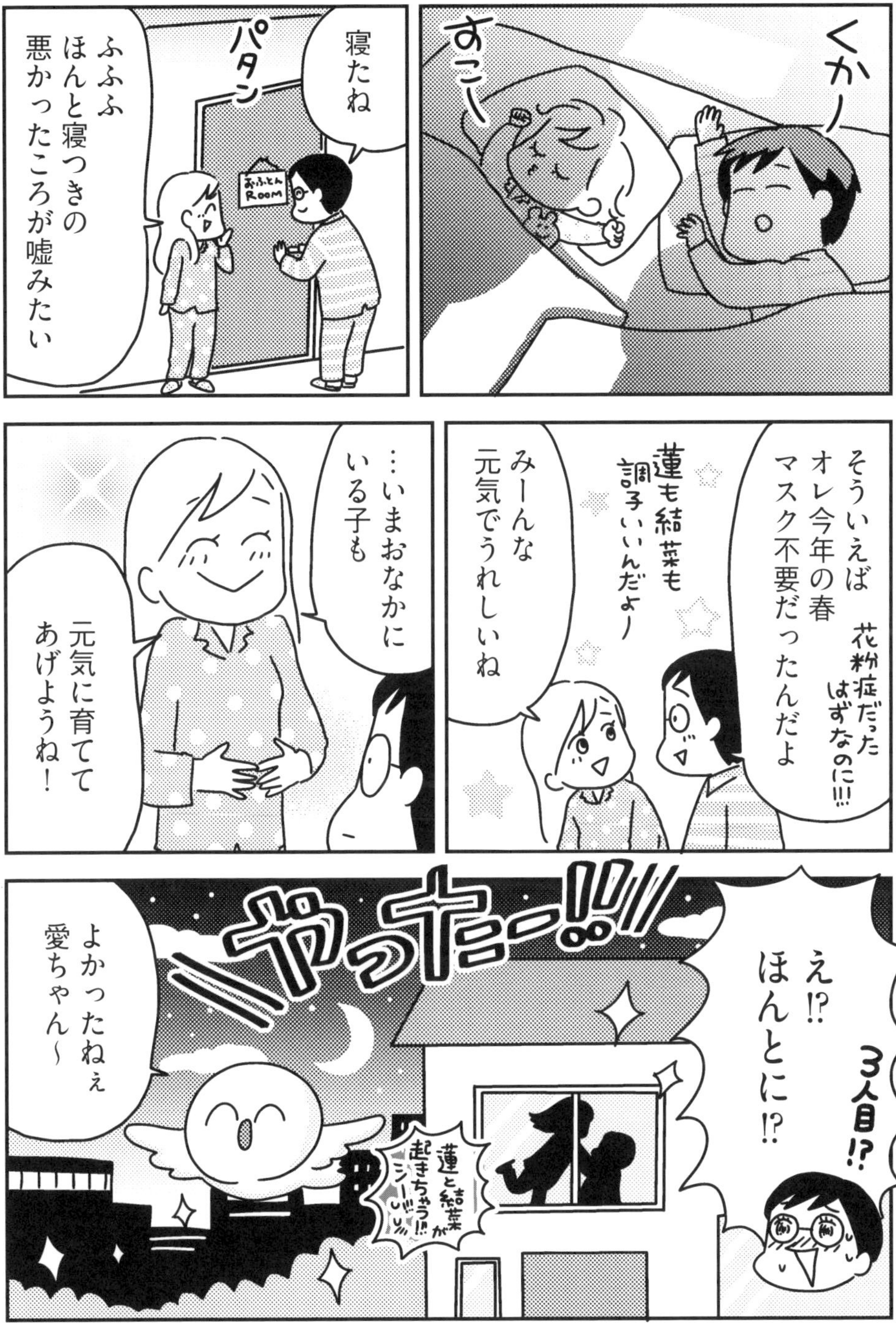
くかー
すこー
寝たね
パタン
おふとんROOM
ふふふ
ほんと寝つきの悪かったころが嘘みたい
そういえばオレ今年の春マスク不要だったんだよ
花粉症だったはずなのに!!!
蓮も結菜も調子いいんだよー
みーんな元気でうれしいね
…いまおなかにいる子も
元気に育ててあげようね！
3人目!?
え!?
ほんとに!?
やったー!!
蓮と結菜が起きちゃう!!
シーッ!!
よかったねぇ
愛ちゃん〜

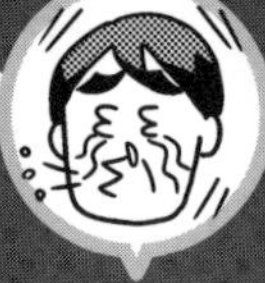

花粉症は治ります。私がそれを証明しました

パート1でお話ししたように、私の妻のめまいはオーソモレキュラー療法によって劇的に改善しました。次に実践したのは、自分自身の治療です。

当時の私には、慢性的な病気が二つありました。**花粉症とアトピー性皮膚炎**です。アトピーに関しては、物心ついたときから体のあちこちがかゆく、かきむしってはゴワゴワの肌になっていました。いつでもひじには湿疹があり、かきむしったためのかさぶたもありました。そのため夏に半そでを着ることがいやだったのを覚えています。

花粉症は小学生のときに始まりました。当時、スギ花粉症とは呼ばれず「春季カタル」という病名がつけられていました。急激に悪くなったのは、医師になってからです。ハードワークと生活リズムの乱れによるストレス、糖質中心の食事が悪化の要因だったと推察しています。

当時は最強のステロイド軟こうでアトピーを抑え、花粉の季節には抗ヒスタミン薬やステロイド点鼻薬、ステロイド点眼薬、ひどいときにはステロイド内服薬まで使って乗りきっていました。

ところが、オーソモレキュラー療法を実践してからは、それらがまったく不要になりました。マスクも眼鏡もなしで、問題なく春を満喫できるようになりました。そう、**花粉症もアトピー性皮膚炎も同時になくなった**のです。

自らの実践を経て、病院のスタッフや患者さんへの治療に応用してみたところ、みんな驚くほど順調に改善します。

なぜでしょうか。「体質が改善した」としか言いようがありません。

よく「アレルギー体質を改善する」といううたい文句の商品を見かけますが、だいたいが怪しいか、効果がないのがほとんどです。ですから「体質改善なんて怪しい世界に足を踏み入れず、薬で症状を抑えるのが一番」という人が多いのでしょう。でも、**オーソモレキュラー療法は真の意味での体質改善がはかれる**のです。

アレルギー反応は体内の免疫システムの誤作動です

そもそも、花粉症やアトピー性皮膚炎といったアレルギーは、どうして起こるのでしょうか。まずここで簡単に説明させてください。

私たちの体には、細菌やウイルスが侵入してきたときに体を守るための防御反応があります。それが「免疫」です。免疫システムは一度体内に入った侵入者に対して、「コイツは悪者」というタグづけをします。そして次に入ってきたときには即座に反応し、「やっつけろ！」とばかりに攻撃を仕掛けて排除するのです。よくできたシステムです。

ところが、なんらかの理由で免疫システムに狂いが生じると、花粉やホコリなどの悪さをしない物質に対しても「悪者」のタグづけをしてしまいます。そして過剰に反応して、自分の体さえも傷つけてしまうのです。この反応をアレルギー反応といい、花粉やホコリなどを「アレルゲン」といいます。

アレルギー反応はアレルゲンによって多少異なるものの、目のかゆみ、くしゃみ、鼻水、皮膚のかゆみ、じんましんなどがあります。アレルゲンが違っても、アレルギー反応が起こるメカニズムは同じです。そのため、花粉症の人はアトピー性皮膚炎やぜんそくがあるなど、ほかのアレルギー症状をもっていることも多いものです。逆にいえば、花粉症が治ると同時に、ほかのアレルギー症状も治る可能性が高いということなのです。

花粉症を治すということは粘膜を強くするということ

では、花粉症にならない体質、とはいったいどんなものでしょう。それは**「粘膜を理想的な状態で維持できる体質」**といえるかもしれません。

粘膜とは、口や鼻、まぶたの内側、内臓の内側などを覆う膜状の組織をいいます。粘膜は粘液というヌルッとした液体で覆われていて、それがアレルゲンをシャットアウトする関門になります。目や鼻に付着した花粉をそこでシャットアウトできれば、花粉症であってもひどいアレルギー反応が出ずにすみます。

鼻や目やのどの粘膜を通過してしまっても、腸の粘膜が健康であれば、アレルゲンを体内に侵入させずに追い出してしまうことができます。これは花粉症だけでなく、すべてのアレルギーに言えることです。

粘膜の改善には、オーソモレキュラー療法が効果的です。

パート1でもお話ししたように、私たちの体は37兆個ともいわれる膨大な数の細胞の集合体です。しかし、それぞれの細胞は同じではなく、臓器や組織によって性格が違っています。たとえば細胞の寿命です。寿命が長い細胞の代表は脳細胞です。人間の一生と同じくらい長いといわれます。一方で、内臓の粘膜の細胞の寿命はとても短いのです。２～３日で新しい細胞に入れかわるので、**きょう食べたものが3日後の粘膜の状態をつくっているともいえるわけです。**内臓の粘膜のなかでも特に重要なのは腸の粘膜です。

アレルギーがある人の腸には穴があいている!?

粘膜を強くするためにまず大事なことは、細胞の材料になるたんぱく質をしっかりとることです。せっかくとったたんぱく質を消化吸収させるのは腸の粘膜ですから、腸の粘膜はとても重要です。

でも、それだけではありません。腸の粘膜は、免疫システムそのものにとっても非常に重要なのです。体内に入り込んできたアレルゲンを敏感に察知し、「排除しろ！」と指令を出すのも腸粘膜の大事な役割です。さらに、腸粘膜がびっしりすき間なくくっついていることで、アレルゲンが体内に侵入しないようにする役割も担っています。

ところが、近年**「リーキーガット症候群」**という腸のトラブルが問題になっています。日本語で**「腸もれ症候群」**とも訳されているように、腸の粘膜にすき間があいて、さまざまな物質が体内にもれ出している状態をいいます。

腸管を通過するものは、食べ物とはいえ外界から入り込んでくる「異物」です。できるだけ小さくして、体に害のないサイズでとり入れるために、腸管の壁は細胞と細胞がすき間なくぎゅっとつながって、大きなサイズの栄養素が通り抜けられないようになっているのです。

しかも、栄養吸収の主体である小腸は、体内で必要十分な量が満たされているものは吸収せず、必要なものは必要量だけ吸収するという「ゴッドハンド」をもっています。ですから、腸管から体に吸収されるものは、基本的にすべて「害のないもの」「必要なもの」だけになっているはずなのです。

ところがリーキーガット症候群になると、粘膜にすき間があいているため、大きなサイズの分子や、不要な栄養素まで体内に入り込んでしまいます。それがアレルギーの原因となります。

また、**腸の粘膜が異常をきたし始めると、全身の粘膜のバリア機能まで破綻させてしまいます**。腸は全身の免疫システムの司令塔だからです。

腸粘膜にすき間があく原因は食事や薬の影響

なぜリーキーガット症候群になってしまうのでしょう。主な原因は四つあります。

子どもに多いのは、**腸粘膜の未成熟**です。腸はほかの組織より成熟が遅いので、リーキーガット症候群になりやすくなります。未熟な腸にアレルゲンになりがちな食べ物が入ってくると、食物アレルギーなどが起こりやすくなります。

次に、**食事内容の問題**です。組織の入れかわりが激しい腸粘膜は、食べ物の影響が即座に出ます。たんぱく質やミネラル、ビタミンの不足はすぐに腸の状態に反映されてしまいます。ほかにも、**カンジダ菌への感染**、**抗生物質の影響**などでリーキーガット症候群になる人は少なくありません。お酒の飲みすぎも、腸の粘膜にすき間をつくることになるので、ほどほどにしたいものです。

腸は「第二の脳」。腸が元気なら脳も元気に！

腸には全身の免疫機能の6割が集中していますが、リンパ腺やへんとう腺、胸腺なども免疫システムを担っています。それらをコントロールしているのが、脳の視床下部です。

しかし、腸には脳からの指令とは別に、独自の判断で動く免疫システムがあるのです。そのため、問題のある食べ物が腸を通過すると、即座に腸が判断して体外に排出することができるというわけです。

また、**腸ではドーパミンやセロトニンといった、脳で働く神経伝達物質もつくられています**。不安を解消したり、幸せを感じたりする「セロトニン」というホルモンに至っては、9割が腸でつくられています。

腸には独自の神経ネットワークがあり、脳にも多大な影響を与えている器官です。便秘や下痢がつづくと、どんより暗い気持ちになることがありますよね。これは「気のもちよう」ではなく、腸の悲鳴が脳に影響を与えているということなのです。

花粉症撃退の決め手はビタミンD

さて、花粉症の話に戻りましょう。体内の免疫をつかさどる腸をはじめとする粘膜を整えるためには、たんぱく質を十分にとることが重要だとお話ししました。

もう一つ、切り札になる栄養素があります。それはビタミンDです。

ビタミンDはこれまで、カルシウムに作用して骨を強くする働きが注目されていました。しかし最近になって、脳、心臓、腸、血管、筋肉など、全身のさまざまな臓器を形成する細胞に直接働きかけるホルモンのような役割を担っていることがわかり始めました。

なかでも免疫システムには特効薬のような効果があり、**さまざまなアレルギー症状を鎮静化させる**ことがわかっています。実際、**私自身もビタミンDを摂取するようになったことで、花粉症やアトピーが劇的に改善**したのです。日本人にこれほど多くの花粉症の患者がいるのは、ビタミンDの摂取量が少なすぎるせいではないかと私は考えています。

もともと日本人は、ビタミンDを多くとっていた民族だと思います。ビタミンDを多く含む食品は、鮭、イクラ、うなぎ、さんま、いわし、ししゃも、しらす干しなど脂肪の多い魚や魚卵、天日で乾燥させた干ししいたけやきくらげなどです。日本人が長く食べてきたような食材ですよね。

ところが魚介類の摂取量が減り、昔ほど乾物も食べなくなりました。食べたとしても、機械で乾燥させているものにビタミンDは含まれません。

さらに、紫外線を浴びることで皮膚の中でビタミンDがつくられることもわかっています。近年の美白ブームで、外出するときに紫外線対策をする女性は少なくありません。そうなると、どうしても皮膚でつくられるビタミンDが減ってしまうのです。

ビタミンDの摂取量が基準値内であっても安心してはダメ

ビタミンDは免疫力を上げるので、花粉症だけでなくアレルギー全般に効果があります。ぜひしっかり食べてほしいのですが、食事で摂取と日光からだけでは、根深いアレルギーを改善するには足りません。

患者さんには、必ずビタミンDのサプリメントを飲むようにすすめています。

「血液検査をして調べてみたけれど、ビタミンDは基準値内だった」というかたもいるかもしれません。問題はその基準です。日本人のビタミンDの摂取基準量は極めて低いのです。

厚生労働省が公表しているビタミンDの摂取量の1日の目安は、年齢や性別を問わず5・5μg、国際単位では220IUです。しかし実際にはこれでは少なすぎます。

私は患者さんに、1日の目安として2000IUから、様子を見つつ摂取するようにすすめています。それで手ごたえがなければ、もう少し増やしてみてもいいと指導することも多いのです。

サプリメントを買う場合には、成分表示を見て「25(OH)ビタミンD3」と記載されているものを選んでください。これはビタミンDの状態をあらわす記号で、活性型になる一つ前の状態（前駆体）であることを示しています。このほうが天然のビタミンDと同様に体内で利用されるので安心といえます。

私のクリニックでは、たらの肝油を主原料としたサプリを利用しています。これにはビタミンAも含まれて、作用し合って効果を出しているのです。ビタミンは単体で働くものはほとんどありません。ビタミンDが含まれた食品のほとんどにビタミンAが含まれていますから、魚油を主成分としてビタミンAのほか脂肪酸も多く含まれた肝油タイプのものがおすすめです。

炎症を抑えるにはオメガ3系脂肪酸をとろう

パート2でもお話ししましたが、オーソモレキュラー療法では、よい油をとることが非常に重要です。そこでお話ししたオメガ3系の油には炎症を抑える働きがあり、抗アレルギー作用もあることがわかっています。**オメガ3系脂肪酸は、青魚などに含まれる油や、えごま油、しそ油、アマニ油などに含まれています。**

しかし現在の日本では、オメガ6系（植物油）脂肪酸に偏っています。花粉症をはじめとするアレルギーの増加の背景には、体内の脂肪酸バランスのくずれもあるのではないかと私は思います。

ビタミンDを積極的に摂取しつつ、「よい油」であるオメガ3系の油もぜひいっしょにとってください。なお、えごま油などのオイルは熱に弱く、酸化しやすい特性があります。加熱する食品に使うのではなく、ドレッシングに使うなど**熱を加えずに食べることをおすすめ**します。背の青い魚も、お刺し身で食べるほうが効率よく油を摂取することができます。

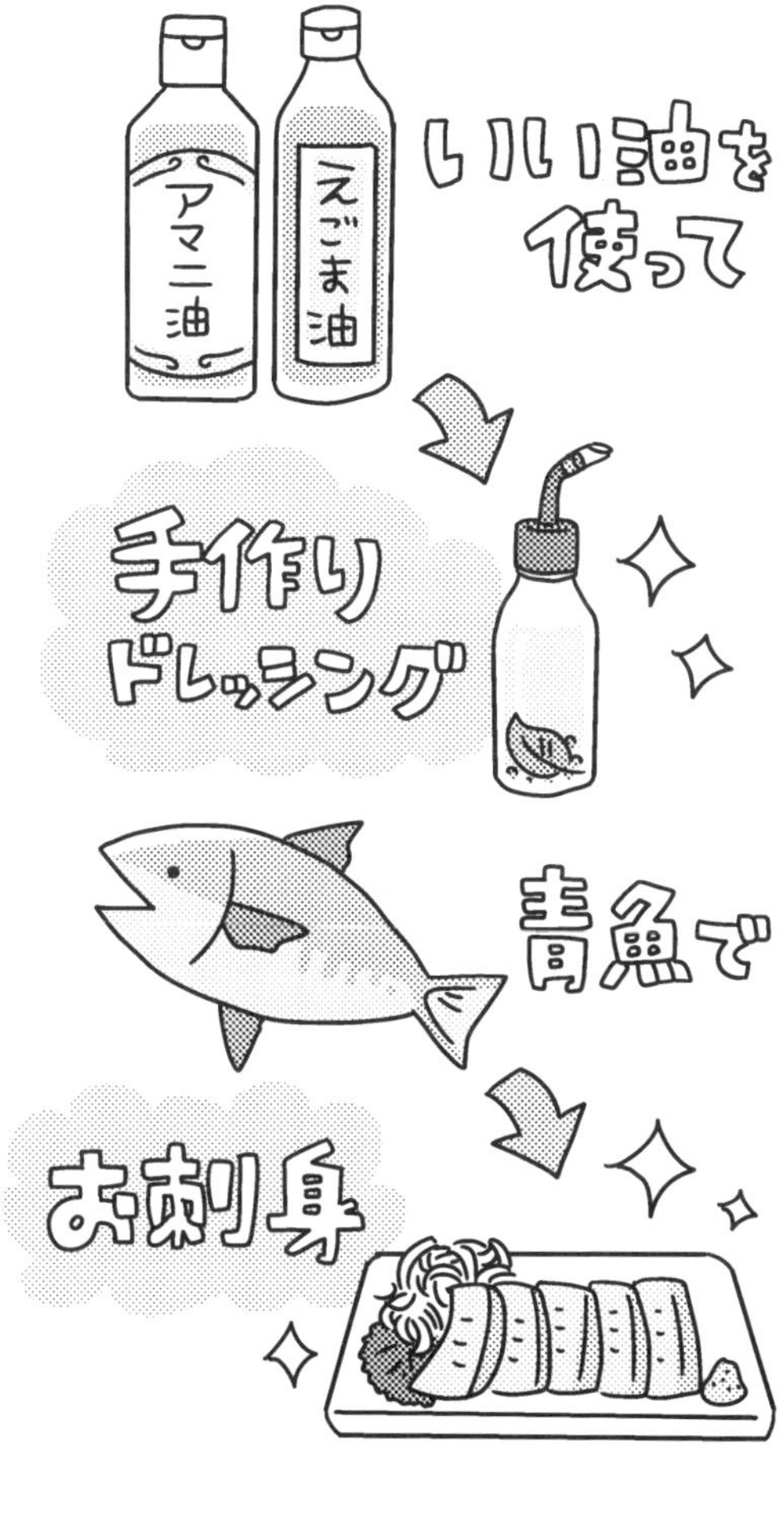
いい油を使って
アマニ油
えごま油
手作りドレッシング
青魚で
お刺身

鉄欠乏の女性は花粉症やアレルギーになりやすい

花粉症に悩む女性の血液検査をすると、鉄欠乏であることが多いものです。

鉄には粘膜の細胞を丈夫にする働きがありますし、たんぱく質の代謝にも重要な役割を果たしています。**鉄不足を解消するだけで「花粉症の症状が出なくなった」**という人も少なくありません。

私が「鉄欠乏ですね」とお伝えすると、「血液検査では貧血ではないから大丈夫と言われました」という人は多いものです。でも、一般的な血液検査ではかるのは、ヘモグロビン（赤血球内の鉄）の量です。ヘモグロビンの鉄が不足している状態を「貧血」といいますが、貧血は鉄欠乏の最終段階のようなものです。ヘモグロビン値が基準値内であっても、体内に貯蔵された鉄（フェリチン）をはかってみると、体内に鉄はほとんどなかったということもありえるのです。

女性の場合、鉄欠乏を解消することも花粉症撃退の第一歩です。ほうれんそうやひじきといった植物性の鉄は吸収率が低いので、動物性の鉄をとるほうがいいでしょう。レバーはもちろんのこと、赤身の肉や魚の血合いの部分をしっかり食べましょう。

男性は亜鉛をプラス。強い粘膜をつくろう

もう一つ重要な栄養素は亜鉛です。亜鉛には細胞分裂を活発化させ、新陳代謝を促す役割があります。免疫システムで重要な役割を担う白血球も、亜鉛が不足すると減少してしまいます。また、粘膜を健康に保つビタミンAの働きを助ける役割もあるので、アレルギーの緩和にはとても重要です。

なぜ「男性は特に必要」なのかというと、亜鉛は精子をつくるために使われるミネラルなので、不足しやすいのです。

亜鉛が多く含まれる食品といえばカキですね。亜鉛だけでなく、たんぱく質、鉄、ビタミンAなども豊富に含まれているので、秋から春のカキの季節にはぜひとも食べたい海の幸です。

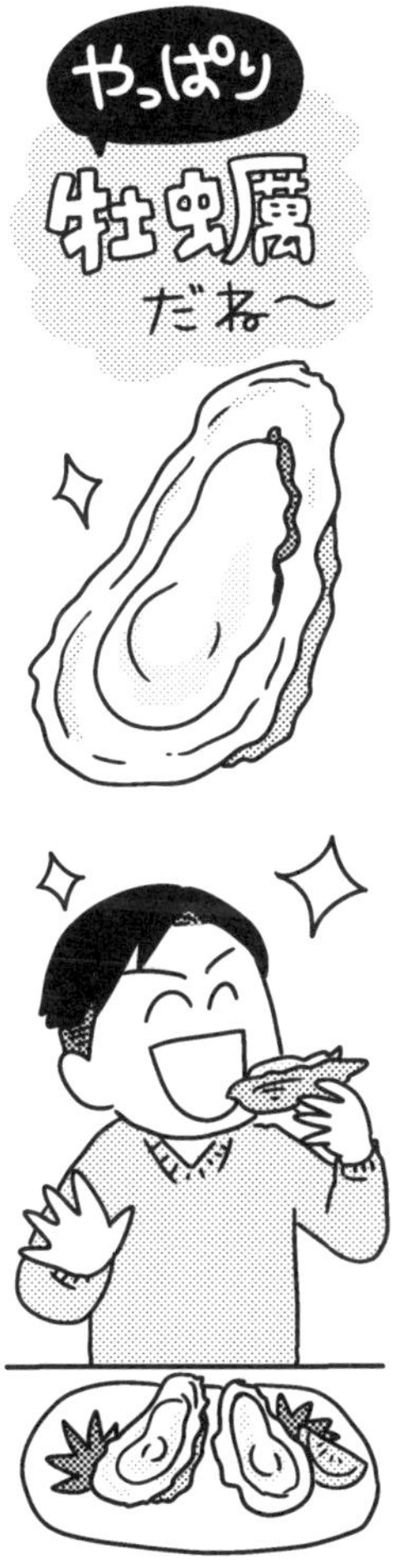

せっかくとった栄養も ストレスで台なしに

オーソモレキュラー療法の一番の敵は何かというと、それはストレスです。

この本の中で「肉を食べなさい」「たんぱく質をとりましょう」と何度もお話ししていますが、たんぱく質が脳の神経伝達物質などに変換される際には、ビタミンB群が欠かせないのです。たんぱく質と同じくらい重要なのだ、ということを知ってください。

しかし、ビタミンB群はいとも簡単に消費されて失われる栄養素でもあるのです。たとえば糖質のとりすぎやアルコールなどでもビタミンBが消費されてしまいます。

なかでも影響力が大きいのは、なんといってもストレスです。

こんな実験があります。大学生に難解な数学のテストを数日かけて数回行い、その後の尿中に出るビタミンB_1の代謝産物を調べたのです。つまり、数学の問題を解くというストレスに対して、ビタミンB_1がどれくらい使われたかを調べたのです。

その結果、1回目のテストの時点ですぐにビタミンBの消費が始まり、テストをやめて3日たっても代謝産物が増えていたのです。ストレスがかかったそのときだけでなく、そのあとまで長くビタミンBは消費されつづけるというわけです。

現代社会はストレスフルな社会です。「ストレスを感じるな！」と言われてもできるはずはありませんから、せめてサプリメントなどでビタミンBを補充して、ストレスに栄養で立ち向かっていこうではありませんか。

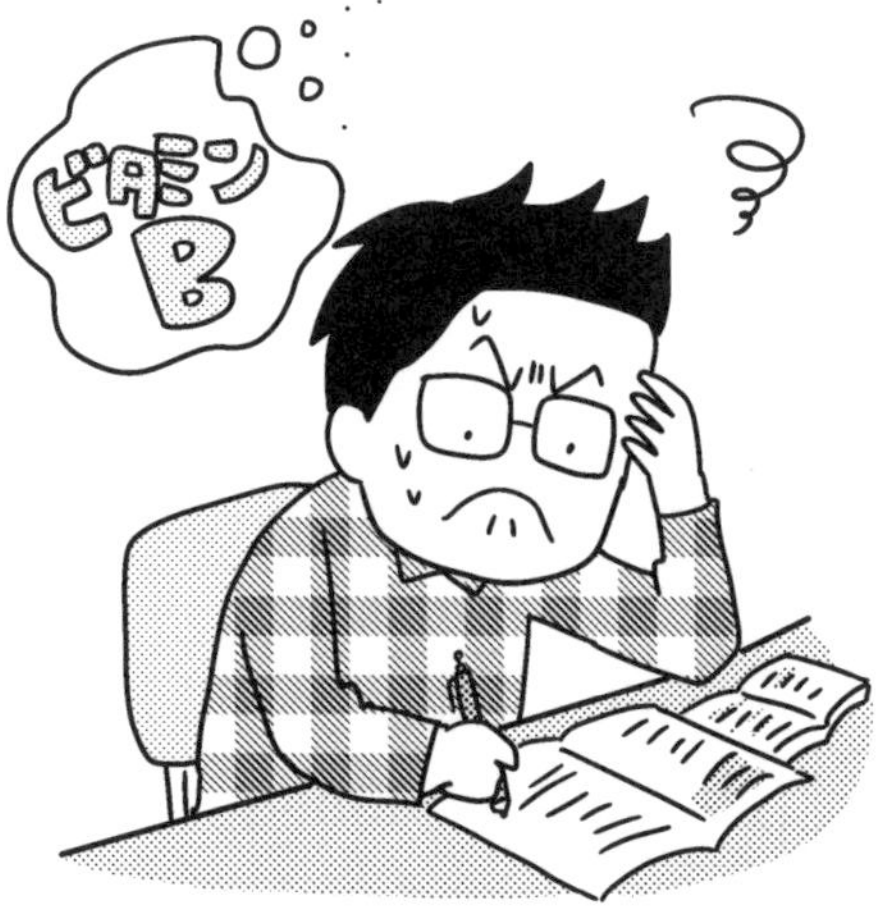

Part 4

子どもの「困った！」行動も食べ物で変わるって本当？

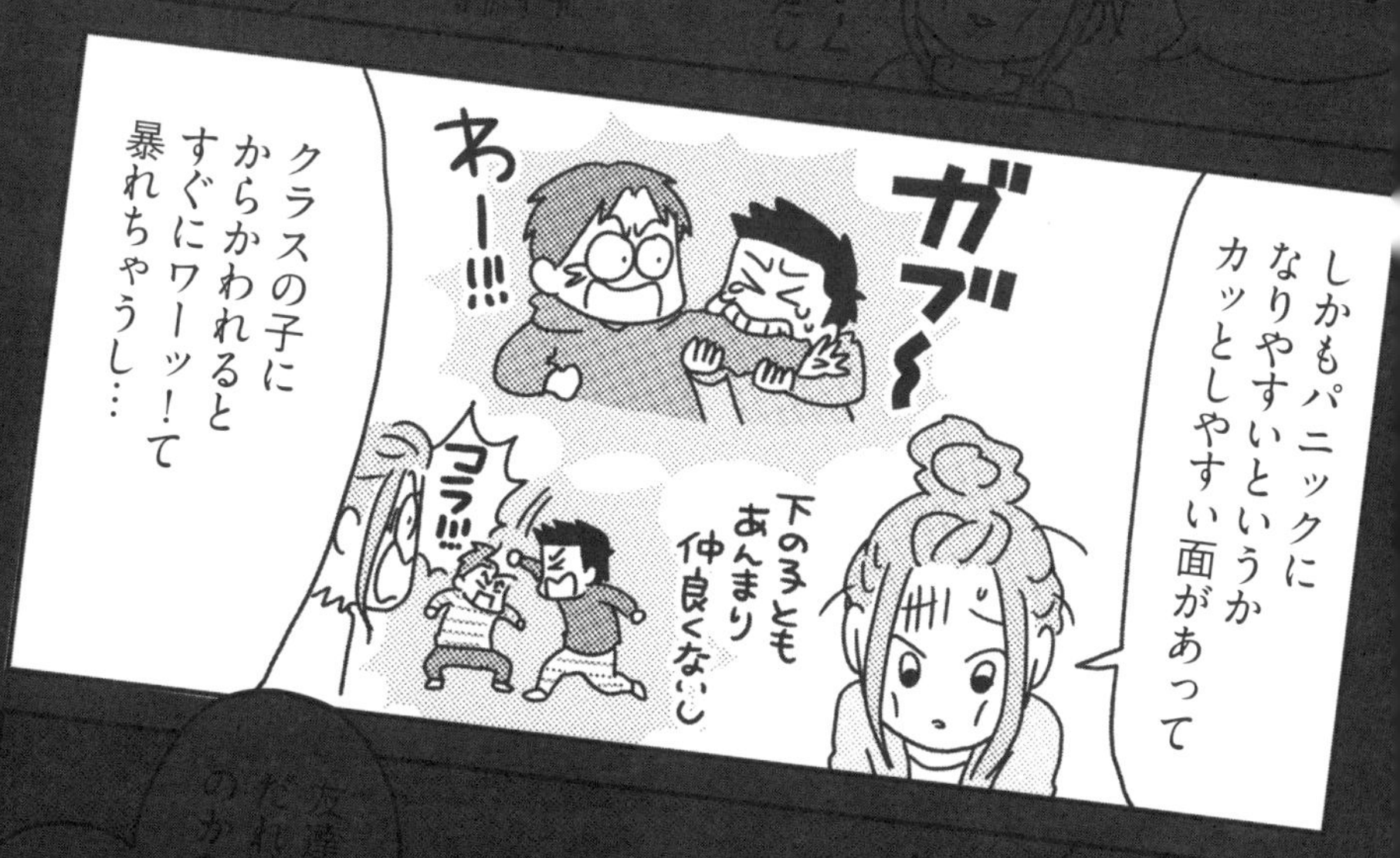
しかもパニックになりやすいというかカッとしやすい面があって
ガブ〜
下の子ともあんまり仲良くないし
わー!!!
コラ!!!
クラスの子にからかわれるとすぐにワーッ！て暴れちゃうし…

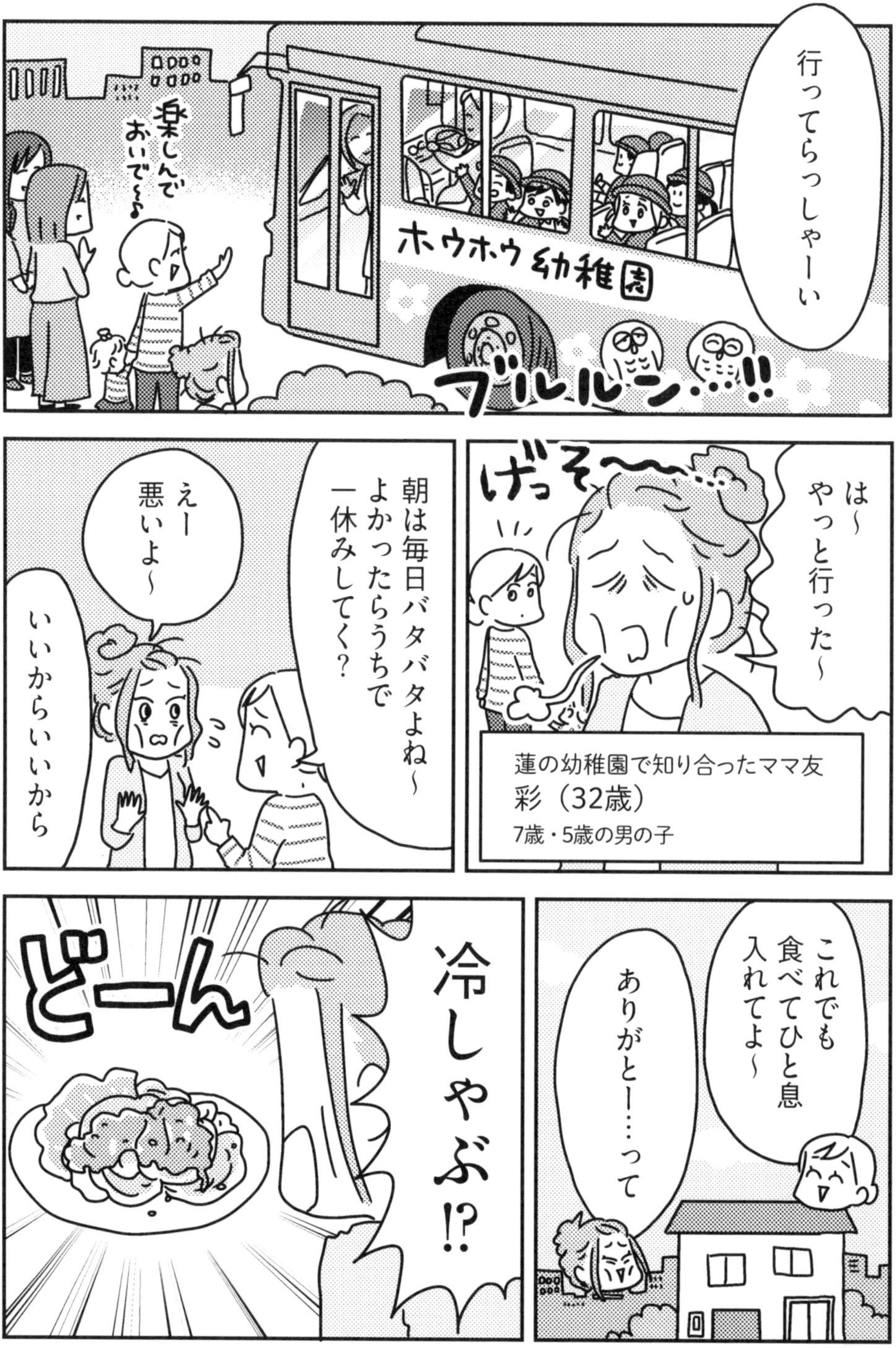
行ってらっしゃーい
楽しんでおいで〜♪
ホウホウ幼稚園
ブルルーン…!!
は〜
やっと行った〜
げっそ〜…
蓮の幼稚園で知り合ったママ友
彩（32歳）
7歳・5歳の男の子
朝は毎日バタバタよね〜
よかったらうちで一休みしてく？
えー
悪いよ〜
いいからいいから
これでも食べてひと息入れてよ〜
ありがとー…って
どーん
冷しゃぶ!?

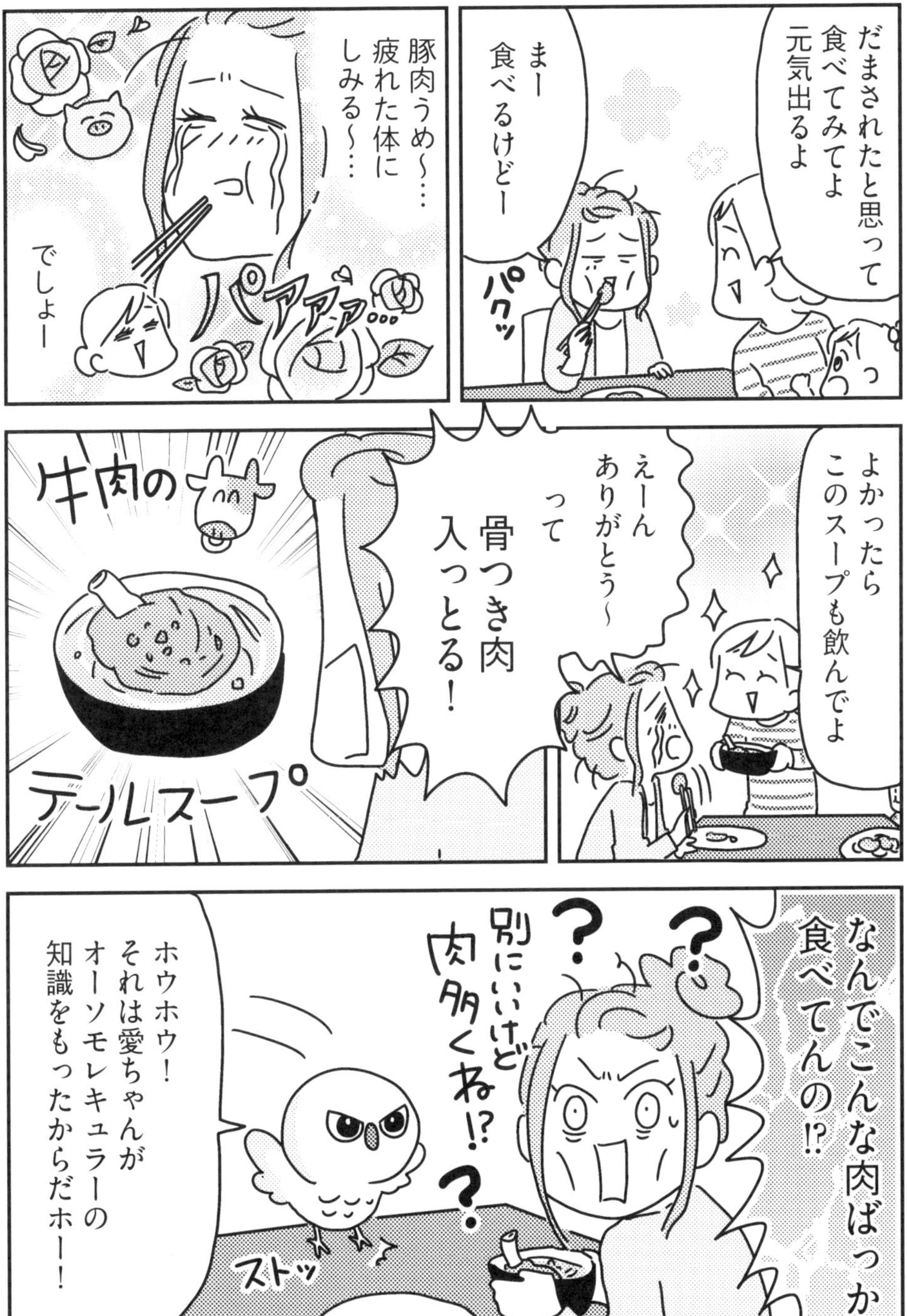
だまされたと思って食べてみてよ元気出るよ
まー食べるけどー
パクッ
豚肉うめ～…疲れた体にしみる～…
パァァァ…
でしょー
よかったらこのスープも飲んでよ
えーんありがとう～
って
骨つき肉入っとる！
牛肉の
テールスープ
なんでこんな肉ばっか食べてんの⁉
別にいいけど肉多くね⁉
ホウホウ！それは愛ちゃんがオーソモレキュラーの知識をもったからだホー！
ストッ

Part 4 子どもの「困った！」は食べ物で変わる⁉

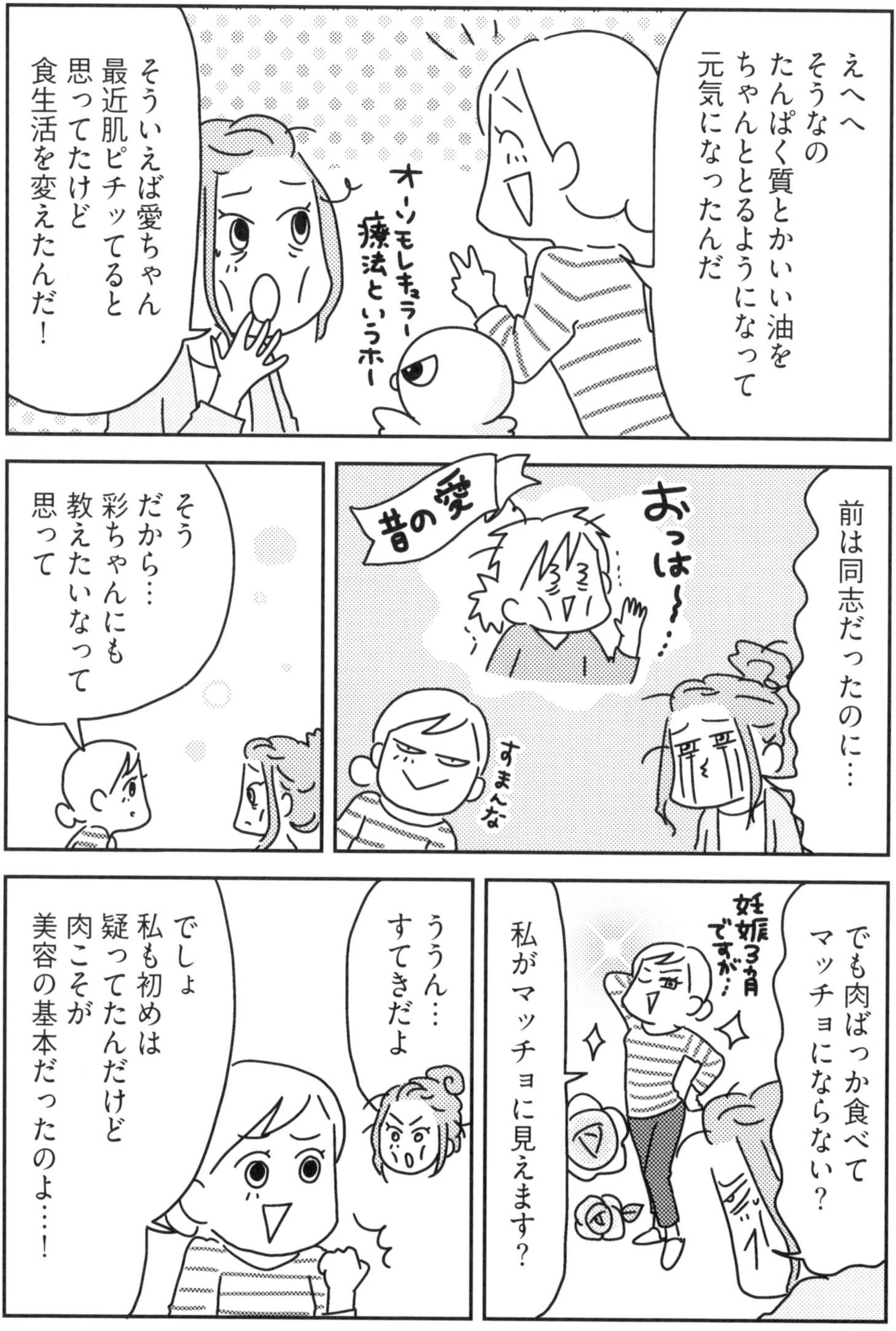
えへへ
そうなの
たんぱく質とかいい油を
ちゃんととるようになって
元気になったんだ
オーソモレキュラー療法というホー
そういえば愛ちゃん
最近肌ピチッてると
思ってたけど
食生活を変えたんだ！
前は同志だったのに…
昔の愛
おっは〜…
すまんな
そう
だから…
彩ちゃんにも
教えたいなって
思って
でも肉ばっか食べて
マッチョにならない？
妊娠3ヵ月ですが…
私がマッチョに見えます？
ううん…
すてきだよ
でしょ
私も初めは
疑ってたんだけど
肉こそが
美容の基本だったのよ…！

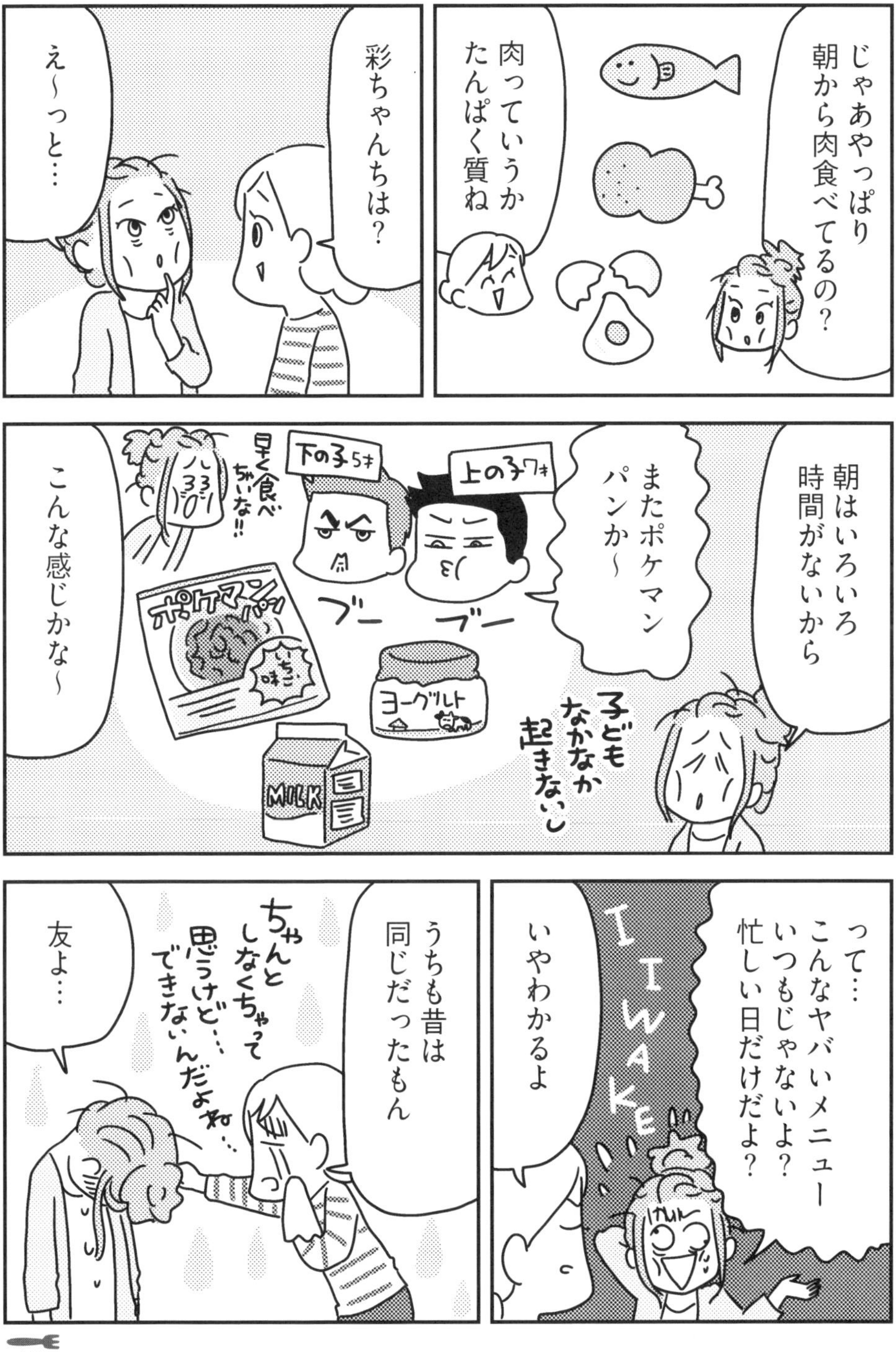
じゃあやっぱり朝から肉食べてるの？
肉っていうかたんぱく質ね
彩ちゃんちは？
え〜っと…
朝はいろいろ時間がないから
子どもなかなか起きないし
上の子7才
下の子5才
またポケマンパンか〜
ブー
ブー
早く食べちゃいな!!
ポケマンパン
いちご味
ヨーグルト
MILK
こんな感じかな〜
って…こんなヤバいメニューいつもじゃないよ？忙しい日だけだよ？
IIWAKE
いやわかるよ
うちも昔は同じだったもん
ちゃんとしなくちゃって思うけど…できないんだよね…
友よ…

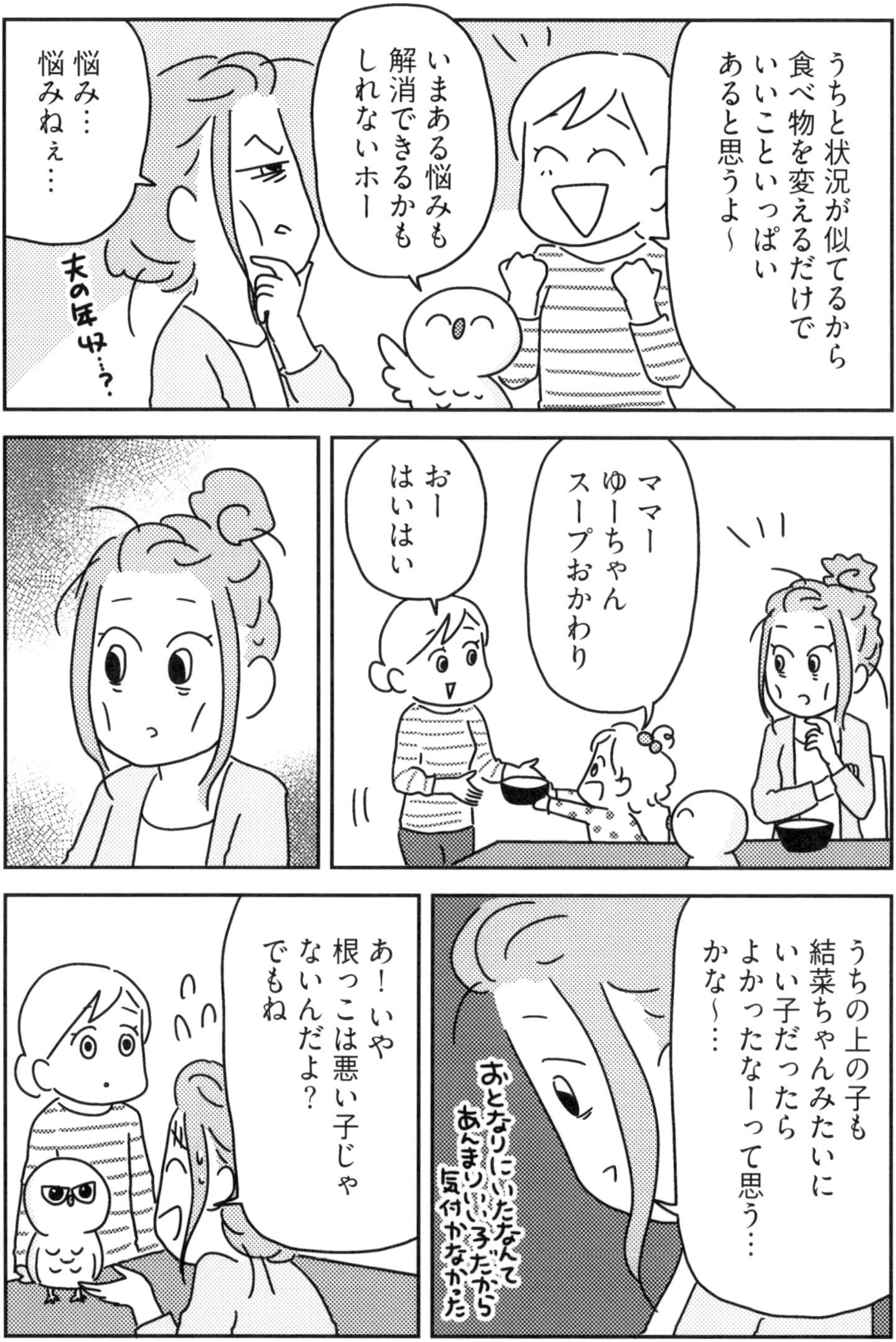
うちと状況が似てるから食べ物を変えるだけでいいこといっぱいあると思うよ〜
いまある悩みも解消できるかもしれないホー
悩み…悩みねぇ…
夫の年収…?
ママーゆーちゃんスープおかわり
おーはいはい
うちの上の子も結菜ちゃんみたいにいい子だったらよかったなーって思う…かな〜…
おとなりにいたなんてあんまりいい子だから気付かなかった
あ!いや根っこは悪い子じゃないんだよ?でもね

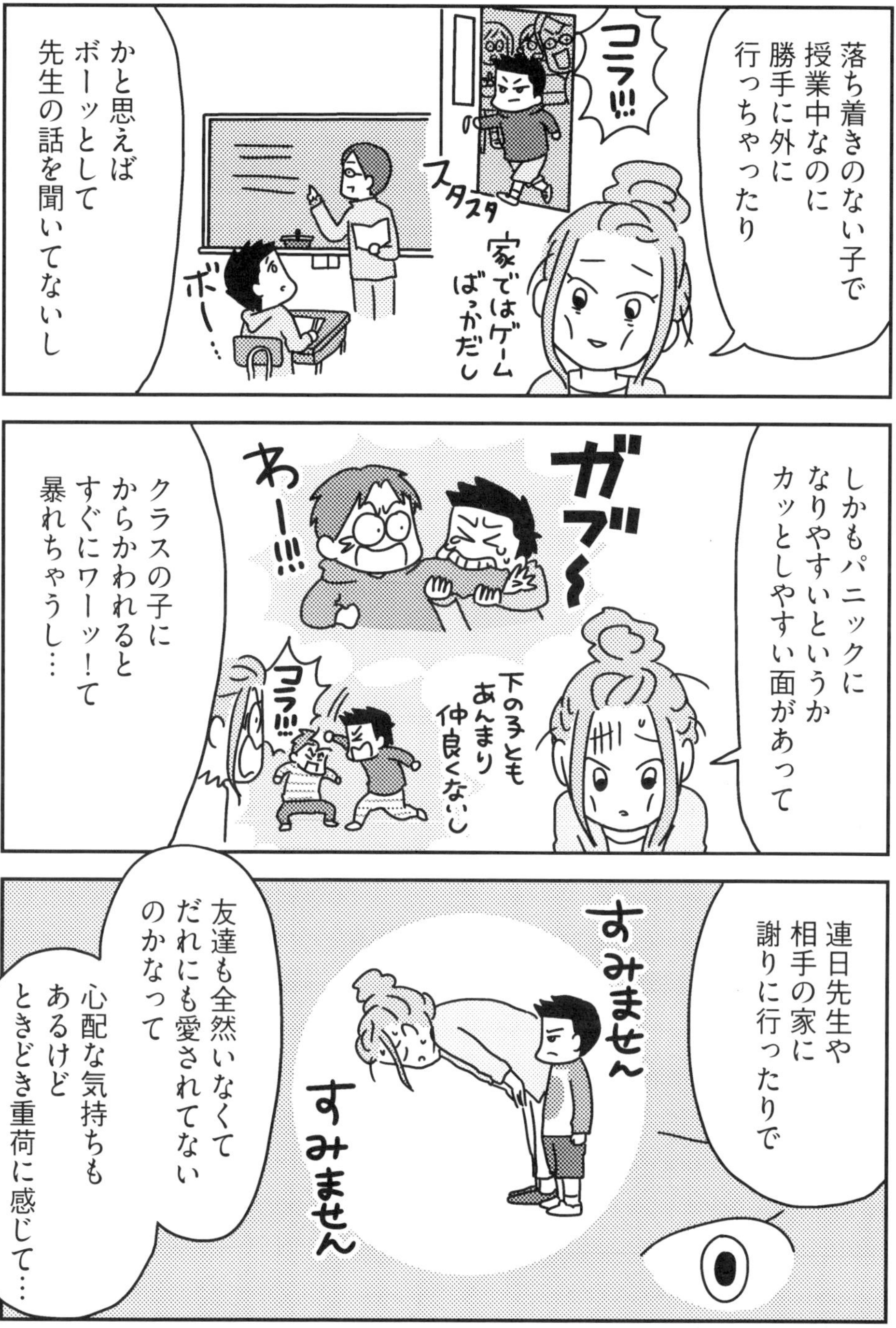
落ち着きのない子で授業中なのに勝手に外に行っちゃったり
コラ!!!
スタスタ
家ではゲームばっかだし
ボー…
かと思えばボーッとして先生の話を聞いてないし
しかもパニックになりやすいというかカッとしやすい面があって
ガブ～
わー!!!
下の子ともあんまり仲良くないし
コラ!!!
クラスの子にからかわれるとすぐにワーッ！て暴れちゃうし…
連日先生や相手の家に謝りに行ったりで
すみません
すみません
友達も全然いなくてだれにも愛されてないのかなって
心配な気持ちもあるけどときどき重荷に感じて…

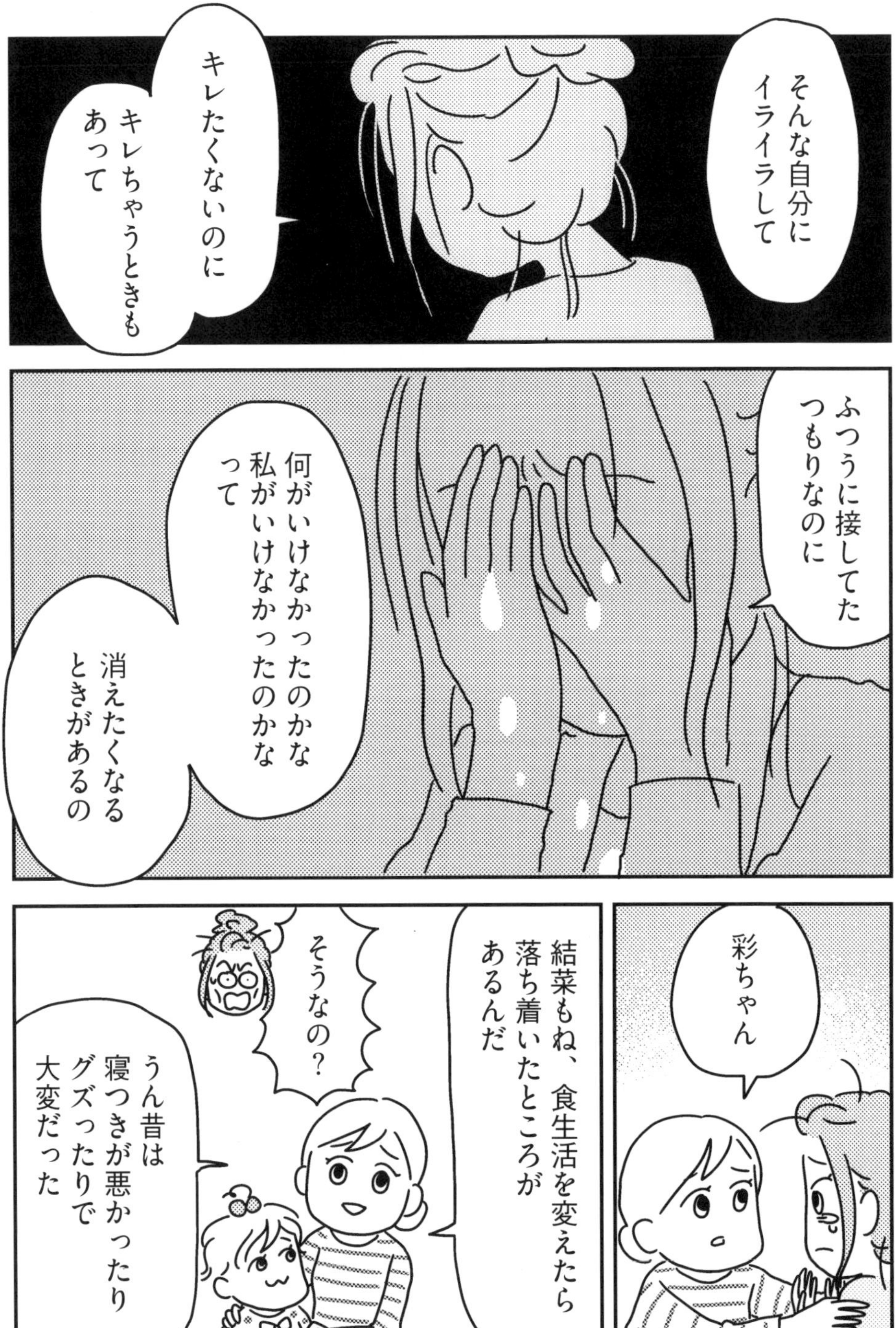
そんな自分にイライラして
キレたくないのにキレちゃうときもあって
ふつうに接してたつもりなのに
何がいけなかったのかな私がいけなかったのかなって
消えたくなるときがあるの
彩ちゃん
結菜もね、食生活を変えたら落ち着いたところがあるんだ
そうなの？
うん昔は寝つきが悪かったりグズったりで大変だった

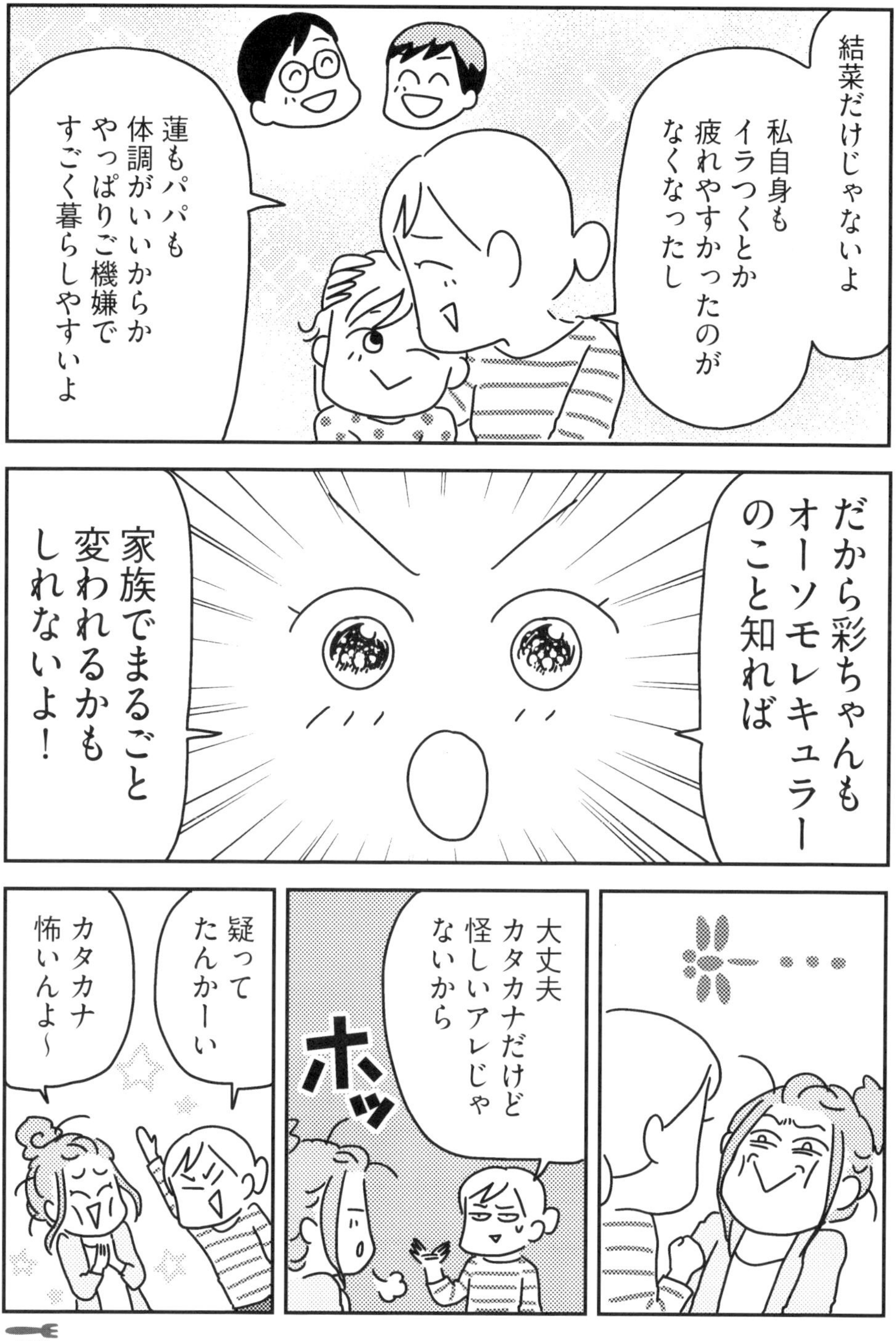
結菜だけじゃないよ
私自身も
イラつくとか
疲れやすかったのが
なくなったし
蓮もパパも
体調がいいからか
やっぱりご機嫌で
すごく暮らしやすいよ
だから彩ちゃんも
オーソモレキュラー
のこと知れば
家族でまるごと
変われるかも
しれないよ！
…
大丈夫
カタカナだけど
怪しいアレじゃ
ないから
ホッ
疑って
たんかーい
カタカナ
怖いんよ～

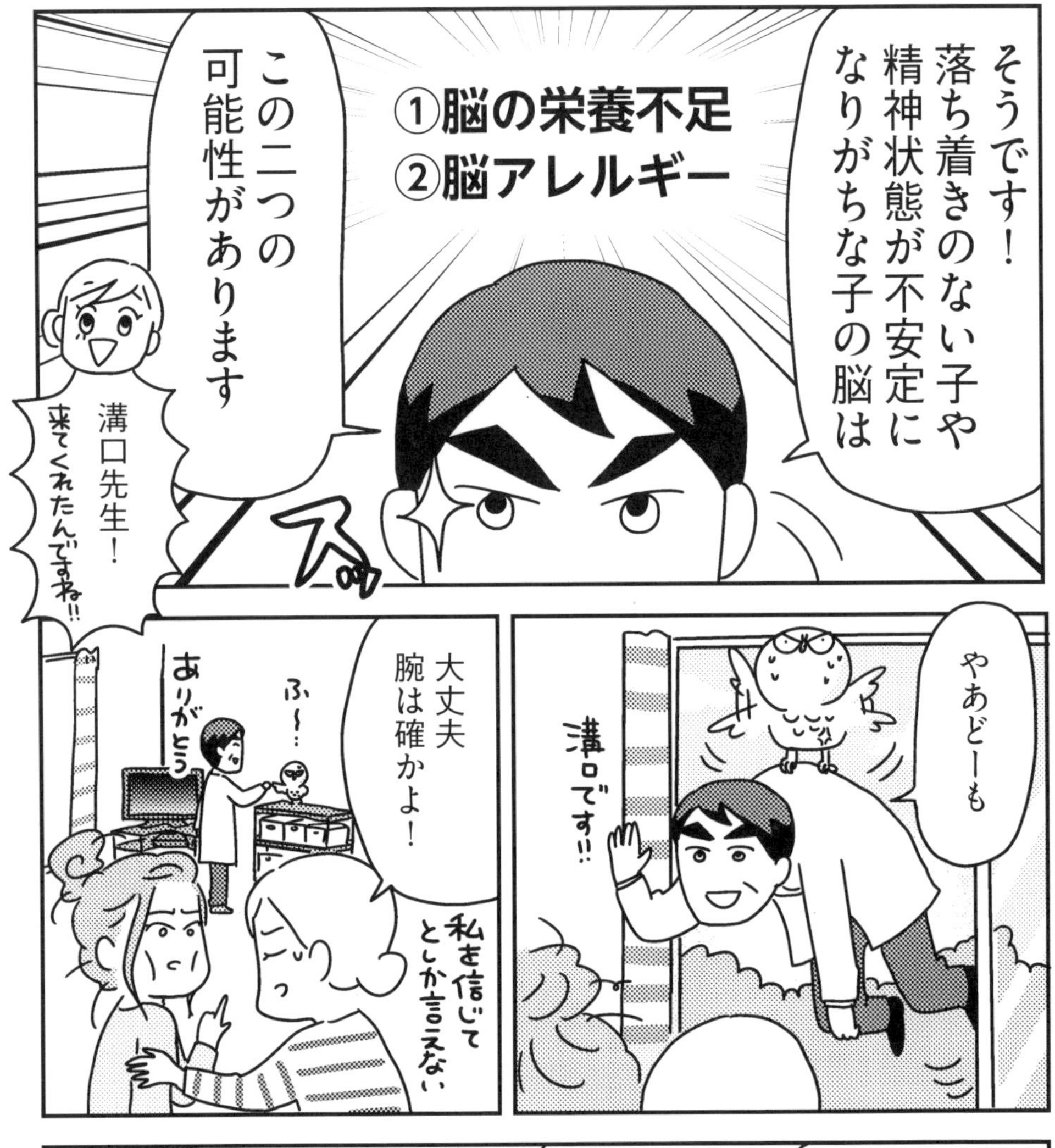

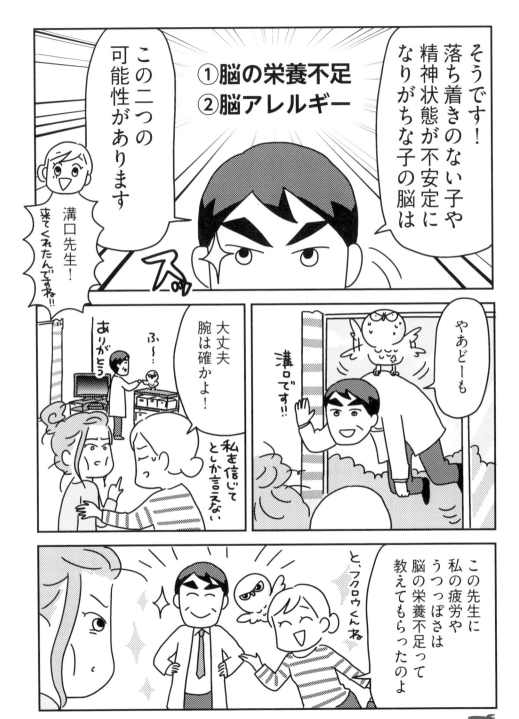

そうです！落ち着きのない子や精神状態が不安定になりがちな子の脳は
①脳の栄養不足
②脳アレルギー
この二つの可能性があります
スッ
溝口先生！
来てくれたんですね!!
やあどーも
溝口です!!
大丈夫 腕は確かよ！
ふ〜…
ありがとう
私を信じてとしか言えない
この先生に私の疲労やうつっぽさは脳の栄養不足って教えてもらったのよ
と、フクロウくんね

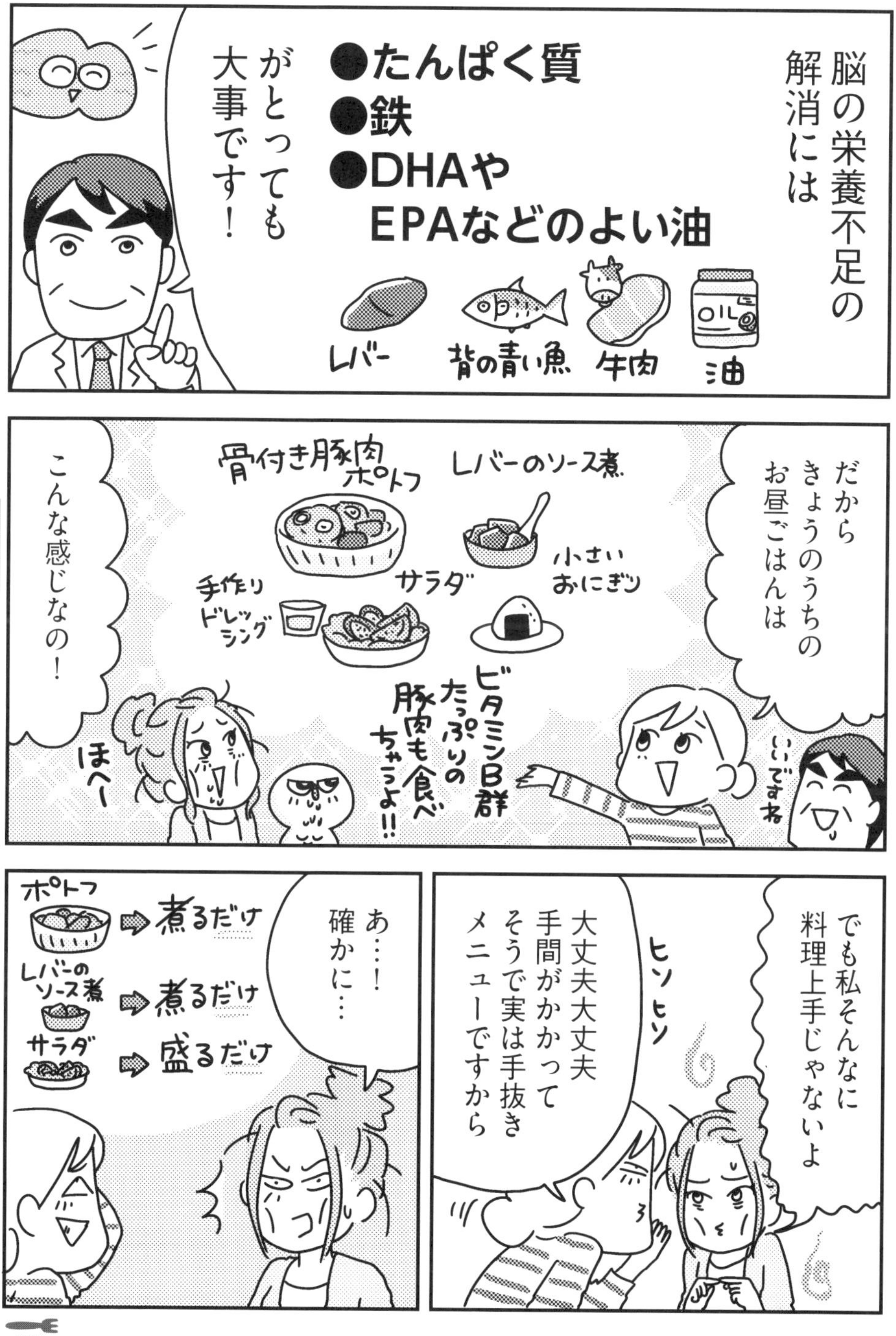

脳の栄養不足の解消には
●たんぱく質
●鉄
●DHAやEPAなどのよい油
がとっても大事です！
レバー
背の青い魚
牛肉
OIL
油
だからきょうのうちのお昼ごはんは
骨付き豚肉ポトフ
レバーのソース煮
小さいおにぎり
サラダ
手作りドレッシング
こんな感じなの！
ビタミンB群たっぷりの豚肉も食べちゃうよ!!
いいですね
ほへ～
でも私そんなに料理上手じゃないよ
ヒソヒソ
大丈夫大丈夫
手間がかかってそうで実は手抜きメニューですから
あ…！
確かに…
ポトフ
煮るだけ
レバーのソース煮
煮るだけ
サラダ
盛るだけ

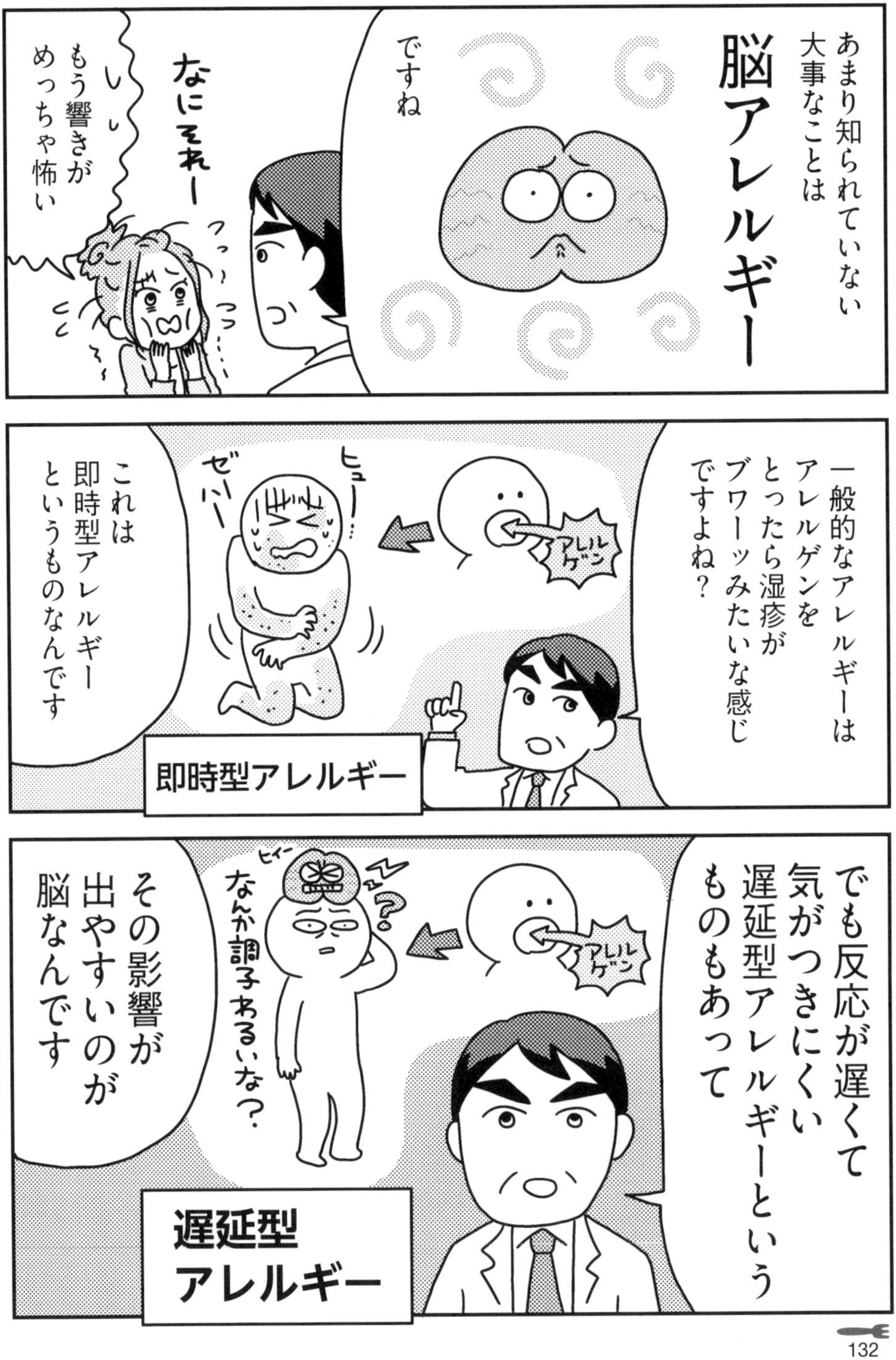
あまり知られていない大事なことは
脳アレルギー
ですね
なにそれー
もう響きがめっちゃ怖い
一般的なアレルギーはアレルゲンをとったら湿疹がブワーッみたいな感じですよね？
アレルゲン
ヒュー…
ゼハー
これは即時型アレルギーというものなんです
即時型アレルギー
でも反応が遅くて気がつきにくい遅延型アレルギーというものもあって
アレルゲン
ヒイー
なんか調子わるいな？
その影響が出やすいのが脳なんです
遅延型アレルギー

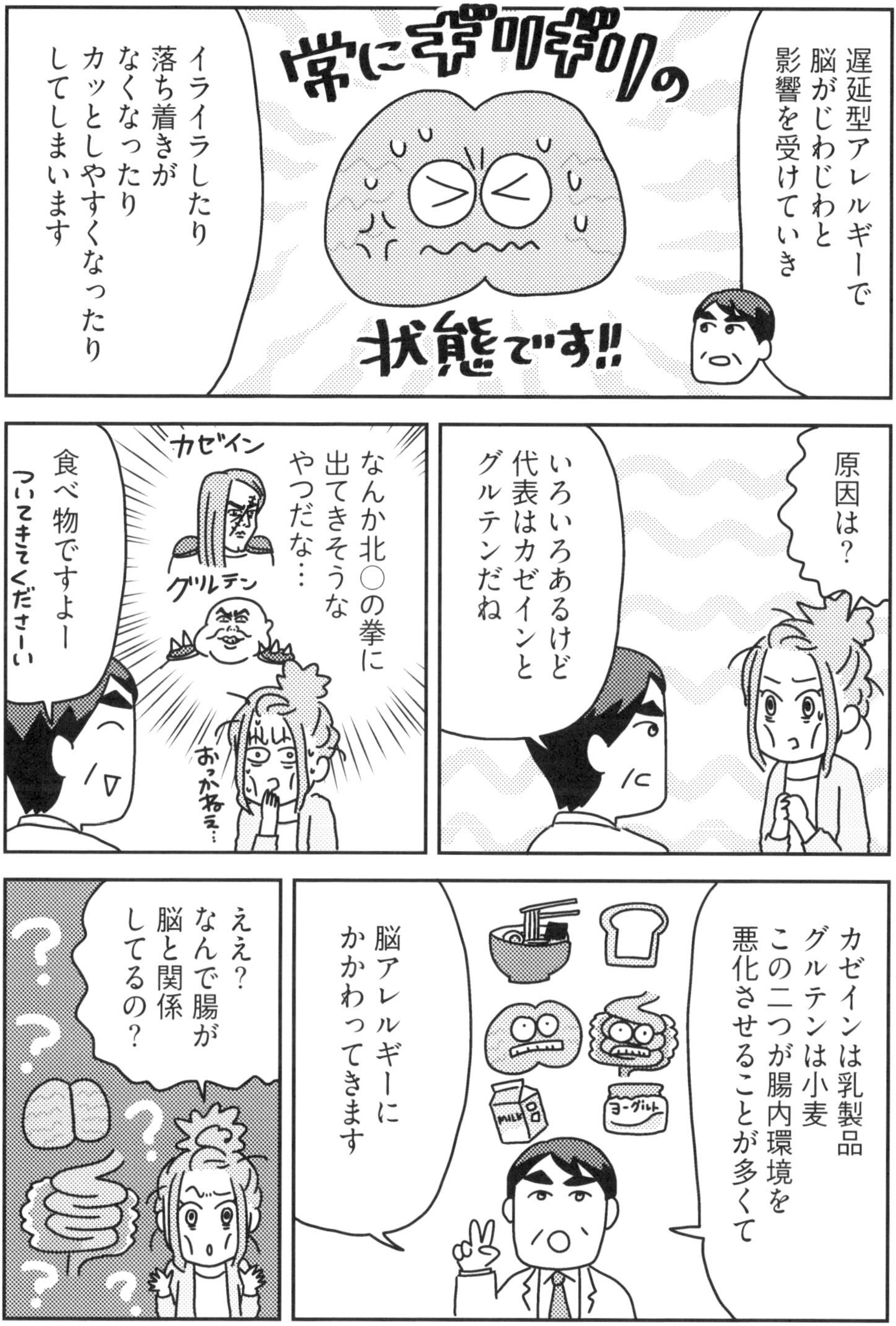

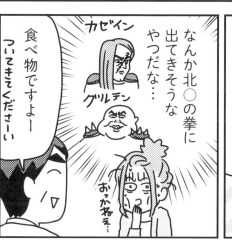

遅延型アレルギーで脳がじわじわと影響を受けていき
常にギリギリの
状態です!!
イライラしたり落ち着きがなくなったりカッとしやすくなったりしてしまいます
原因は?
いろいろあるけど代表はカゼインとグルテンだね
カゼイン
グルテン
なんか北◯の拳に出てきそうなやつだな…
おっかねぇ…
食べ物ですよー
ついてきてくださーい
カゼインは乳製品グルテンは小麦この二つが腸内環境を悪化させることが多くて
MILK
ヨーグルト
脳アレルギーにかかわってきます
ええ?なんで腸が脳と関係してるの?

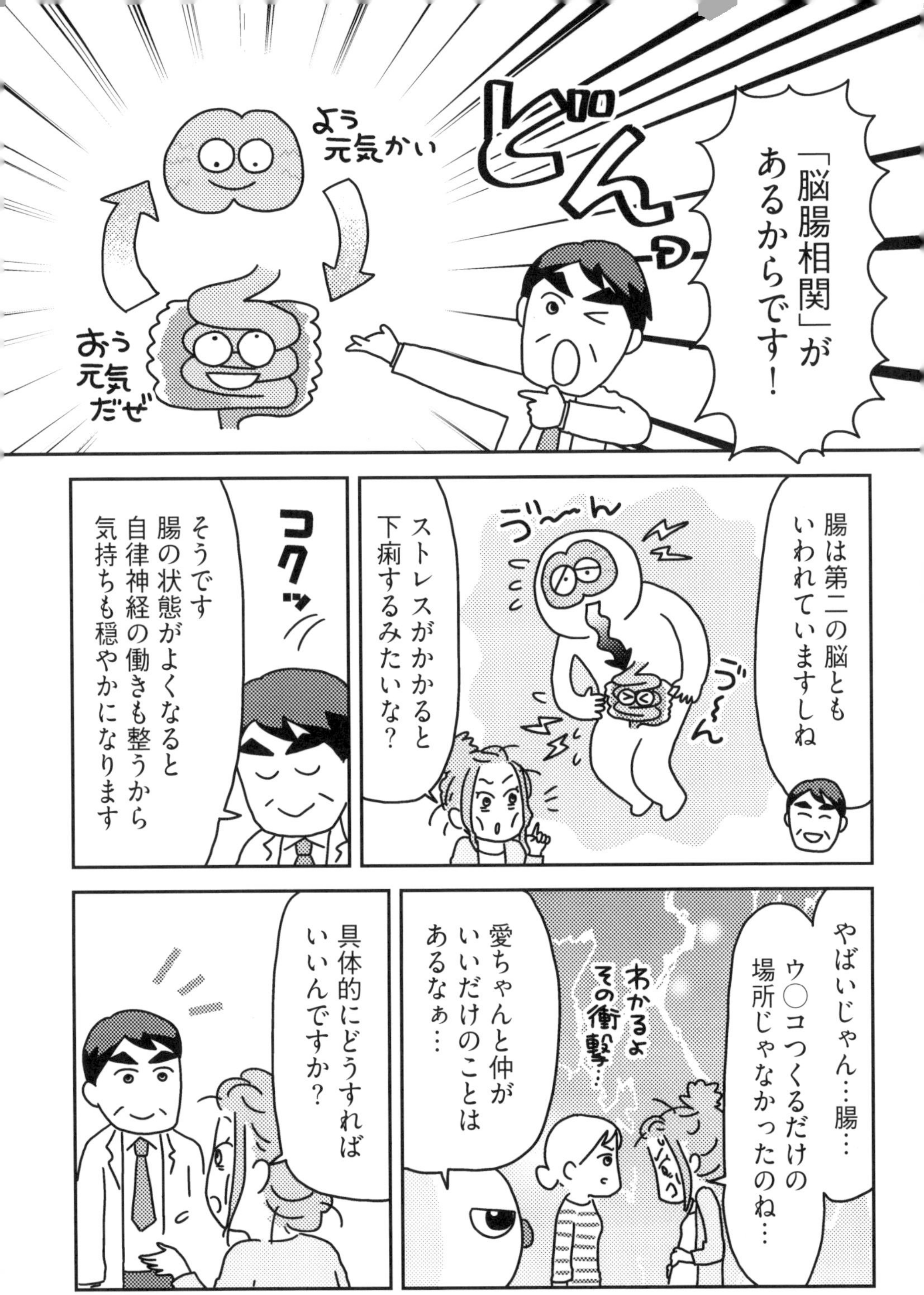
「脳腸相関」があるからです！
どん
よう元気かい
おう元気だぜ
腸は第二の脳ともいわれていますしね
う〜〜ん
う〜ん
ストレスがかかると下痢するみたいな？
コクッ
そうです
腸の状態がよくなると
自律神経の働きも整うから
気持ちも穏やかになります
やばいじゃん…腸…
ウ◯コつくるだけの場所じゃなかったのね…
わかるよその衝撃…
愛ちゃんと仲がいいだけのことはあるなぁ…
具体的にどうすればいいんですか？

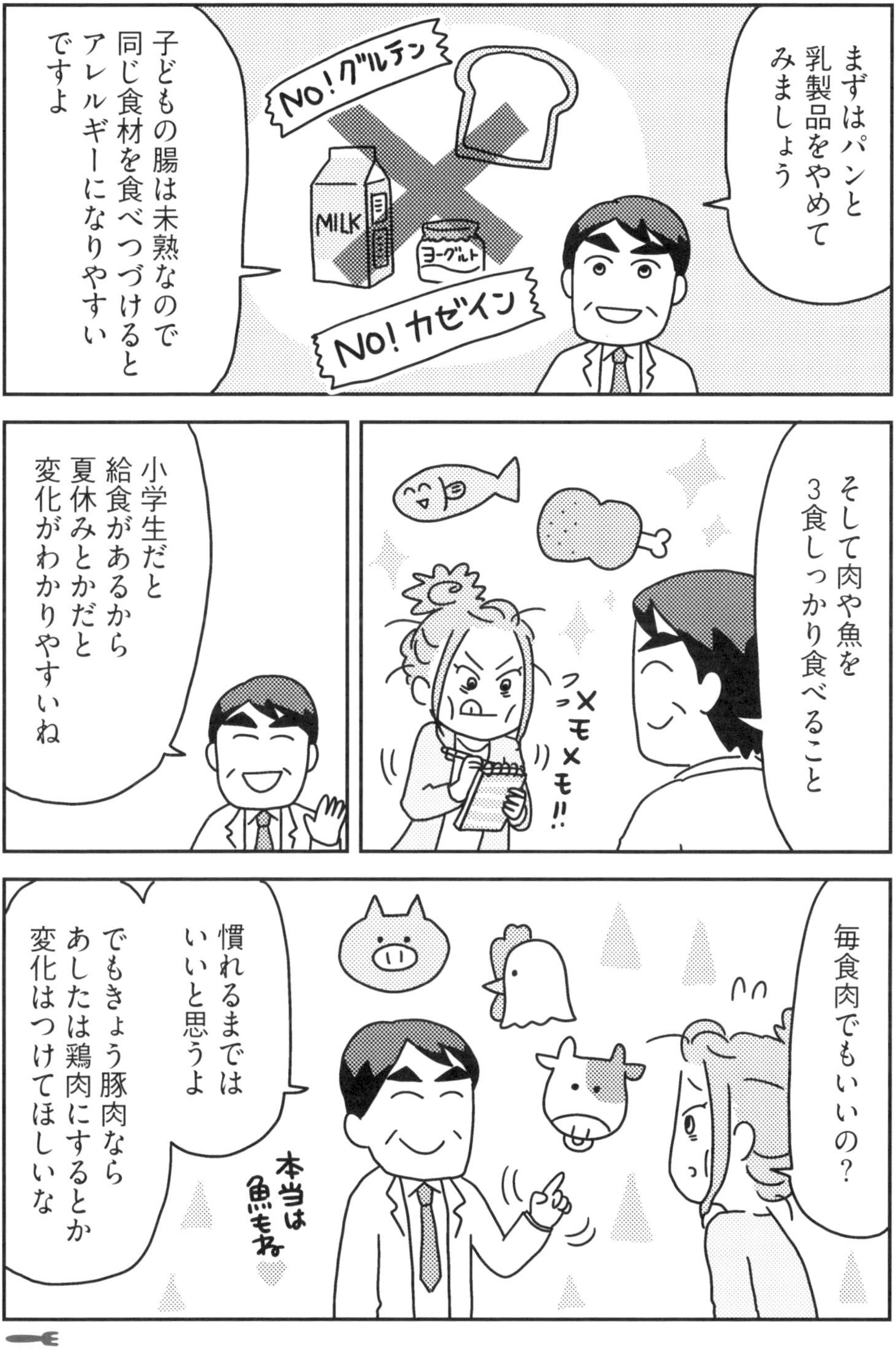
まずはパンと乳製品をやめてみましょう
No!グルテン
MILK
ヨーグルト
No!カゼイン
子どもの腸は未熟なので同じ食材を食べつづけるとアレルギーになりやすいですよ
そして肉や魚を3食しっかり食べること
メモメモ!!
小学生だと給食があるから夏休みとかだと変化がわかりやすいね
毎食肉でもいいの?
慣れるまではいいと思うよ
でもきょう豚肉ならあしたは鶏肉にするとか変化はつけてほしいな
本当は魚もね

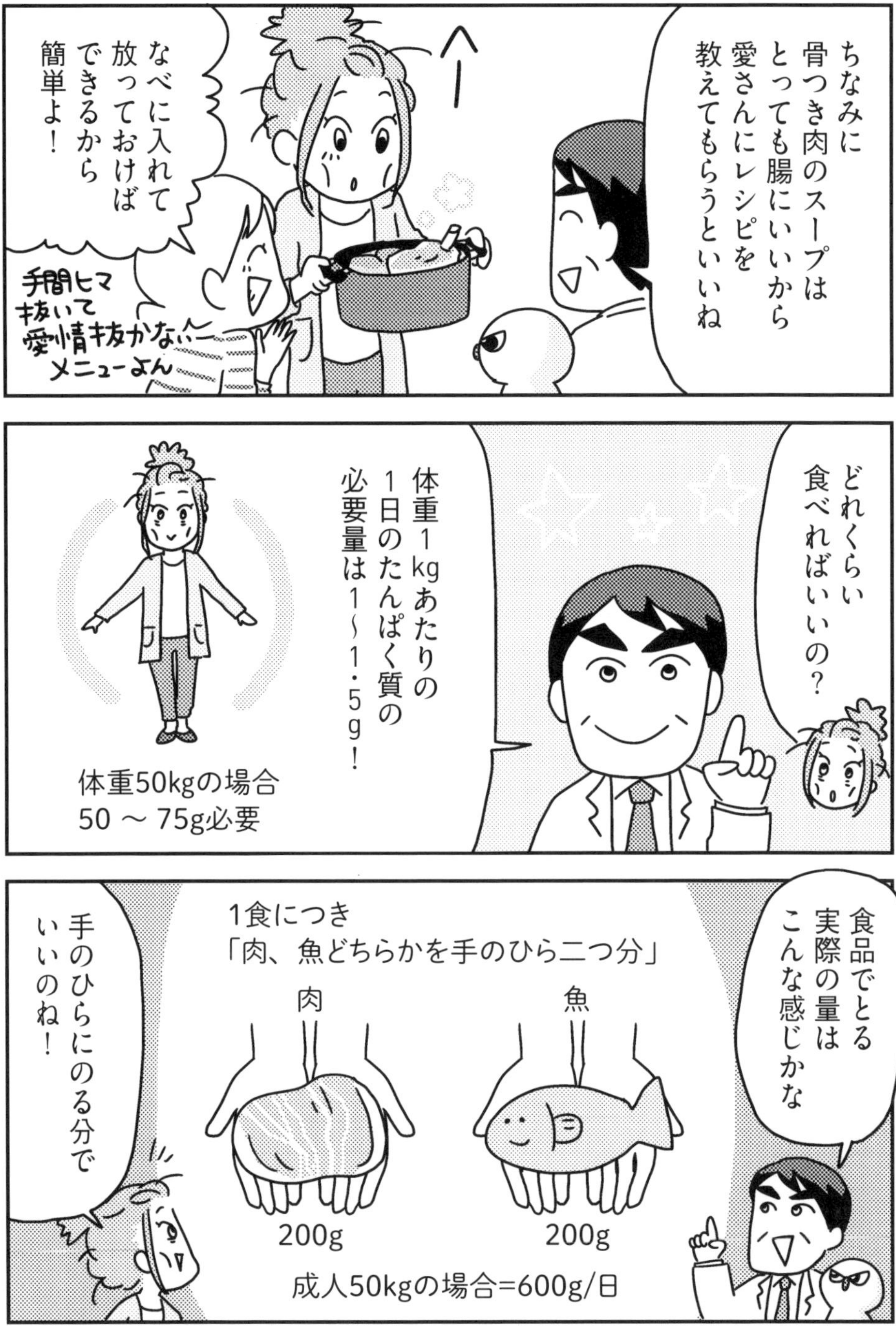

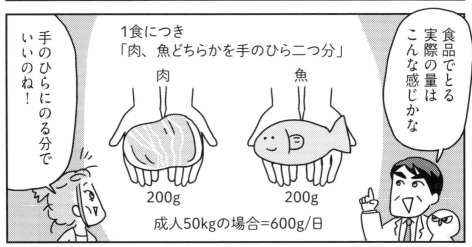

ちなみに骨つき肉のスープはとっても腸にいいから愛さんにレシピを教えてもらうといいね
へー
なべに入れて放っておけばできるから簡単よ！
手間ヒマ抜いて愛情抜かない メニューよん
どれくらい食べればいいの？
体重1kgあたりの1日のたんぱく質の必要量は1～1・5g！
体重50kgの場合
50 ～ 75g必要
食品でとる実際の量はこんな感じかな
1食につき
「肉、魚どちらかを手のひら二つ分」
肉
魚
200g
200g
成人50kgの場合=600g/日
手のひらにのる分でいいのね！

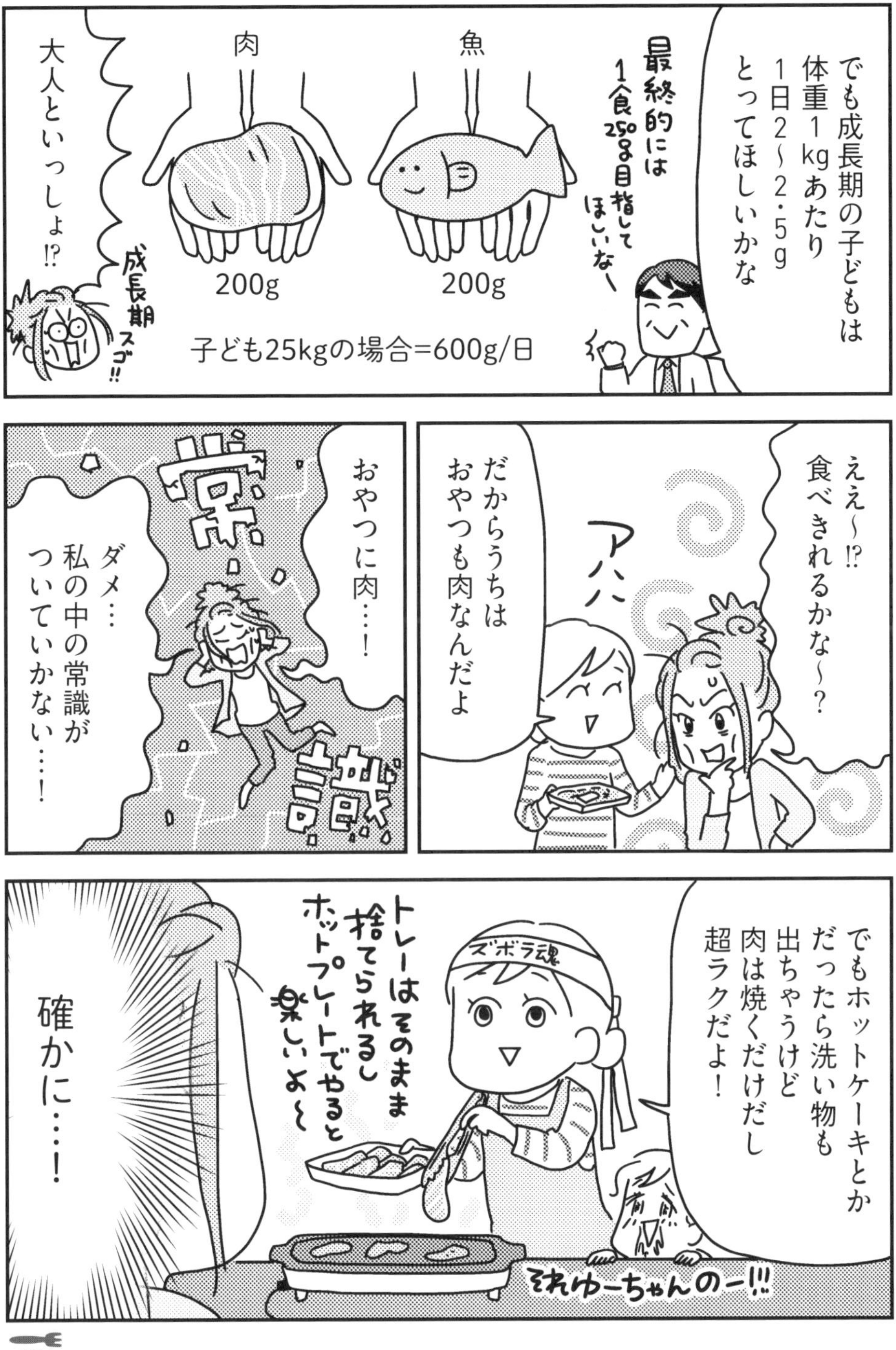
でも成長期の子どもは
体重１kgあたり
1日2～2・5g
とってほしいかな
最終的には1食250g目指してほしいな～
魚
肉
200g
200g
子ども25kgの場合=600g/日
大人といっしょ!?
成長期スゴ!!
ええ～!?
食べきれるかな～?
アハハ
だからうちは
おやつも肉なんだよ
おやつに肉…!
常識
ダメ…
私の中の常識が
ついていかない…!
でもホットケーキとか
だったら洗い物も
出ちゃうけど
肉は焼くだけだし
超ラクだよ!
ズボラ魂
トレーはそのまま捨てられるし
ホットプレートでやると楽しいよ～
それゆーちゃんのー!!!
確かに…!

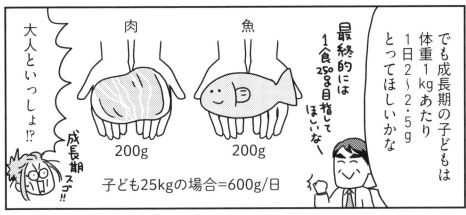

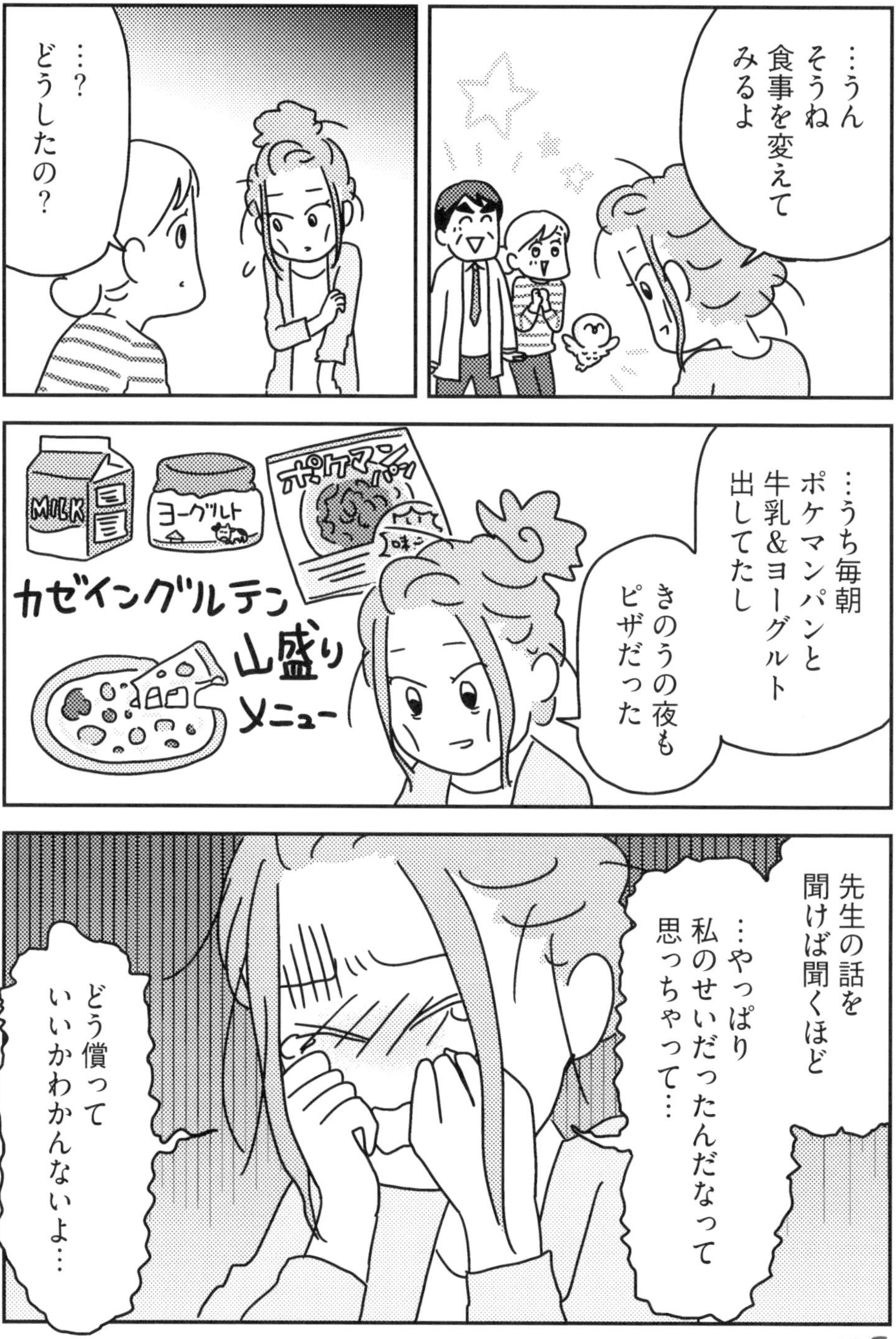
…うん
そうね
食事を変えて
みるよ
…？
どうしたの？
…うち毎朝
ポケマンパンと
牛乳&ヨーグルト
出してたし
きのうの夜も
ピザだった
ポケマンパン
MILK
ヨーグルト
カゼイングルテン
山盛り
メニュー
先生の話を
聞けば聞くほど
…やっぱり
私のせいだったんだなって
思っちゃって…
どう償って
いいかわかんないよ…

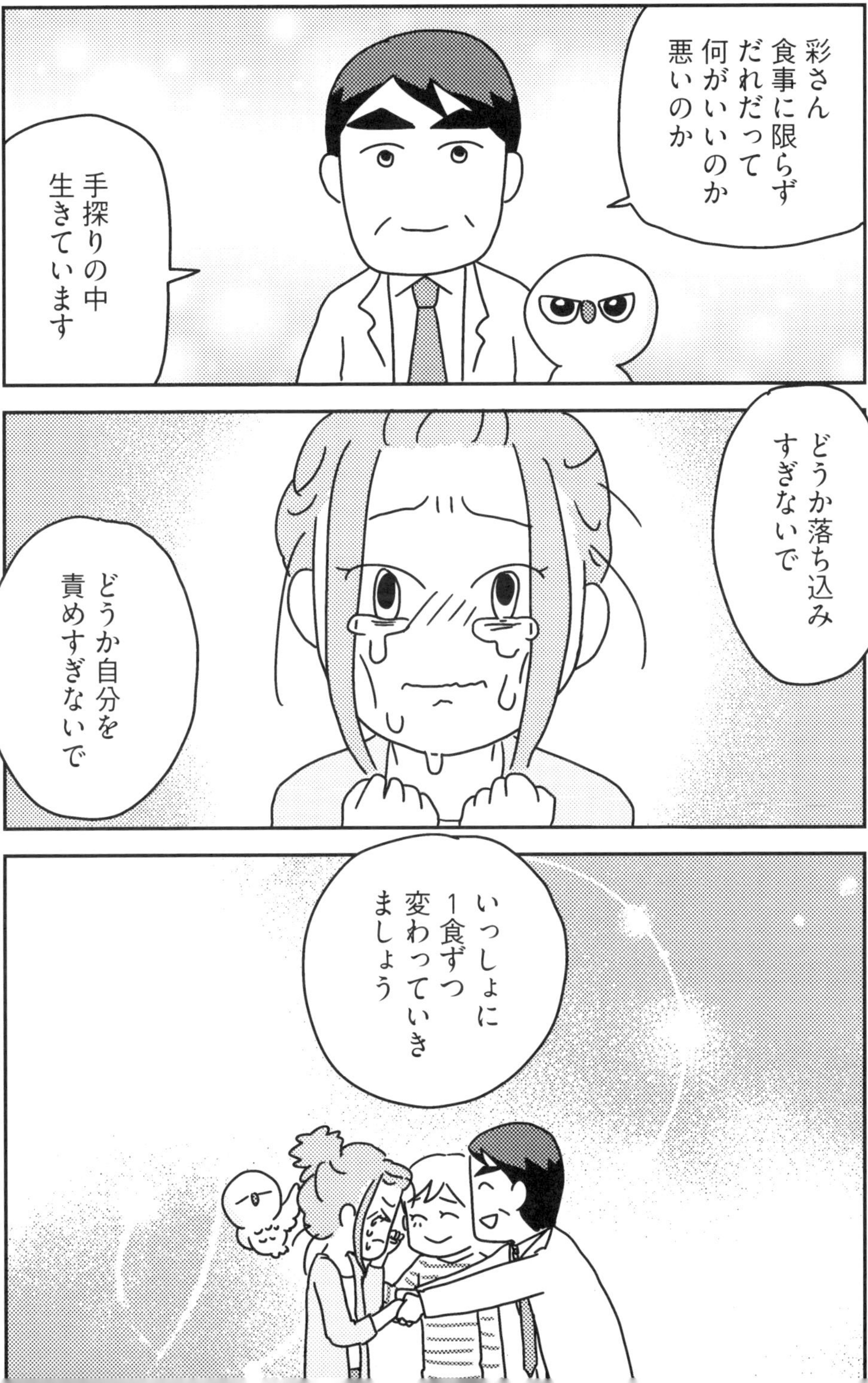
彩さん食事に限らずだれだって何がいいのか悪いのか
手探りの中生きています
どうか落ち込みすぎないで
どうか自分を責めすぎないで
いっしょに1食ずつ変わっていきましょう

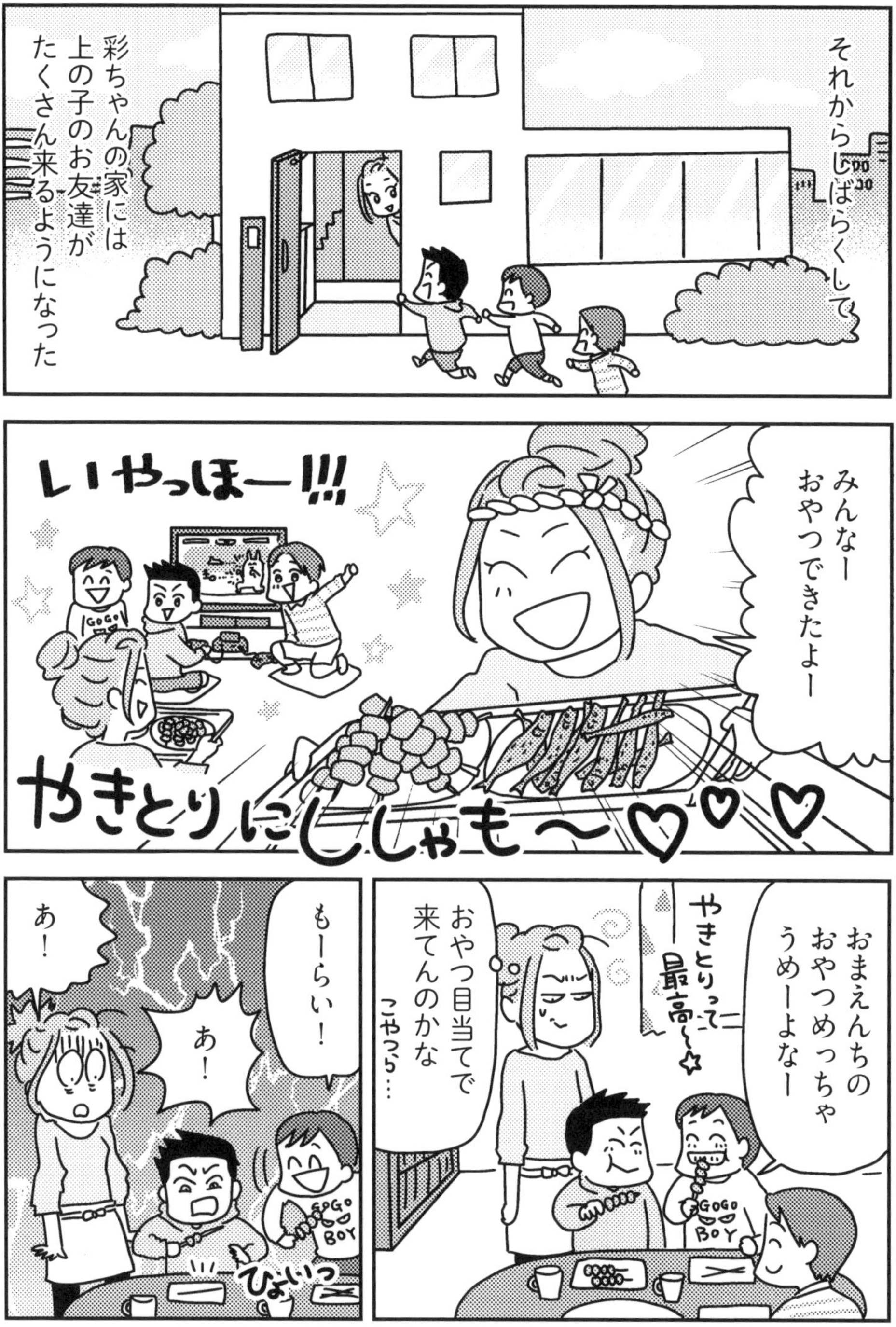
それからしばらくして
彩ちゃんの家には上の子のお友達がたくさん来るようになった
みんなーおやつできたよー
いやっほー!!!
やきとりにししゃも〜♡♡♡
おまえんちのおやつめっちゃうめーよなー
やきとりって最高〜☆
おやつ目当てで来てんのかなこやつら…
もーらい!
あ!
あ!
ひょいっ

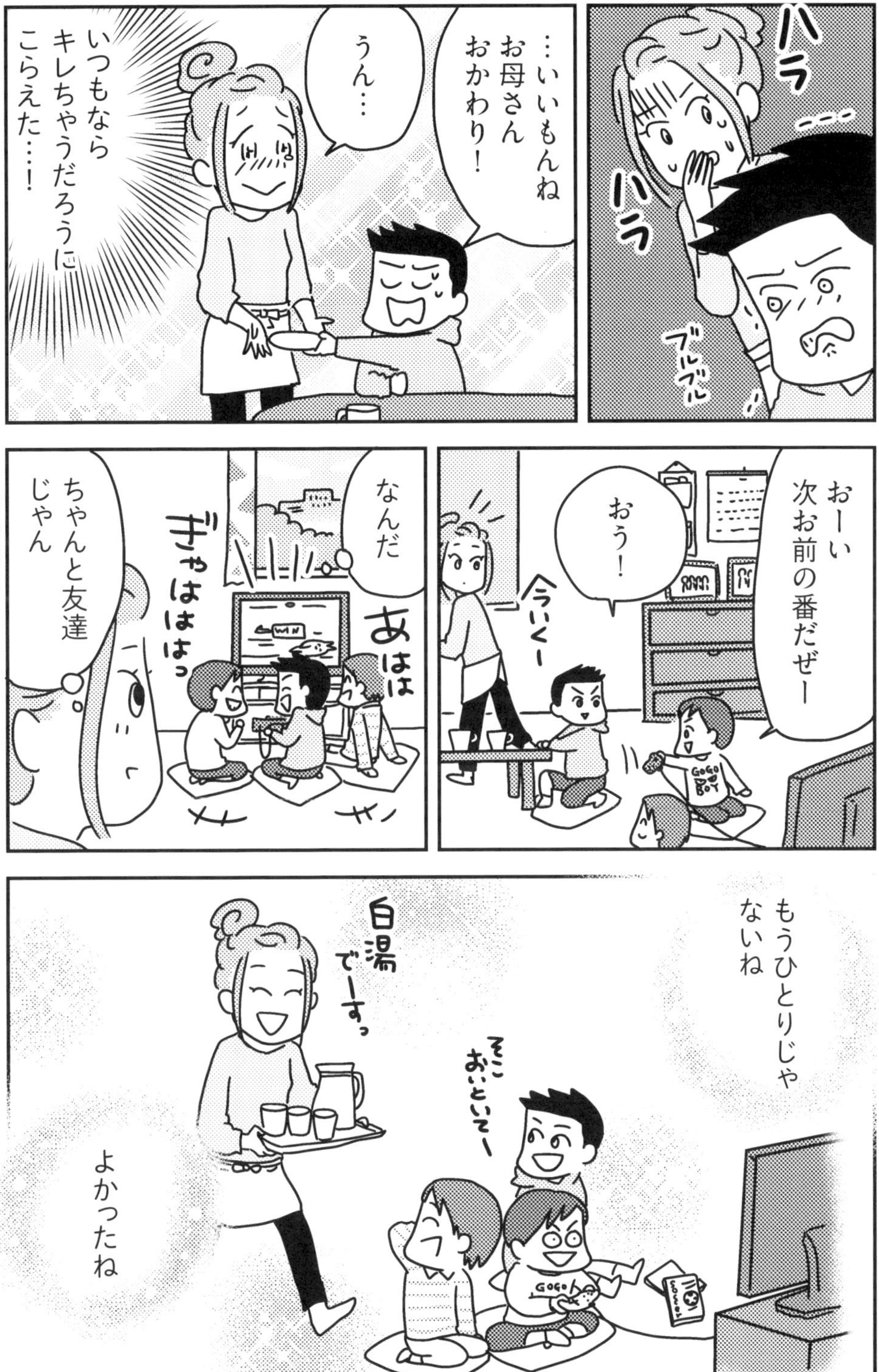
ハラ
ハラ
ブルブル
…いいもんね
お母さん
おかわり!
うん…
いつもなら
キレちゃうだろうに
こらえた…!
おーい
次お前の番だぜー
おう!
なんだ
ちゃんと友達
じゃん
ぎゃははは
あはは
もうひとりじゃ
ないね
白湯
でーすっ
そこ
おいといてー
よかったね

Part 4

子どもの脳も栄養不足？発達障害を疑う前に食事を変えよう

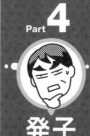

子どもの問題行動に悩む親が増えています

「うちの子、発達障害かもしれません」と悩むお母さんが駆け込んでくることが多くなりました。「落ち着きがない」「友達と仲良くできない」「すぐにかんしゃくを起こす」「集中力がなくて、授業の妨害をしてしまう」などなど、みなさん「この子は将来どうなってしまうのか」と悩んでいらっしゃいます。

発達障害という診断を受けていてもいなくても、親であればこのような子どもにどう向き合っていいのか迷い、悩むことでしょう。彩さんのように、ついつい子どもにきつくあたってしまうという人も多いですね。そのせいで子どもはますます反抗的になり、悪循環に苦しめられてしまうのです。

このような問題行動の原因は、おそらく一つではありません。「これをすれば必ず改善する」と言えるものでもないと思います。

ここでは**その一つの可能性として、「脳の栄養不足」と「脳アレルギー」**についてお話ししたいと思います。

子どもの問題行動の背景に「脳の栄養不足」があるかも

まず、パート1でも解説した「脳の栄養不足」についてお話ししましょう。

脳の栄養不足は、子どもの脳でももちろん起こります。脳の神経伝達物質の材料になるたんぱく質や、その生成を手伝う鉄やビタミンB群が不足すると、神経伝達物質のバランスがくずれてしまいます。そのため不安になったりイライラしやすくなったり、怒りっぽくなったり、やる気が出なくなったり、マイナスの行動や感情表現をしがちになります。大人であれば「うつ」などの診断がつくのですが、子どもであれば「発達障害」といわれるかもしれません。

子どもの脳はまだ発達途上です。**脳の発達のためには大人以上の栄養が必要になること**

もあります。大人と同じものを同じくらい食べたとして、大人には何も問題がないとしても、子どもにとっては栄養不足であるということもあり得るのです。

子どもの問題行動が気になったら、まずは食事を変えてみましょう。

パート1、パート2で紹介したように、たんぱく質の量を増やし、鉄、亜鉛、ビタミンB群の不足を補います。成長期ですから、大人以上にたっぷりとる必要があります。でも、子どもは胃が小さいので、一度にたくさん食べることはできません。食事以外でも、**補食として肉や魚を食べさせるようにしたいもの**です。

腸のトラブルから引き起こされる「脳アレルギー」

次に考えられるのは「脳アレルギー」です。

耳慣れない言葉かもしれませんが、アレルギー反応が脳に作用することで、問題行動という形であらわれることをいいます。脳アレルギーは**「即時型アレルギー」**よりも**「遅延型アレルギー」**を多く発生します。

即時型アレルギーとは、「えびやかにを食べたらかゆくなった」「花粉が飛んでいるからくしゃみが止まらない」というようなものです。症状がすぐにあらわれるという特徴があります。これも脳アレルギーを引き起こすことがありますが、「かゆいからイライラしているのね」など、原因と結果が理解しやすいのです。

一方で、**毎日食べている食品がじわじわとアレルギーを引き起こしているケースも**あります。それが「遅延型アレルギー」です。反応がとても遅いため、数時間あるいは数日たってから反応が出ます。原因がわからないので、「問題行動」として認識されることになるのです。

問題行動などが気になるお子さんの体調を聞くと、便秘がある、下痢をしやすいという子が多いものです。パート3で説明した、リーキーガット症候群になっているケースもあります。そのせいで腸からアレルゲンが吸収されてしまい、アレルギーとは気づかないままに体内のさまざまな場所に悪影響を及ぼしているケースもあります。

海外の例ですが、毎日食べているトマトがアレルゲンになって、顔つきが変わり、暴言を吐くという様子が学会で紹介されました。アレルギー反応によって、脳になんらかの影響が出ているという、非常に印象深い例でした。

給食で毎日牛乳を飲んで大丈夫なの？

遅延型アレルギーは、本来はアレルゲンにならないような食品が原因で起こることが多いものです。それはなぜかというと、毎日毎日食べつづけるからです。**子どもの腸は未熟**です。**どんなに体にいいものでも、毎日同じものを食べることは負担**になってしまいます。肉なら、きょうは鶏肉、あしたは豚肉、次は牛肉というようにローテーションで回せば安心です。魚は多くの種類がありますから、毎日同じ魚ということはないと思いますが。

つい毎日食べてしまうのが、小麦粉と乳製品です。子どもの場合、学校給食が問題になります。週に5日必ず牛乳を飲まなくてはいけませんし、牛乳を飲む習慣がついてしまい、家でも食事どきに水がわりに牛乳を飲む子もいるのではないでしょうか。

小麦粉も毎日とりがちな食品です。朝はパン、学校での給食もパン。それが腸内環境を悪化させ、アレルギーの原因になっているケースが少なくありません。

牛乳にも小麦にも、アレルゲンとなるたんぱく質が含まれています。乳製品のたんぱくをカゼイン、小麦のたんぱくはグルテンといいます。これらのたんぱく質はアレルギー反応を起こしやすいたんぱく質でもあるのです。

食物アレルギーのように、即時型で反応が出るタイプの子もいますが、遅延型として発症する子もいます。**ADHDや自閉症などのお子さんのアレルギー検査をすると、グルテンやカゼインに反応するケース**が少なくありません。

グルテンやカゼインがなぜ脳アレルギーを引き起こすのかは諸説ありますが、これらに含まれるたんぱく質が、麻薬のような働きをする脳の神経伝達物質「エンドルフィン」と構造が似ているからではないか、ともいわれています。それが腸のバリアを通過してしまうと、脳に入り込んで悪さをしてしまうのではないかという研究者もいます。

私は、これらの未消化のたんぱく質が脳に直接入って悪さをするというよりは、アドレナリンやノルアドレナリンなどの心と関係の深い神経伝達物質に悪影響を与えているのではないかと推察しています。

いずれにせよ、これらのたんぱく質がなんらかの問題を引き起こしていることは確かだと思います。

夏休みにグルテンとカゼインをお休みしませんか?

私たちのクリニックでは、問題行動が原因で訪れた子どもたちに必ず遅延型アレルギー検査をします。グルテンやカゼインに反応が出る子は少なくありませんが、ほかに何十種類もの食品に反応が出る場合もあります。

それをすべて食べさせないということはしません。もちろん毎日にならないように工夫してはいただきますが、「こんなにたくさん反応が出るほど、腸が弱っているんだ」と解釈し、腸内環境の改善に努めます。

ただし、**グルテンとカゼインはしばらくお休みすることを提案しています。**これらはアレルゲンであるとともに、腸の粘膜にダメージを与えるものだからです。

「ちょっと待って。腸内細菌のバランスを整えるのは乳酸菌でしょ？　ヨーグルトも食べちゃだめなの？」と聞かれることもありますが、腸にとってよいのは乳酸菌であって、ヨーグルトではありません。乳酸菌はぬか漬けやキムチなど別の食材からとることができますから、わざわざヨーグルトを食べる必要はないと思います。

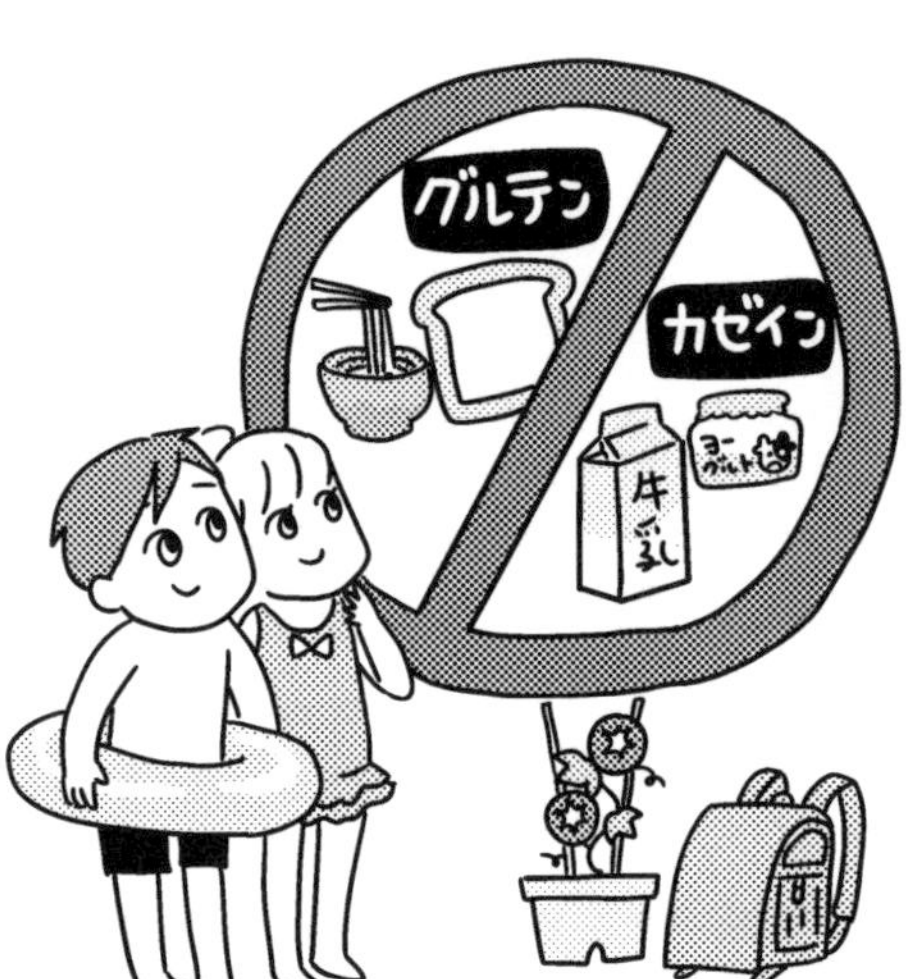

ちなみにバターも乳製品ですが、食べてかまいません。バターには乳由来のたんぱく質がほとんど含まれていないので大丈夫なのです。

「グルテンとカゼインをやめたほうがいいのはわかるけれど、いきなり給食の牛乳をやめるわけにはいかないんです」という人もいるでしょう。「牛乳は飲まないで」と子どもに伝えても、その場のノリで飲んでしまう場合もあります。

まずは夏休みなどの長期休暇のときに、ご家庭でグルテンとカゼインをシャットアウトする食事を試してみることをおすすめします。その過程で、**下痢や便秘などが改善しているか、お子さんの行動に変化があったかなどを見守って**あげましょう。

低血糖でボーッとしてしまう子どもたち

「うちの子、いつもボーッとしていて集団行動についていけないんです」という相談もあります。「元気に遊んでいたかと思うと、急にぐったりしてしまった」「ゴロゴロしてからでないと、次の行動に移れない」などもあります。

このような場合、私は低血糖症を疑います。パート1でお話ししたように、糖質をたくさんとってしまうと一時的に血糖値が急上昇し、それを下げるために大量のホルモンが使われ、今度は血糖値が急降下します。そのとき、**「だるい」「疲れた」「動けない」という****スイッチが切れた状態になってしまうのが低血糖症**です。

なかには血糖値が上がったり下がったりをくり返し、そのつどイライラしたりぐったりしたりする**乱高下タイプの低血糖症の子**もいます。

子どもに低血糖症がある場合、その原因はほぼ確実に、精製された砂糖でできたお菓子や飲み物です。**食事のときにごはんばかりを何杯もおかわりし、食後に甘いものを食べたがり、のどが渇くとジュースをがぶ飲み……そんな子は危険**です。特に顕著なのが、ジュースを水がわりに飲んでいる子。体によいと親が信じて、イオン飲料や野菜ジュースで水分補給をしているケースもあります。

低血糖症は、腸の粘膜の弱さともかかわっています。リーキーガット症候群で腸の粘膜のすき間が広がっていると、食べたものの吸収速度が速くなります。吸収速度が速いということは、血糖値が急激に上昇するということ。そして急上昇のあとには急降下がありま す。ますます低血糖に拍車がかかるのです。

リーキーガット症候群の原因の一つにカンジダ菌への感染があります。

もしもカンジダに感染している場合は、糖質のとりすぎは悪化の原因です。カンジダは糖質が大好物で、どんどん繁殖していってしまうからです。

運動が苦手な子どもは鉄不足の可能性もある

発達障害などの疑いのあるお子さんのなかには、運動がとても苦手という子が少なくありません。まっすぐに立っていられない、走る姿がぎこちない、でんぐり返りなどが苦手、転びやすい……。

これらの症状は、ドーパミンという脳の神経伝達物質の不足によって起こることが多いといわれています。ドーパミンはワクワクすることや、やる気につながる物質ですが、運動機能にも大きくかかわっています。これが不足することで、「運動神経が鈍い」といわれる子もいるのです。

脳の神経伝達物質は、たんぱく質（アミノ酸）に鉄などのミネラルやビタミンB群が作用してつくられるものです。鉄欠乏が顕著な場合、神経伝達物質がうまくつくられず、体をコントロールする脳の働きに影響が出る場合もあります。

子どもは日々成長していますから、鉄も日々大量に消費されています。食べ物から得られる鉄が少ないと極端な欠乏症になる可能性があり、実際に鉄が不足している子どもは珍しくありません。にもかかわらず、子どもの健康診断で鉄を測定することはほとんどないというのも問題だと思います。

発達障害とは関係なくても、**子どもが朝起きられなくなった、集中力がなくなった、甘いものをやたらほしがる、運動のパフォーマンスが落ちているということがあれば、鉄欠乏を疑って鉄の補充**をしてみてください。

栄養面からのアプローチで子どもは変わる！

栄養と発達には深いかかわりがあるということは、さまざまな研究でわかり始めています。

『ランセット』というイギリスの権威ある科学雑誌のインターネット版に、「ＡＤＨＤの子どもと食物アレルギーの関係」についての論文が掲載されたのは、いまから10年ほど前のことです。

ＡＤＨＤとは注意欠陥多動性障害のことをいい、落ち着きがない、ぼんやりする、注意力がないなどの特性をさします。この論文では、遅延型アレルギーのあるＡＤＨＤの子どもたちからアレルゲンである食材を排除したところ、約半数の子どもたちのＡＤＨＤ的な行動に顕著な改善が見られたということが、信頼できるデータをもとに示されていました。

また、アメリカの著名な精神科医マイケル・レッサー博士は、「多くの心の病（精神疾患）には、アレルギーが関与している」と繰り返し力説しています。彼には『脳に効く栄養』という有名な著書もあります。

海外ではこのような研究が活発になっていますが、日本ではまだほとんど研究が進んでいないのは本当に残念なことです。

親は子どもを心から愛していますから、問題行動をなんとかやめさせることが「この子のため」だと思います。それが過剰になってしまうことで、家庭内にギスギスした空気が生まれたり、親子ともに疲弊したりしているのです。

食事を変えるだけで親子の間に笑顔が戻るとすれば、やってみて損はないはずです。でも、無理をしないでくださいね。親だって疲れて食事を作れないこともあるでしょう。そんなときは適当でも大丈夫。いちばん大事なことは、笑顔でいることです。

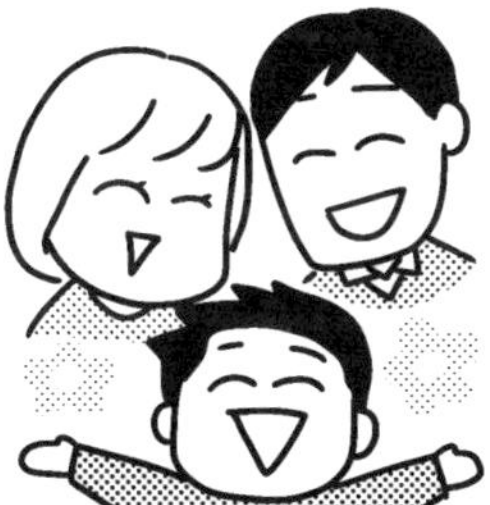

集中力のある子ほど栄養には気をつけて

いまから10年くらい前のことでしょうか。ある大学の芸術学部で、食事とうつについての講義をさせていただいたことがあります。なぜ芸術学部なのか？というと、ほかの学部に比べて芸術学部の学生には、うつなどの精神疾患になる率が高い傾向があるそうなのです。

私は「なるほど」と思いました。それまでにも「集中力のある子ほど、栄養を消費しやすい」ということを実感していたのです。

発達障害的な特性があると思われている子には、一つのことに対して驚くべき集中力を発揮することがあります。紙と鉛筆を与えると、一心不乱に絵を描きつづけて、バタンと倒れるように眠ってしまう子。パズルや将棋などにハマってしまい、どんなに話しかけても耳に入らない子。そういう子たちの脳の中では、ものすごい勢いで栄養素が消費されているのだと思います。特に脳の神経伝達物質をつくるたんぱく質とビタミンB群です。

問題は、栄養を使うだけ使って補充されない場合です。「脳の栄養不足」に陥ってしまい、うつ病などの精神疾患になる可能性があります。それが子どもの問題行動としてあらわれてしまうケースもあり、とても残念です。

芸術学部の学生が発達障害であるといっているわけではありません。ただ、音楽でも絵画でも彫刻でも、一つの作品を仕上げるための集中力はすさまじいものでしょう。そのせいで脳の栄養が枯渇してしまい、精神疾患を発症している可能性は十分にあります。

何か一つのことに夢中になれるのはすばらしいことです。その世界で活躍できる人材になるためにも、十分な栄養をとることが欠かせないのです。

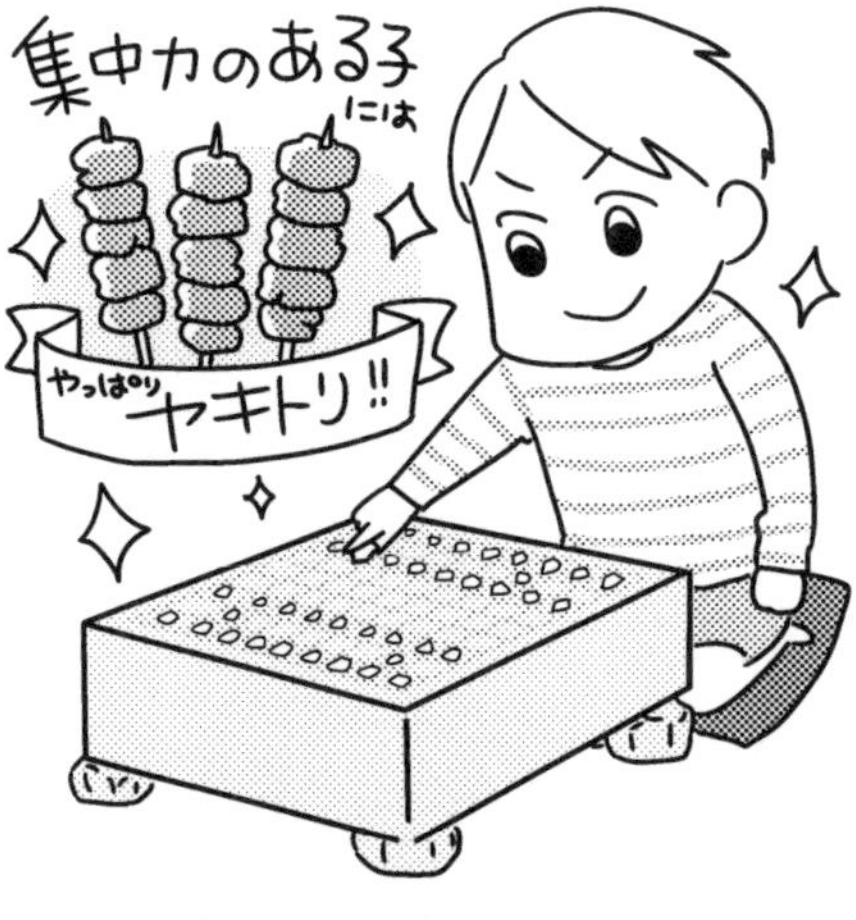

Part 5

妊娠のカギは年齢よりも栄養！二人目不妊の克服法とは？

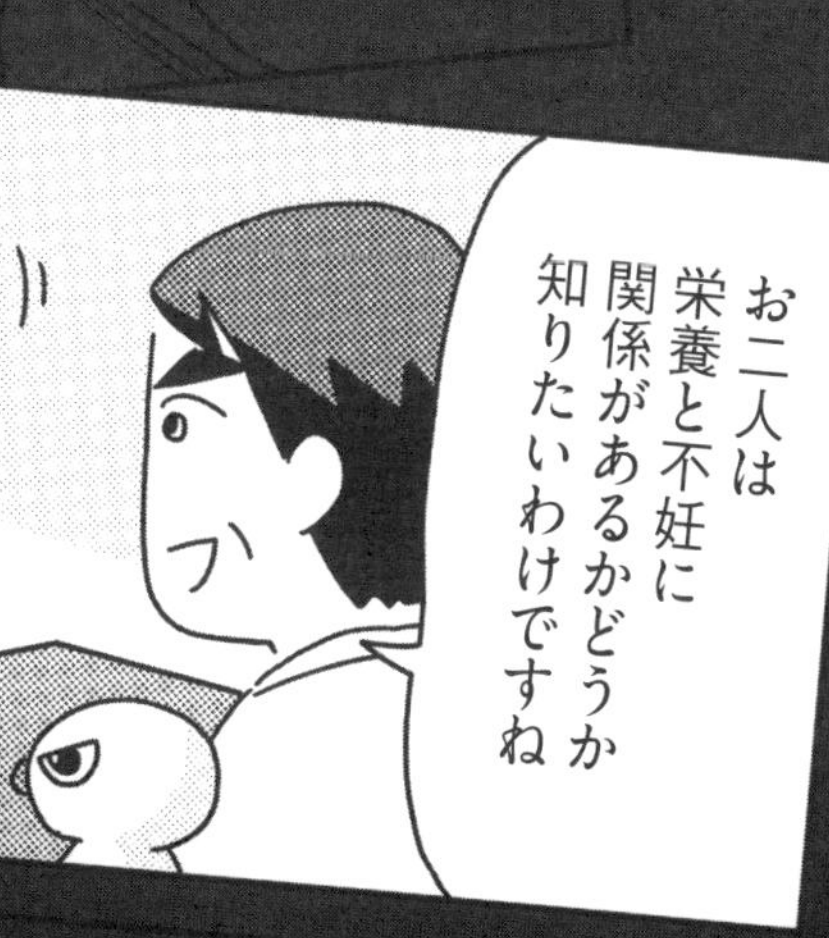
お二人は
栄養と不妊に
関係があるかどうか
知りたいわけですね
うん
うん
うん
うん

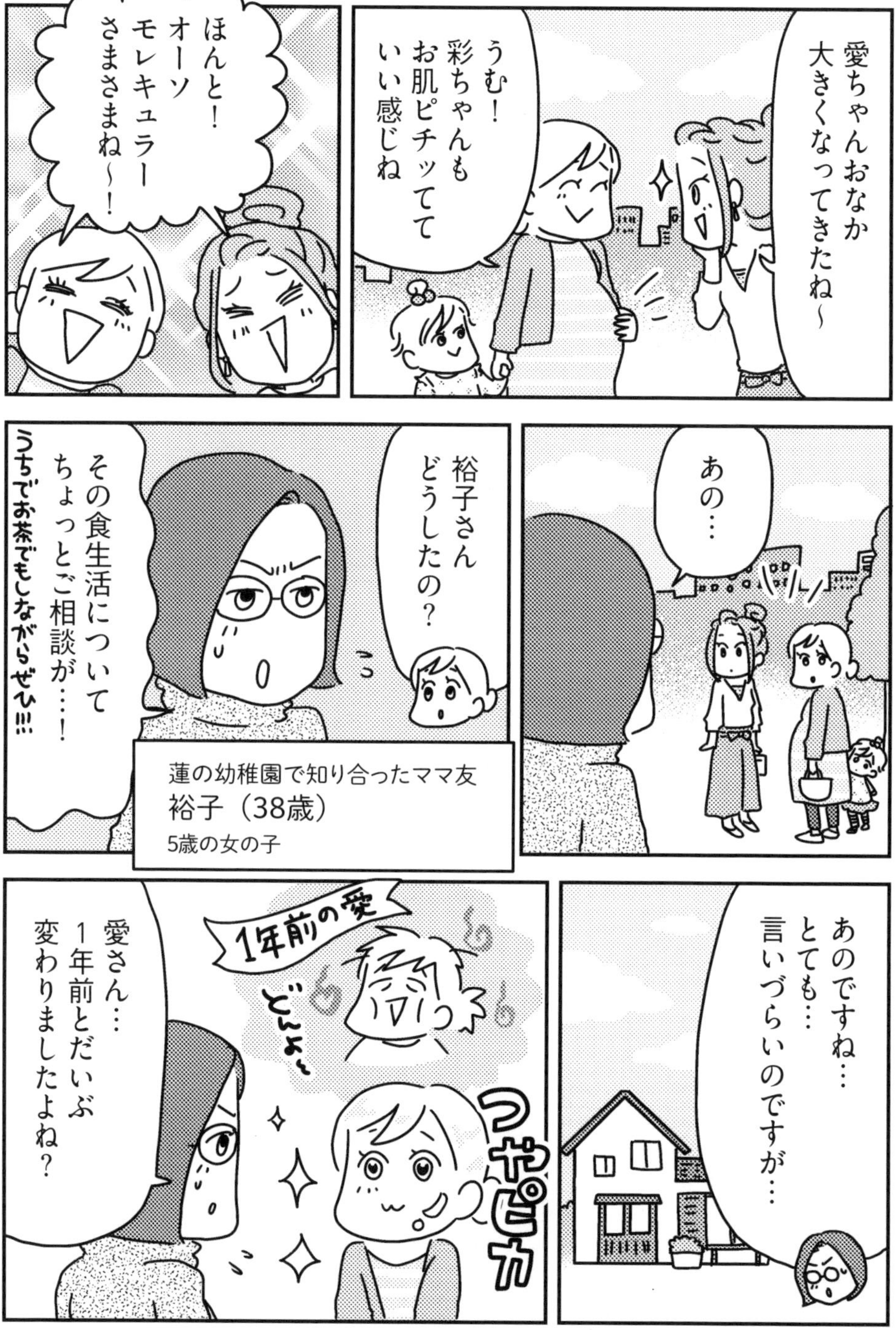

愛ちゃんおなか大きくなってきたね～
うむ！彩ちゃんもお肌ピチッてていい感じじね
ほんと！オーソモレキュラーさまさまね～！
あの…
裕子さんどうしたの？
その食生活についてちょっとご相談が…！
うちでお茶でもしながらぜひ!!!
蓮の幼稚園で知り合ったママ友
裕子（38歳）
5歳の女の子
あのですね…とても…言いづらいのですが…
愛さん…1年前とだいぶ変わりましたよね？
1年前の愛
どんよ～
つやピカ

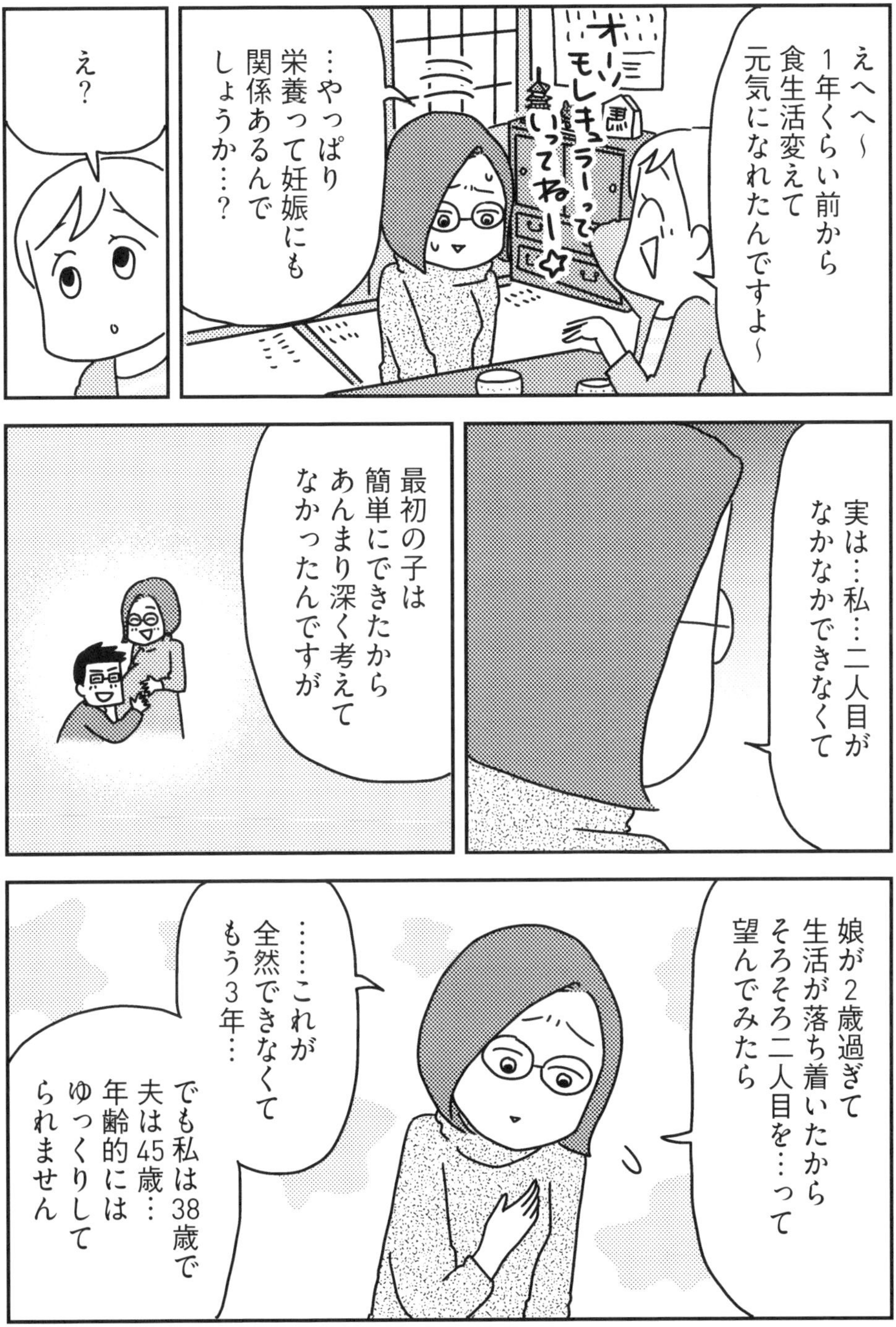
えへへ〜
1年くらい前から
食生活変えて
元気になれたんですよ〜
オーソモレキュラーって
いってね〜☆
…やっぱり
栄養って妊娠にも
関係あるんで
しょうか…？
え？
実は…私…二人目が
なかなかできなくて
最初の子は
簡単にできたから
あんまり深く考えて
なかったんですが
娘が2歳過ぎて
生活が落ち着いたから
そろそろ二人目を…って
望んでみたら
……これが
全然できなくて
もう3年…
でも私は38歳で
夫は45歳…
年齢的には
ゆっくりして
られません

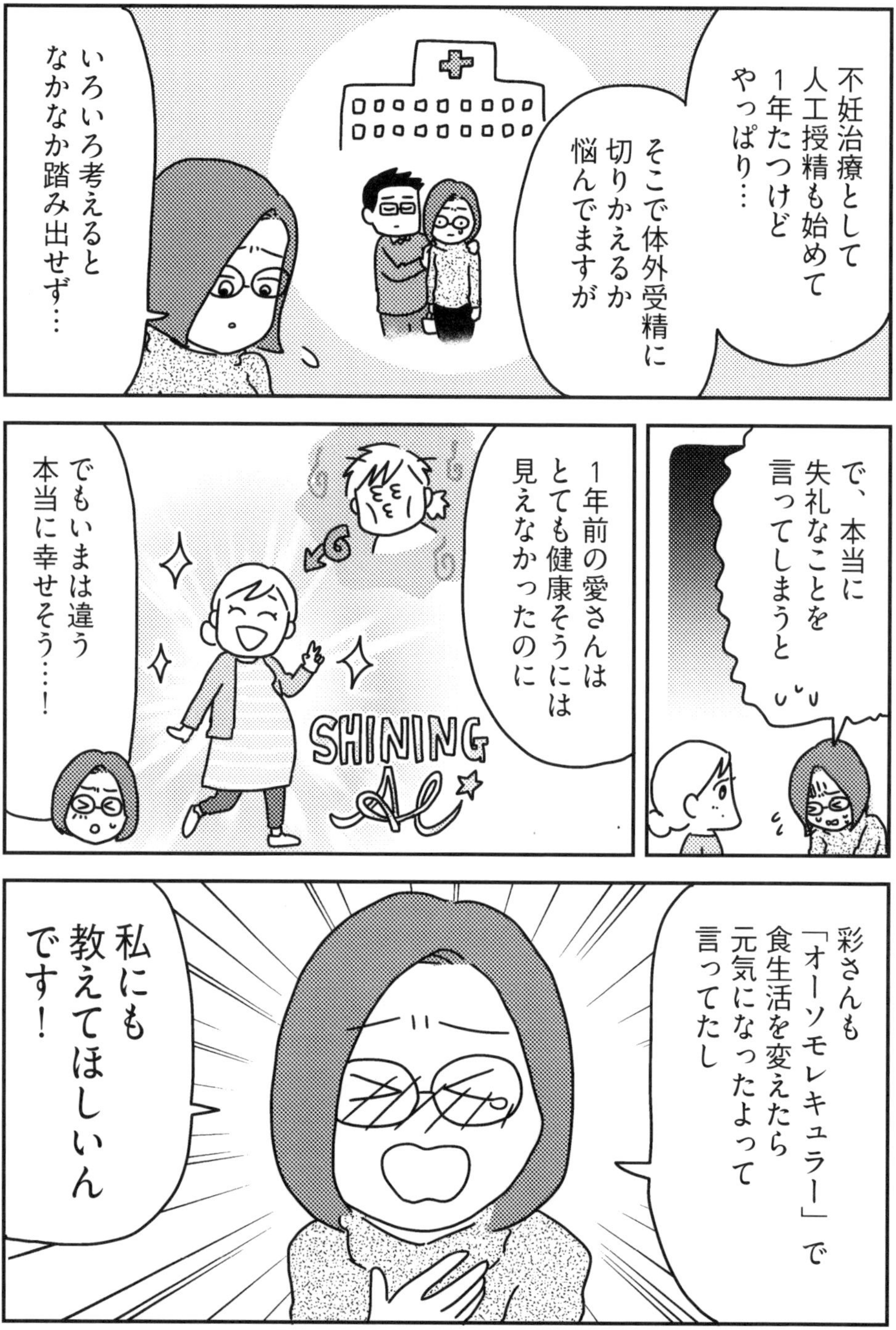
不妊治療として人工授精も始めて1年たつけどやっぱり…
そこで体外受精に切りかえるか悩んでますが
いろいろ考えるとなかなか踏み出せず…
で、本当に失礼なことを言ってしまうと
1年前の愛さんはとても健康そうには見えなかったのに
でもいまは違う本当に幸せそう…！
SHINING
彩さんも「オーソモレキュラー」で食生活を変えたら元気になったよって言ってたし
私にも教えてほしいんです！

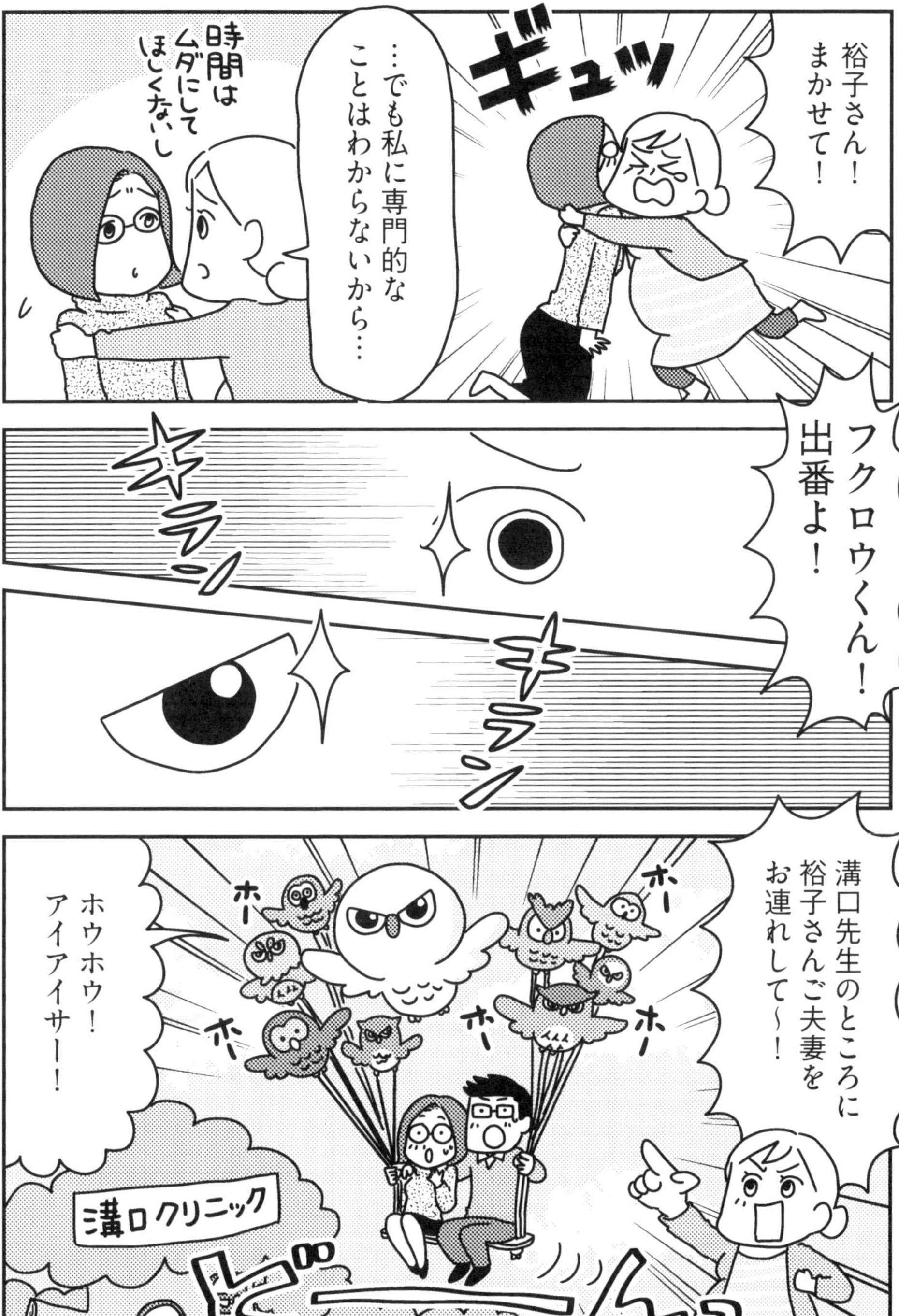
裕子さん！まかせて！
ギュッ
…でも私に専門的なことはわからないから…
時間はムダにしてほしくないし
フクロウくん！出番よ！
キラーン
キラーン
溝口先生のところに裕子さんご夫妻をお連れして～！
ホウホウ！アイアイサー！
ホー
ホー
ホー
ホー
ホー
溝口クリニック
どーーんっ

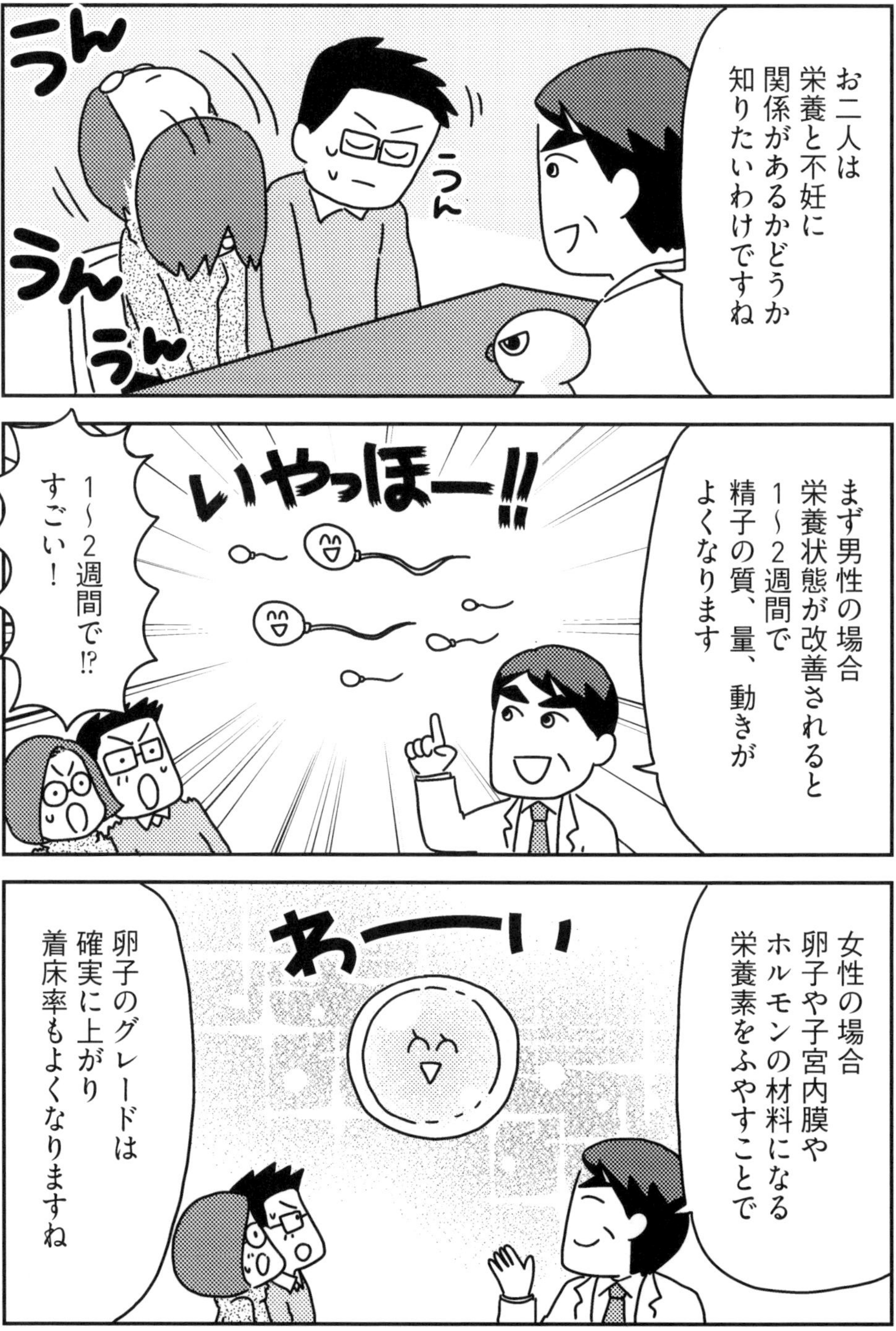
お二人は栄養と不妊に関係があるかどうか知りたいわけですね
うん
うん
うん
うん
まず男性の場合栄養状態が改善されると1～2週間で精子の質、量、動きがよくなります
いやっほー!!
1～2週間で⁉すごい！
女性の場合卵子や子宮内膜やホルモンの材料になる栄養素をふやすことで
わーい
卵子のグレードは確実に上がり着床率もよくなりますね

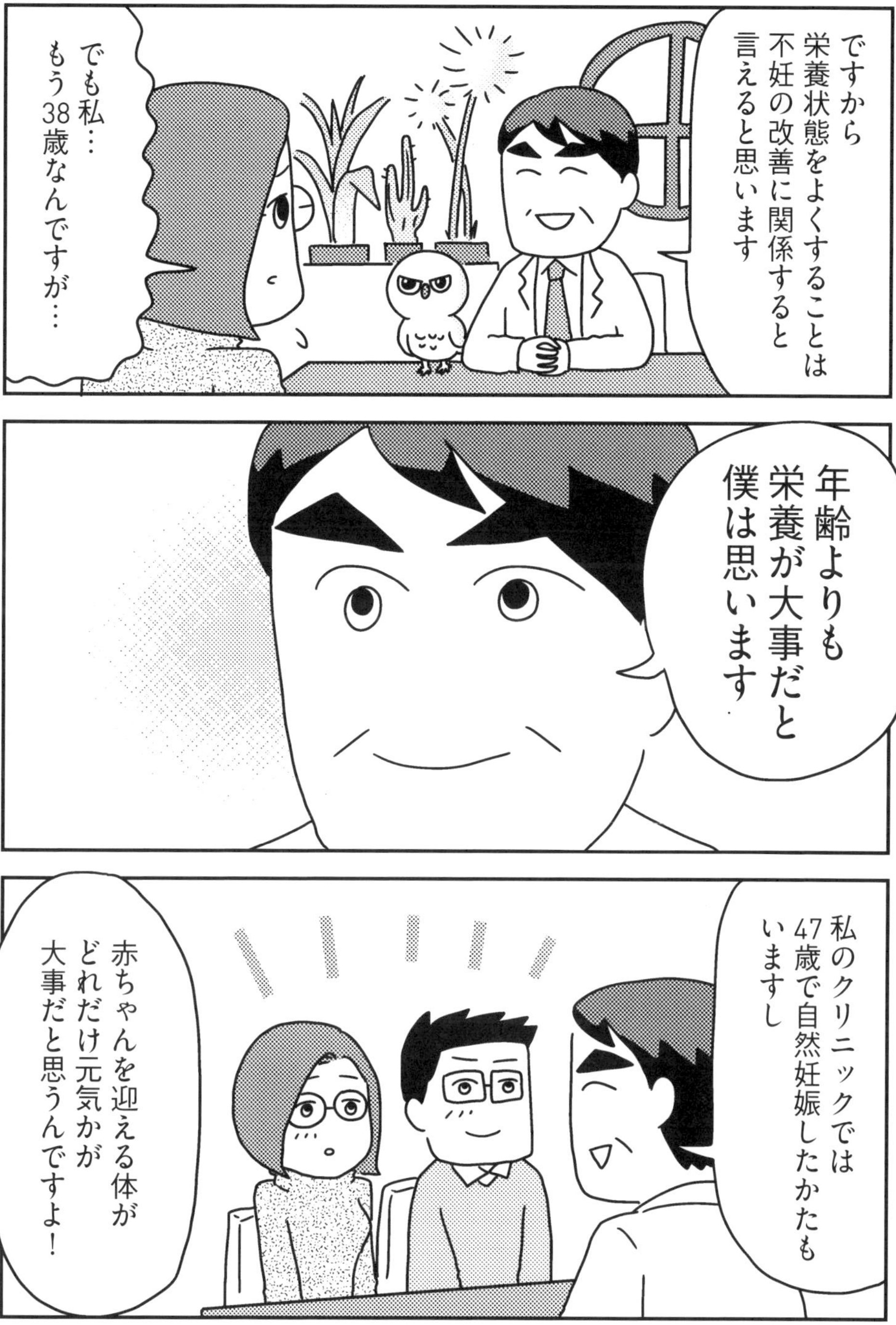

ですから
栄養状態をよくすることは
不妊の改善に関係すると
言えると思います
でも私…
もう38歳なんですが…
年齢よりも
栄養が大事だと
僕は思います
私のクリニックでは
47歳で自然妊娠したかたも
いますし
赤ちゃんを迎える体が
どれだけ元気かが
大事だと思うんですよ！

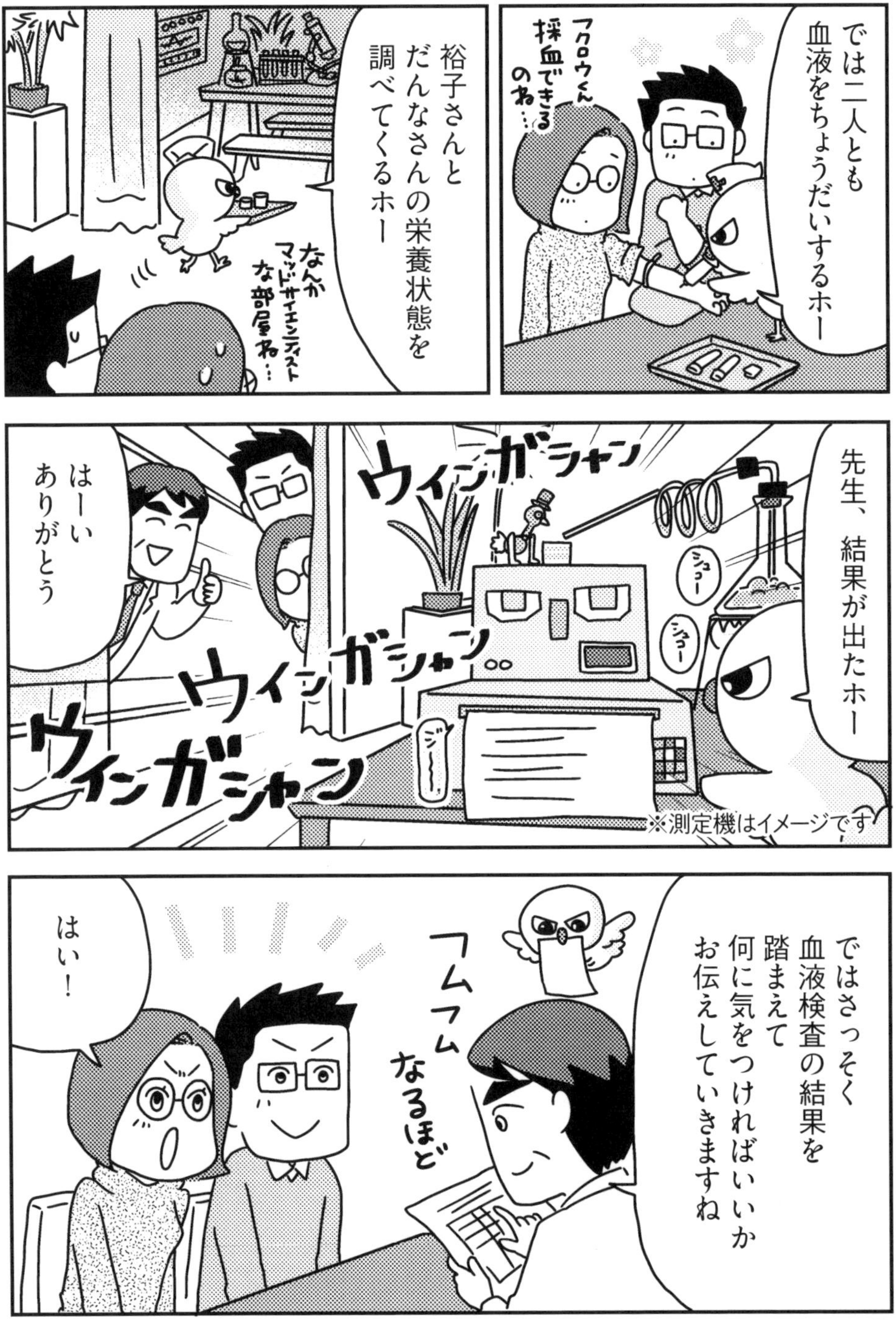
では二人とも血液をちょうだいするホー
フクロウくん採血できるのね…
裕子さんとだんなさんの栄養状態を調べてくるホー
なんかマッドサイエンティストな部屋ね…
先生、結果が出たホー
シュコー
シュコー
ウィンガシャン
ウィンガシャン
ウィンガシャン
ジ～～
はーい ありがとう
※測定機はイメージです
ではさっそく血液検査の結果を踏まえて何に気をつければいいかお伝えしていきますね
フムフム なるほど
はい！

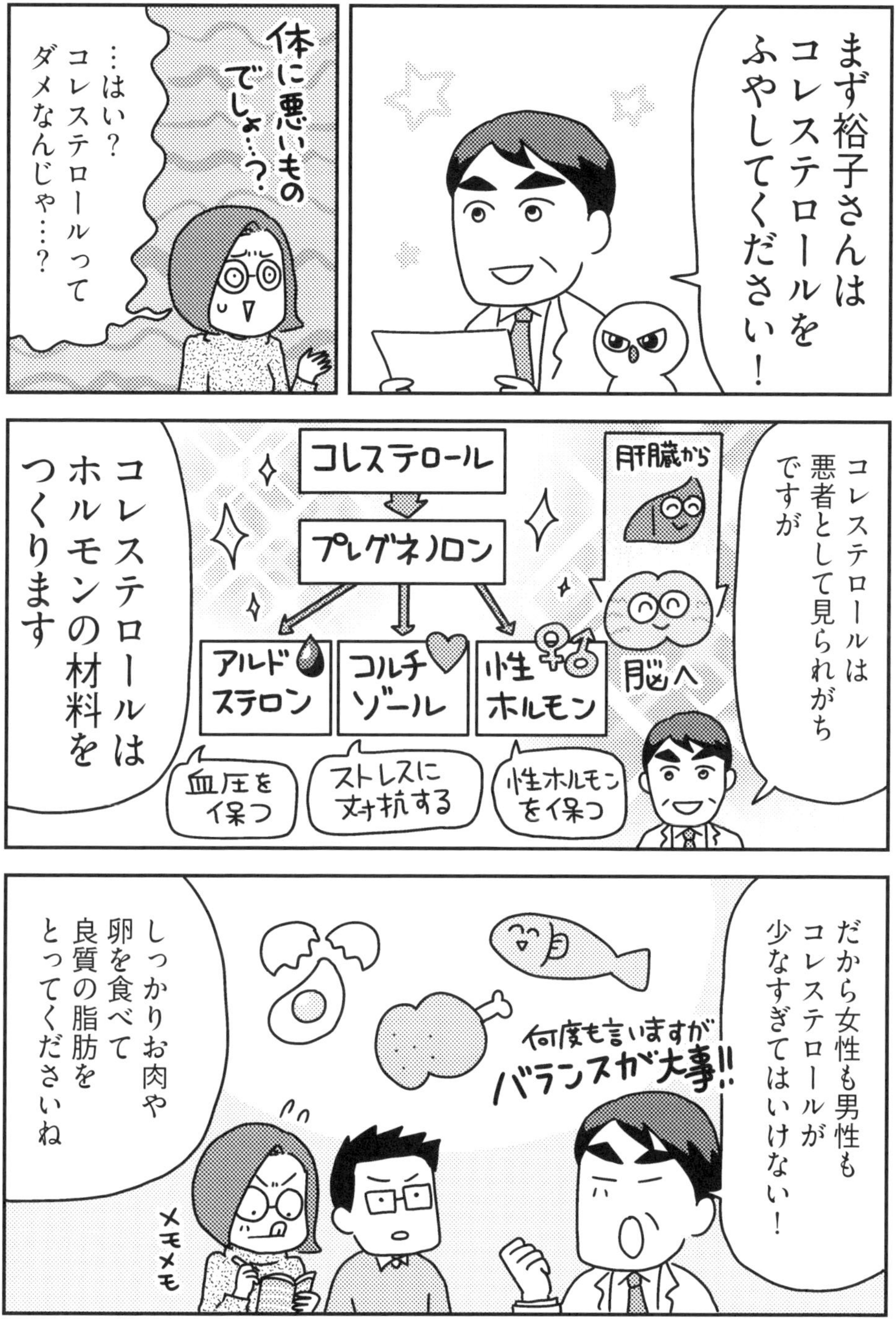
まず裕子さんは
コレステロールを
ふやしてください！
体に悪いもの
でしょ…？
…はい？
コレステロールって
ダメなんじゃ…？
コレステロールは
悪者として見られがち
ですが
肝臓から
脳へ
コレステロール
プレグネノロン
アルドステロン
コルチゾール
性ホルモン
血圧を保つ
ストレスに対抗する
性ホルモンを保つ
コレステロールは
ホルモンの材料を
つくります
だから女性も男性も
コレステロールが
少なすぎてはいけない！
何度も言いますが
バランスが大事!!
しっかりお肉や
卵を食べて
良質の脂肪を
とってくださいね
メモメモ

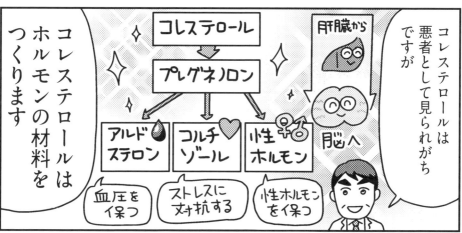

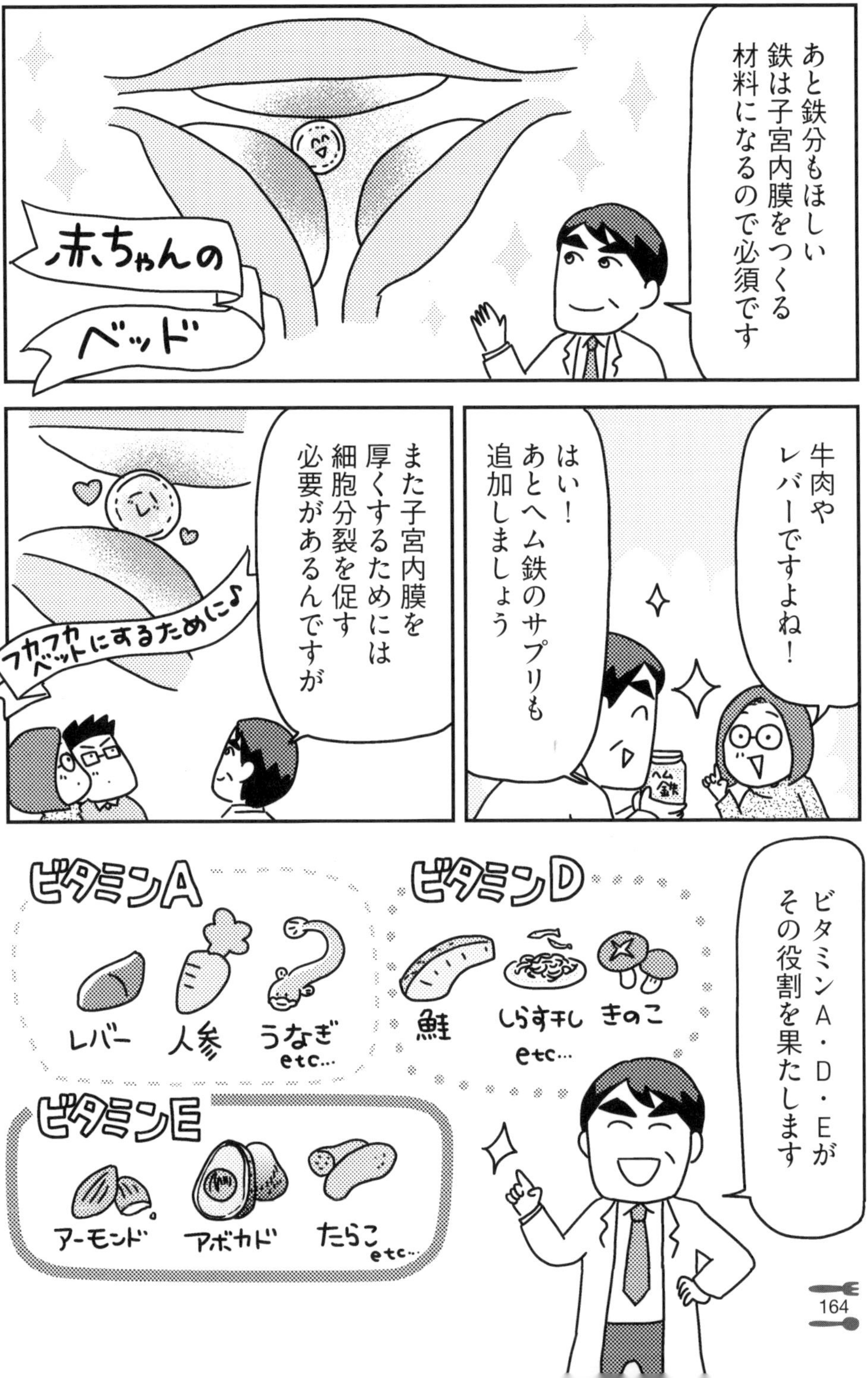
あと鉄分もほしい
鉄は子宮内膜をつくる
材料になるので必須です
赤ちゃんのベッド
牛肉やレバーですよね！
はい！
あとヘム鉄のサプリも
追加しましょう
ヘム鉄
また子宮内膜を
厚くするためには
細胞分裂を促す
必要があるんですが
フカフカベットにするために♪
ビタミンA・D・Eが
その役割を果たします
ビタミンA
レバー
人参
うなぎ
etc…
ビタミンD
鮭
しらす干し
きのこ
etc…
ビタミンE
アーモンド
アボカド
たらこ
etc…

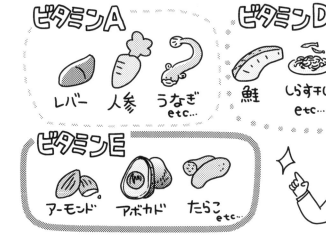

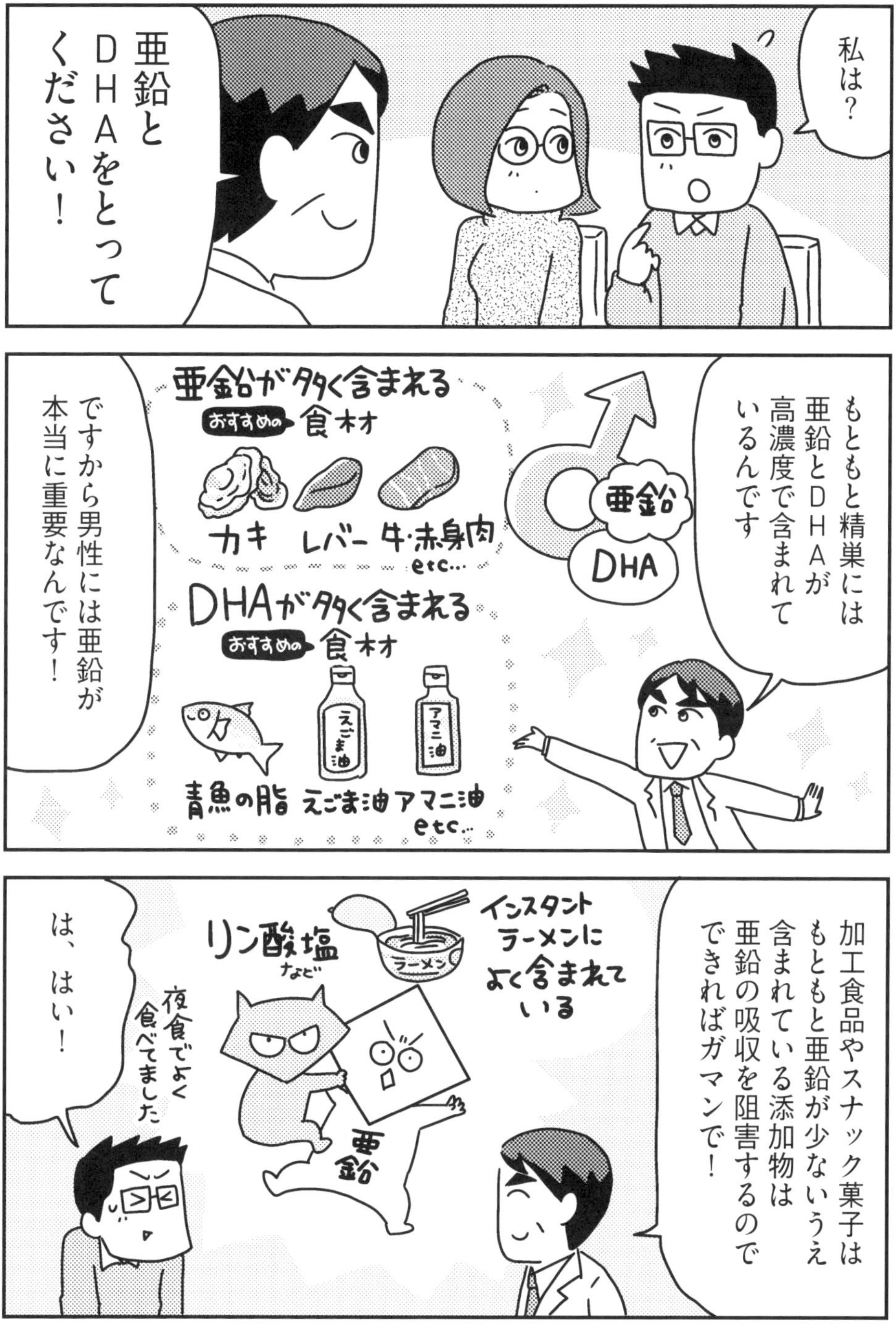
私は？
亜鉛とDHAをとってください！
もともと精巣には亜鉛とDHAが高濃度で含まれているんです
亜鉛
DHA
亜鉛が多く含まれるおすすめの食材
カキ
レバー
牛・赤身肉
etc...
DHAが多く含まれるおすすめの食材
青魚の脂
えごま油
アマニ油
etc...
ですから男性には亜鉛が本当に重要なんです！
加工食品やスナック菓子はもともと亜鉛が少ないうえ含まれている添加物は亜鉛の吸収を阻害するのでできればガマンで！
インスタントラーメンによく含まれている
ラーメン
リン酸塩など
亜鉛
夜食でよく食べてました
は、はい！

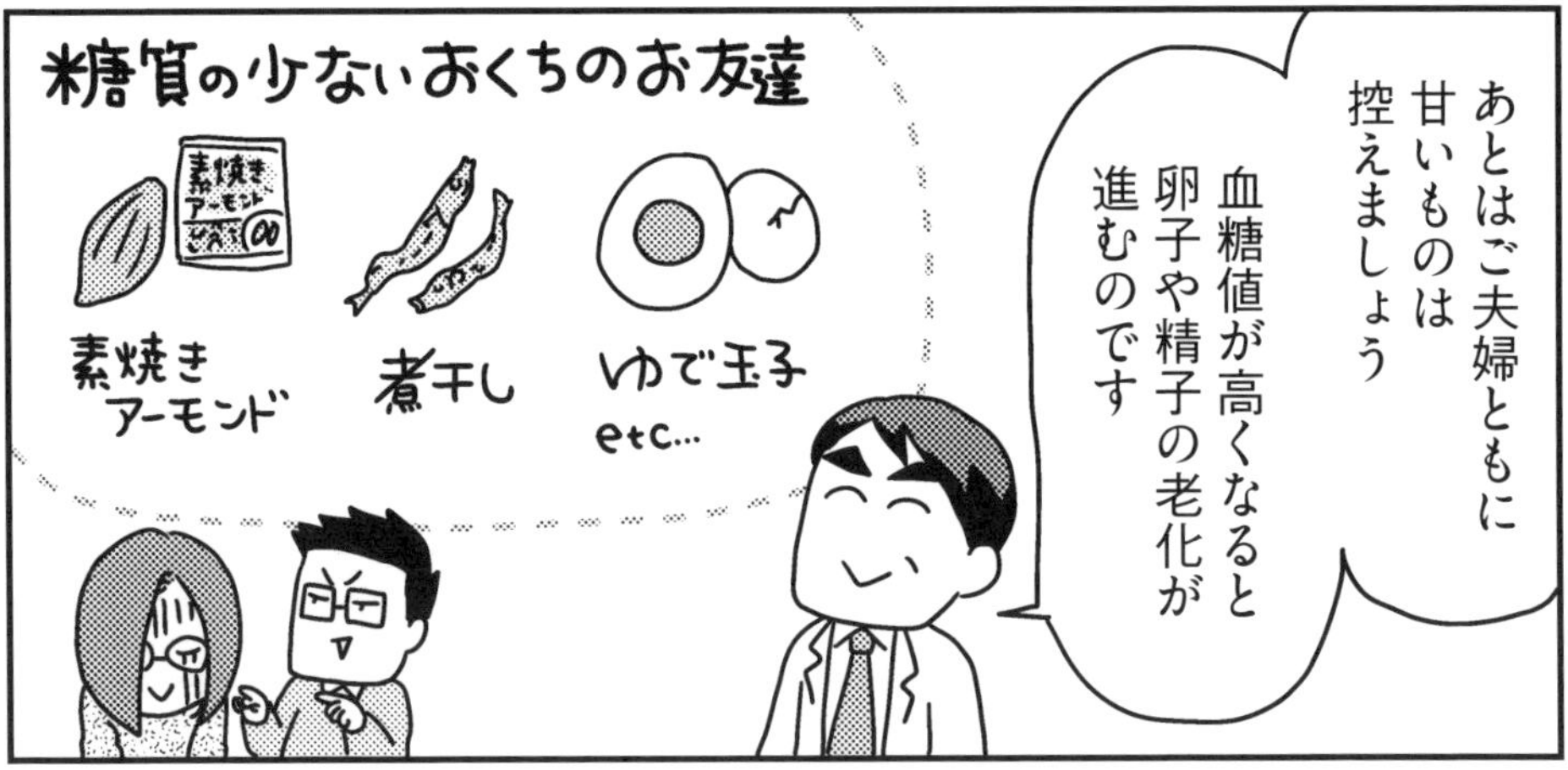
あとはご夫婦ともに
甘いものは
控えましょう
血糖値が高くなると
卵子や精子の老化が
進むのです
糖質の少ないおくちのお友達
素焼き
アーモンド
煮干し
ゆで玉子
etc...

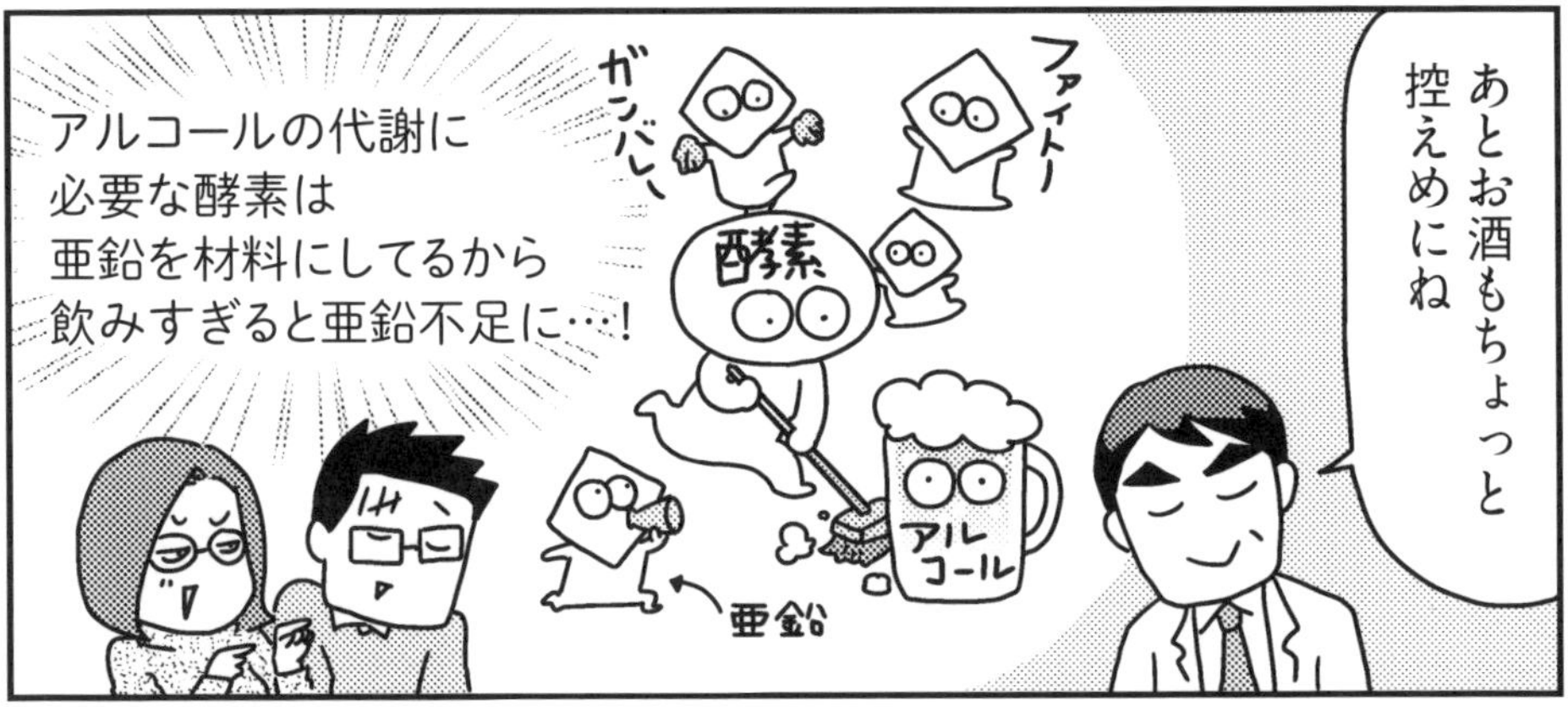
あとお酒もちょっと
控えめにね
アルコールの代謝に
必要な酵素は
亜鉛を材料にしてるから
飲みすぎると亜鉛不足に…！
ガンバレ
ファイトー
酵素
アル
コール
亜鉛

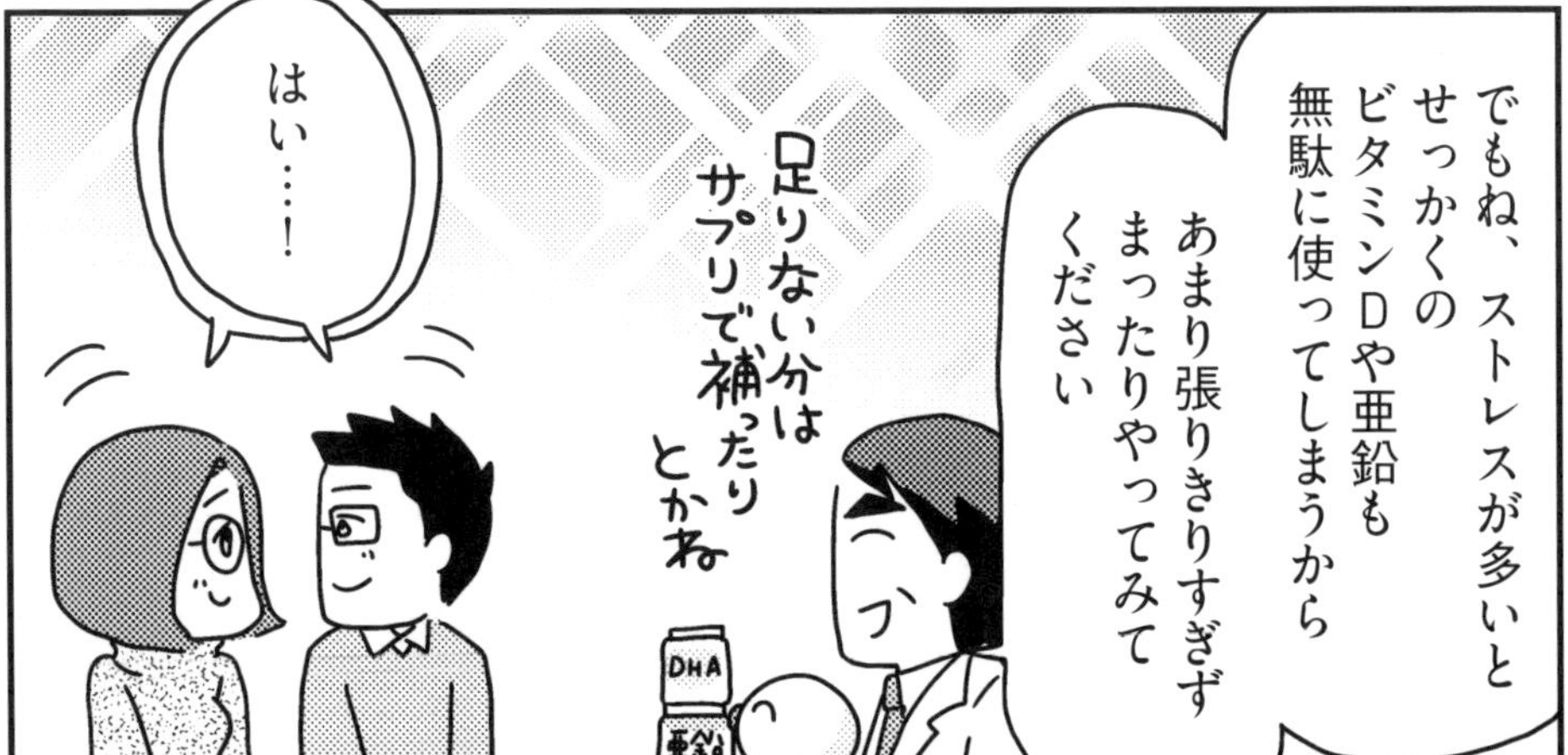
でもね、ストレスが多いと
せっかくの
ビタミンDや亜鉛も
無駄に使ってしまうから
あまり張りきりすぎず
まったりやってみて
ください
足りない分は
サプリで補ったり
とかね
はい…！
DHA
亜鉛

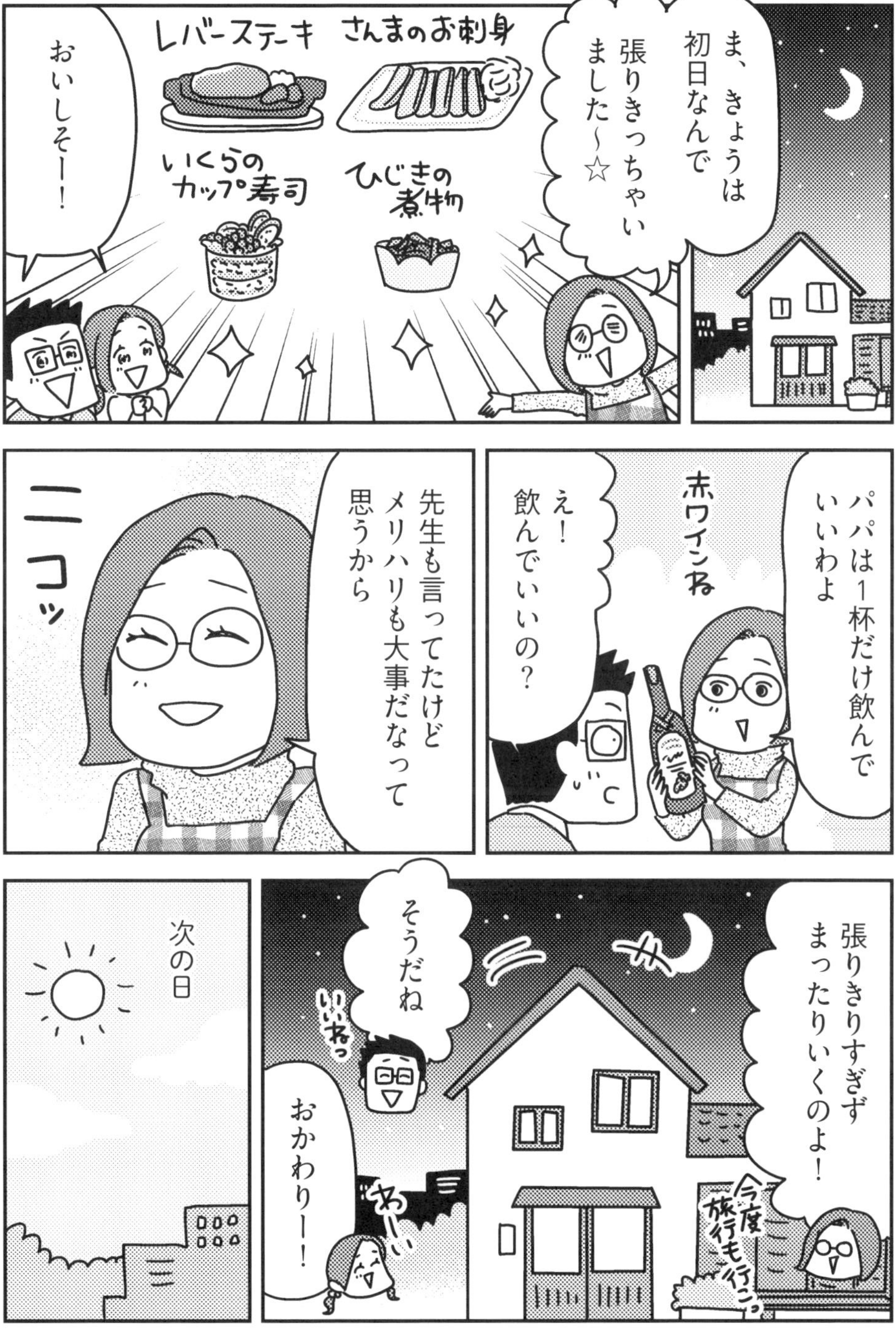
ま、きょうは初日なんで張りきっちゃいました～☆
レバーステーキ
さんまのお刺身
いくらのカップ寿司
ひじきの煮物
おいしそー！
パパは1杯だけ飲んでいいわよ
赤ワインね
え！飲んでいいの？
先生も言ってたけどメリハリも大事だなって思うから
ニコッ
張りきりすぎずまったりいくのよ！
今度旅行も行こっ
そうだね
いいねっ
おかわりー！
わーい
次の日

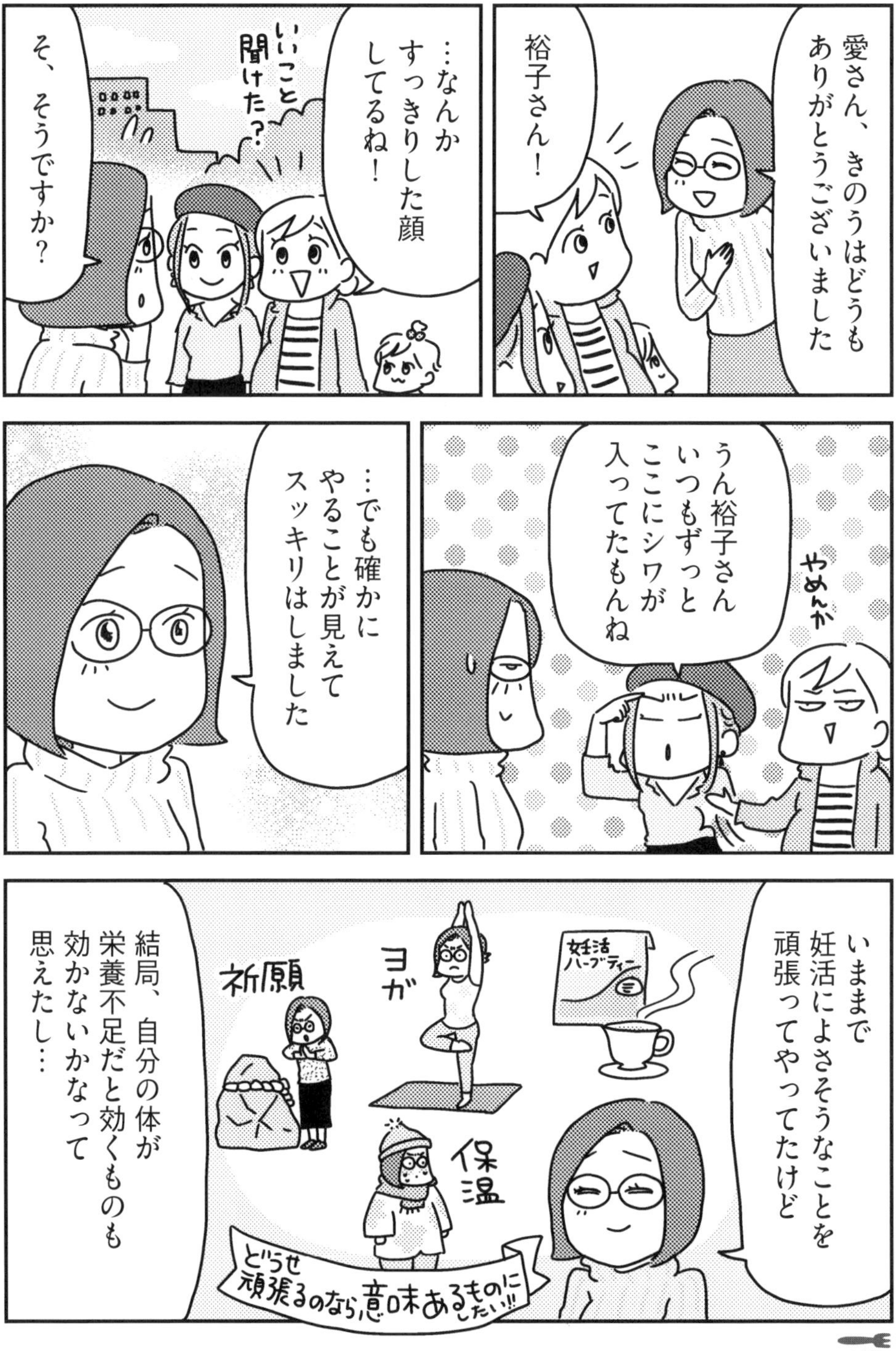

愛さん、きのうはどうもありがとうございました
裕子さん！
…なんかすっきりした顔してるね！
いいこと聞けた？
そ、そうですか？
うん裕子さんいつもずっとここにシワが入ってたもんね
やめんか
…でも確かにやることが見えてスッキリはしました
いままで妊活によさそうなことを頑張ってやってたけど
妊活ハーブティー
ヨガ
祈願
保温
結局、自分の体が栄養不足だと効くものも効かないかなって思えたし…
どうせ頑張るのなら意味あるものにしたい!!

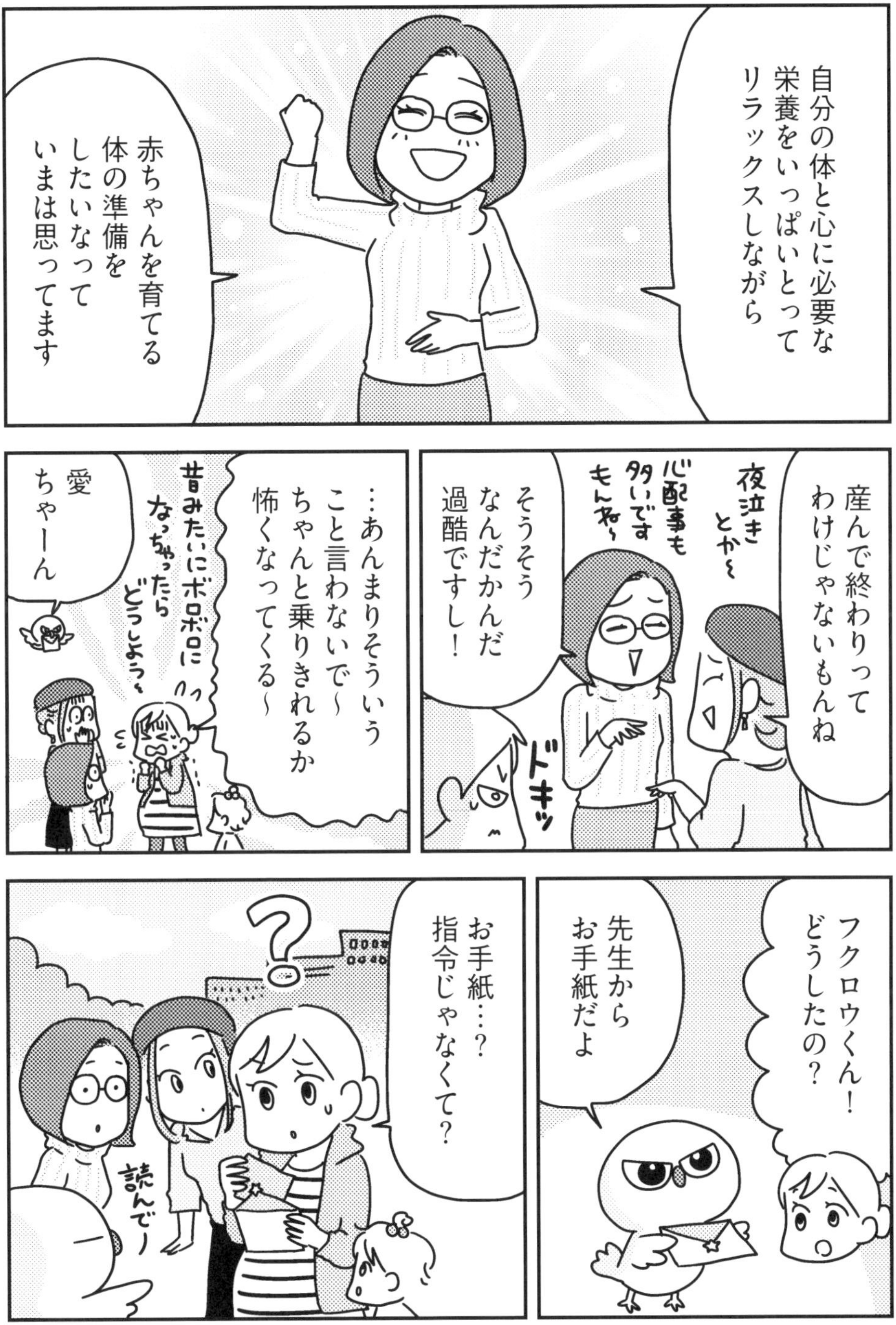
自分の体と心に必要な
栄養をいっぱいとって
リラックスしながら
赤ちゃんを育てる
体の準備を
したいなって
いまは思ってます
産んで終わりって
わけじゃないもんね
夜泣きとか〜
心配事も
多いです
もんね〜
そうそう
なんだかんだ
過酷ですし！
ドキッ
…あんまりそういう
こと言わないで〜
ちゃんと乗りきれるか
怖くなってくる〜
昔みたいにボロボロに
なっちゃったら
どうしよう〜
愛
ちゃーーん
フクロウくん！
どうしたの？
先生から
お手紙だよ
お手紙…？
指令じゃなくて？
？
読んで！

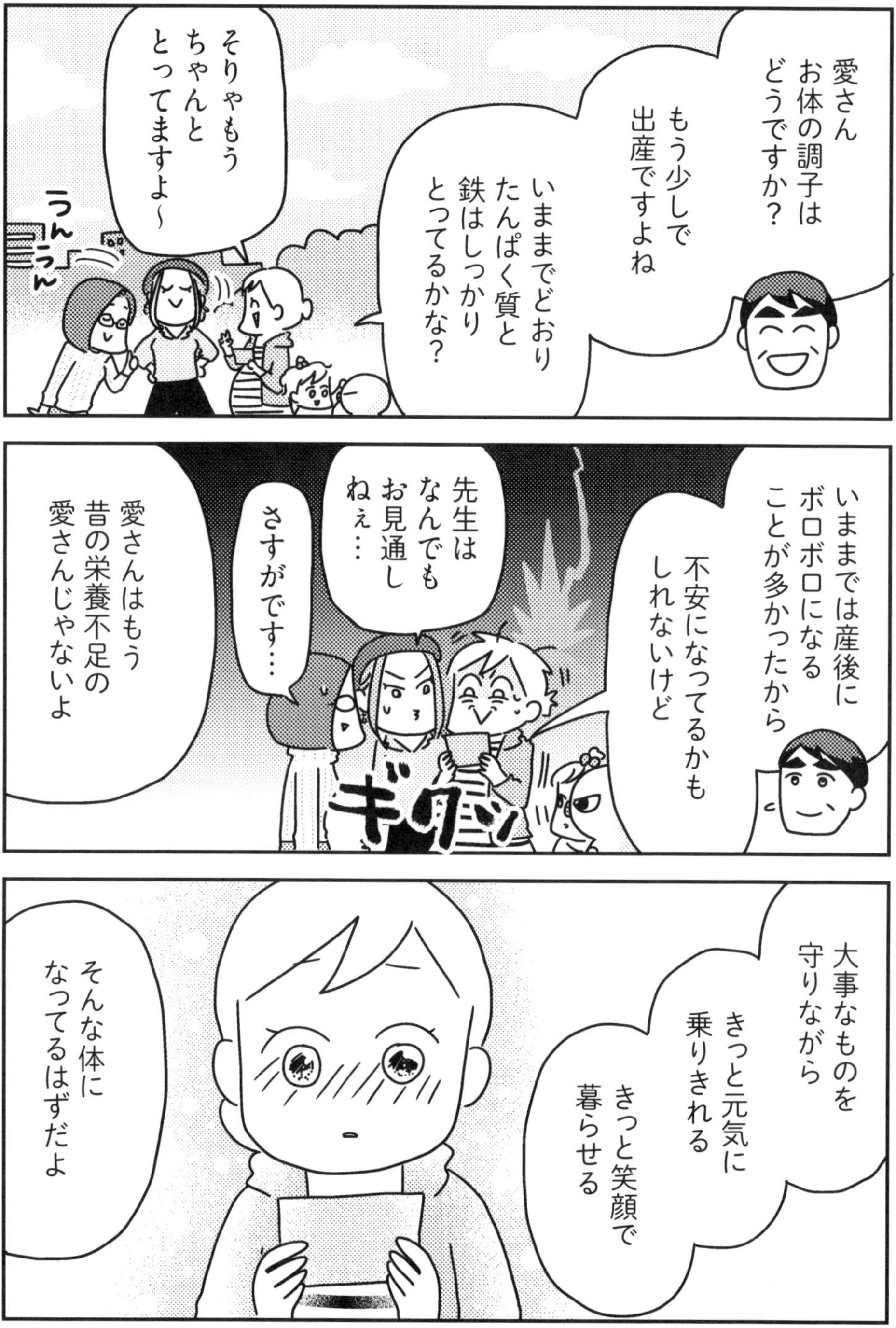
愛さん お体の調子は どうですか？
もう少しで 出産ですよね
いままでどおり たんぱく質と 鉄はしっかり とってるかな？
そりゃもう ちゃんと とってますよ～
うん うん
いままでは産後に ボロボロになる ことが多かったから
不安になってるかも しれないけど
先生は なんでも お見通し ねぇ…
さすがです…
ギクッ
愛さんはもう 昔の栄養不足の 愛さんじゃないよ
大事なものを 守りながら
きっと元気に 乗りきれる
きっと笑顔で 暮らせる
そんな体に なってるはずだよ

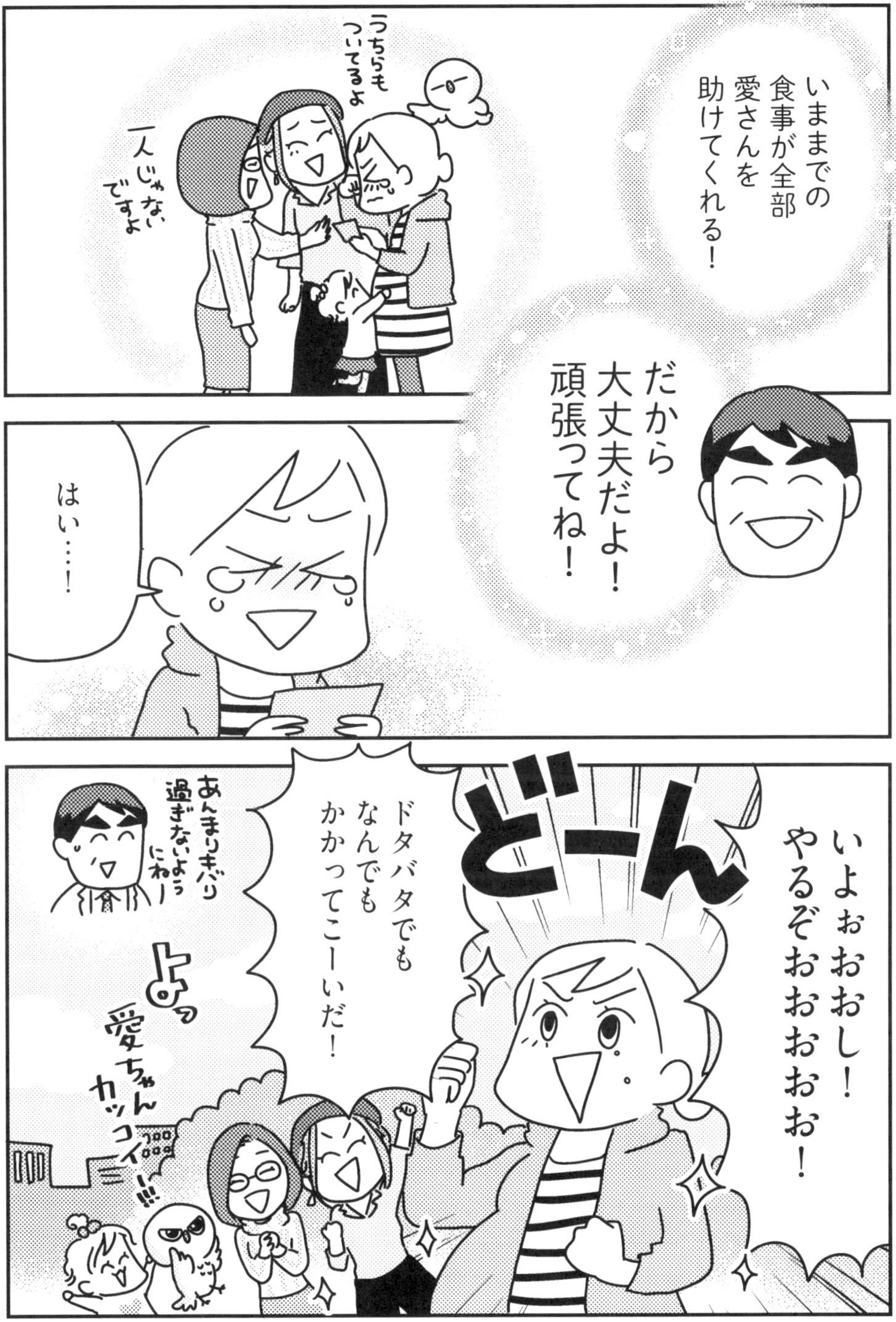

いままでの食事が全部愛さんを助けてくれる！
うちらもついてるよ
一人じゃないですよ
だから大丈夫だよ！頑張ってね！
はい…！
いよぉおおし！やるぞおおおおお！
どーん
ドタバタでもなんでもかかってこーいだ！
あんまりキバリ過ぎないようにね！
よっ
愛ちゃんカッコイー!!!

Part 5

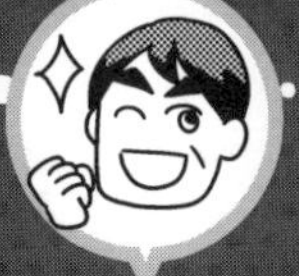

赤ちゃんがほしいなら ホルモンの材料になる栄養をとろう

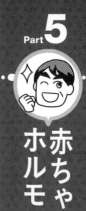

40代になったら妊娠できない、なんて思い込まないで

赤ちゃんがほしいのに、なかなか授からない……そんな悩みをかかえている人が増えています。不妊治療は目覚ましく進歩していますが、不妊の原因が不明という場合も少なくありません。さまざまな検査をしても、目立った問題はない、しいていうなら年齢のせい、そんなふうに言われて涙を流すご夫婦もいます。

一般的に、年齢が上がると妊娠率は下がり、妊娠できても流産する可能性が高くなります。40歳での自然妊娠率は5％程度ともいわれ、不妊治療の助成金も42歳までしか支給されなくなりました。

では、その年齢を超えたら自然妊娠は不可能なのでしょうか。

そんなことはありません。**私のクリニックには不妊治療もせずに47歳で自然妊娠した人もいます**。

彼女は30代のころ、うつ的な症状や全身の倦怠感で私のクリニックを訪れました。オーソモレキュラー療法でつらい時期をなんとか乗り越え、その後も治療を続けて心身ともに落ち着いたころ、「赤ちゃんがほしい」と思い始めたのです。43歳でした。

しかし、検査をしたクリニックでは「妊娠できるようなホルモンバランスではありません」と言われたのです。彼女は気持ちを切りかえ、夫婦で残りの人生を楽しもうと決意するようになりました。それでもオーソモレキュラーはつづけ、年に2回は私のクリニックを訪れ、血液検査をしつつ必要に応じてサプリメントもとっていました。

それから数年たち、47歳のとき生理が止まったのです。本人は「更年期だからだろう」と思っていたのですが、徐々に太ってきて「もしや?」と妊娠検査してみたところ妊娠だったというわけです。

47歳で自然妊娠するなど、いまの常識では考えられないと思います。でも実際にあったケースですし、**私のクリニックの患者さんは、40代で妊娠するかたは特に珍しくありません**。年齢より栄養のほうが重要だからです。

栄養を整えて精子も卵子もアンチエイジング

不妊と栄養の関係は、いま最もホットな話題かもしれません。

私がクリニックを開設した2003年ごろは、口コミで月に数名の問い合わせがある程度でしたが、いまでは多くの患者さんが不妊治療クリニックと当院の両方に通って治療しています。また、不妊治療専門の先生がたがオーソモレキュラー療法の講習会に参加してくださるようにもなりました。

さて、栄養が整うと、どうして妊娠するのでしょうか。

それは、人工授精や体外受精をしたとしても、精子と卵子が健康でなくては妊娠に至ることができないからです。

オーソモレキュラーは分子レベルで健康を回復させる治療法だとお伝えしましたが、**卵子も精子も受精卵も、分子そのもの**です。**小さな細胞の一つ一つが健康になることで、妊娠率が向上する**のは当然といえるでしょう。

実際、「いままで採卵のときに2個くらいしか卵子がとれなかったのに、今回は8個もとれました」とか「精子の動きがよくなり、先生に驚かれました」などというれしい報告を聞くことも多くあります。卵子や精子の質や量は、栄養状態が整うことで明らかによくなっていくのです。

食事を変えれば精子は1～2週間で改善する

栄養の効果は卵子より精子のほうが早くあらわれます。精子は入れかわりが非常に早いため、栄養の影響がダイレクトにあらわれるのです。栄養状態が悪いと運動率が下がり、数が減り、残った精子にも奇形が出ますが、適切な栄養が補給されるとあっという間に改善します。

特に増やしてほしいのは**亜鉛とDHA**です。もともと精巣には亜鉛とDHAが高濃度に含まれています。

亜鉛は新陳代謝にかかわるミネラルなので、細胞の入れかわりを促すには必要不可欠です。パート3でお話ししたように、亜鉛が圧倒的に多いのはカキです。ほかにも豚レバー、牛赤身肉、高野豆腐などに多く含まれています。

注意したいのは加工食品です。カップめんなどには、亜鉛の吸収を阻害するリン酸塩などの添加物が多く含まれているので避けたいものです。

DHAはオメガ3系の脂肪酸で、脳の神経の働きをよくする油として一躍有名になった脂質です。脂質は細胞膜の形を整える役割があり、特にＤＨＡは精子の奇形を防ぐ役割があります。ＤＨＡは背の青い魚の油に多く含まれていますので、**週に2～3回は青魚を食べる**ようにしたいものです。

栄養が整ってから卵子のグレードが上がり始める

卵子の場合、原子卵胞の状態から排卵するまでに数カ月かかります。ですから、いま栄養状態を変えたとしても、すぐに効果が出るわけではありません。**栄養状態が整ったあとから、排卵による卵子の状態がよくなっていきます**。

また、状態のいい精子と卵子が結合して受精卵がつくられても、受精卵のベッドである子宮内膜が厚くなければ着床することはできません。

そのために必要な栄養素は、**ビタミンA・D・E**です。これらの栄養素は細胞の分化を促進させるので、アトピー性皮膚炎などの改善にも効果があります。ビタミンAはレバーやうなぎ、あなご、にんじんなどに、ビタミンEはアーモンドなどのナッツ類やうなぎなどに含まれています。ビタミンＤについてはパート3で説明していますが、いわしやかつおなどの魚や、きのこ類などに多く含まれています。紫外線に当たることでも増やすことができます。

コレステロールは悪者？ いいえ、不妊治療のパートナー

女性ホルモンや男性ホルモンが適切に分泌されることも、妊娠には非常に大切です。特に女性の場合、女性ホルモンの指令がなければおなかの中で卵子を育てたり、排卵したり、妊娠を維持させたりすることができません。

不妊治療のクリニックでは、血液検査で女性ホルモンの数値をはかりますが、オーソモレキュラーではその手前の「ホルモンの材料（栄養素）」をはかるのです。材料が少ないことがわかれば、その栄養素を補充することを考えます。

女性ホルモン、男性ホルモンなどの性ホルモンの材料として**最も大事なものがコレステロール**です。

「コレステロール＝悪者」と考えている人は多いと思います。人間ドックなどでコレステロール値が高いと、コレステロール値を下げるための指導を受けます。低ければ低いほどよいと思っている人もいるでしょう。でもそれは大きな誤解です。コレステロールは血糖

値を平常に保つコルチゾールの材料にもなりますし、ビタミンDの生成にもコレステロールは不可欠です。妊娠を望む女性にとって、コレステロール値が低くてよいことなど何もありません。

そもそもコレステロールには誤解が多いのです。以前は「コレステロール値を上げないために、卵は1日1個まで」などといわれていました。コレステロールを含む食品を食べつづけると、動脈にコレステロールが沈着して動脈硬化を引き起こすと考えられていたからです。しかし、現在ではそれがまちがいであることが認められています。食事からのコレステロールは全体の3割ほどで、体内で生成されるコレステロールのほうがはるかに多いこともわかってきました。

コレステロールを増やすためには、卵だけでなく肉や魚などの動物性たんぱく質をしっかりとることが重要です。たんぱく質をとることで、コレステロールのなかでも「善玉」といわれるものが増えるのです。さらに**有酸素運動をする**ことでも善玉コレステロールが増えること

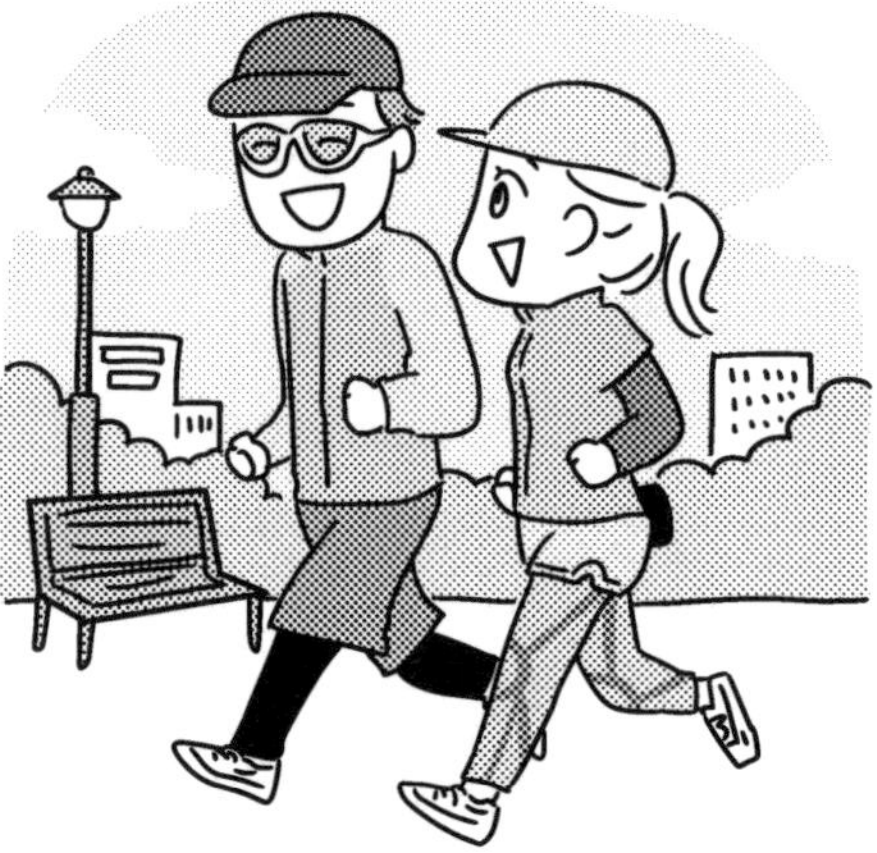

が知られています。

精神的なストレスを軽減させるオーソモレキュラー

オーソモレキュラーは、精神面での健康を保つことにも効果を発揮します。

不妊治療は「出口のないトンネル」にもたとえられ、特に女性の精神的な負担ははかり知れません。治療の痛みや負担に耐えて「今月こそ」という妊娠への期待をふくらませたものの、生理が始まれば大きな失望を味わわなくてはいけません。夫婦の思いがすれ違うことも多いと聞きます。心身ともに大きなストレスをかかえるため、うつ的な症状が出てしまう人もいます。

だからこそ、**不妊治療にオーソモレキュラーは効果がある**のです。

ここまで読んでいただいてわかるように、パート1やパート2でお話しした「脳の神経伝達物質のバランスを整える栄養素」と、「不妊に効く栄養素」に大きな違いはありません。つまり、**妊娠のための食事をすることで、精神面での安定感も得られる**ということです。それだけでなく、アレルギー症状を改善することにも一役買います。

妊娠出産はゴールではなく、スタートです。お母さんが元気でなければ、深夜の授乳やおむつがえ、家事と育児、さらには仕事との両立は難しくなります。そんな子育てをする未来のための体づくりを、できるだけ早いうちにスタートしましょう。

妊娠前に鉄を貯蔵しておきましょう

不妊治療に限らず、妊娠を望むすべての女性たちにお伝えしたいのは、**妊娠前に十分な鉄を貯蔵してほしい**ということです。

胎児の成長に、鉄は欠かせないミネラルです。赤ちゃんの体をつくるために、お母さんの体内の鉄は優先的に胎児に回されてしまいますから、母体は鉄欠乏になりがちです。さらに、妊娠時のお母さんに鉄の貯蔵がない場合、赤ちゃんが鉄欠乏になる可能性もあり、胎児期の鉄欠乏は脳の発達への影響が懸念されるのです。

以前私のクリニックを訪れた発達障害のお子さんは、お母さんが妊娠時に体重を気にしすぎるあまり、ひどいたんぱく質欠乏と鉄欠乏になっていました。そのことが子どもの脳の栄養不足に結びついた可能性も考えられました。

もちろん「子どもの発達障害は親の栄養のせい」と言っているわけではありませんし、妊娠時の栄養不足があったとしても「私のせいでとり返しがつかなくなった」と嘆く必要もありません。パート4でお話ししたように、生まれてからでもできることはたくさんあるのですから。

ただ、早い段階で体の栄養を整えることができれば、妊娠も出産も、そして子育てもラクにできるのです。正しい知識をつけるのは、後悔するためではありません。未来を明るい方向に変えていくためなのだと、私は信じています。

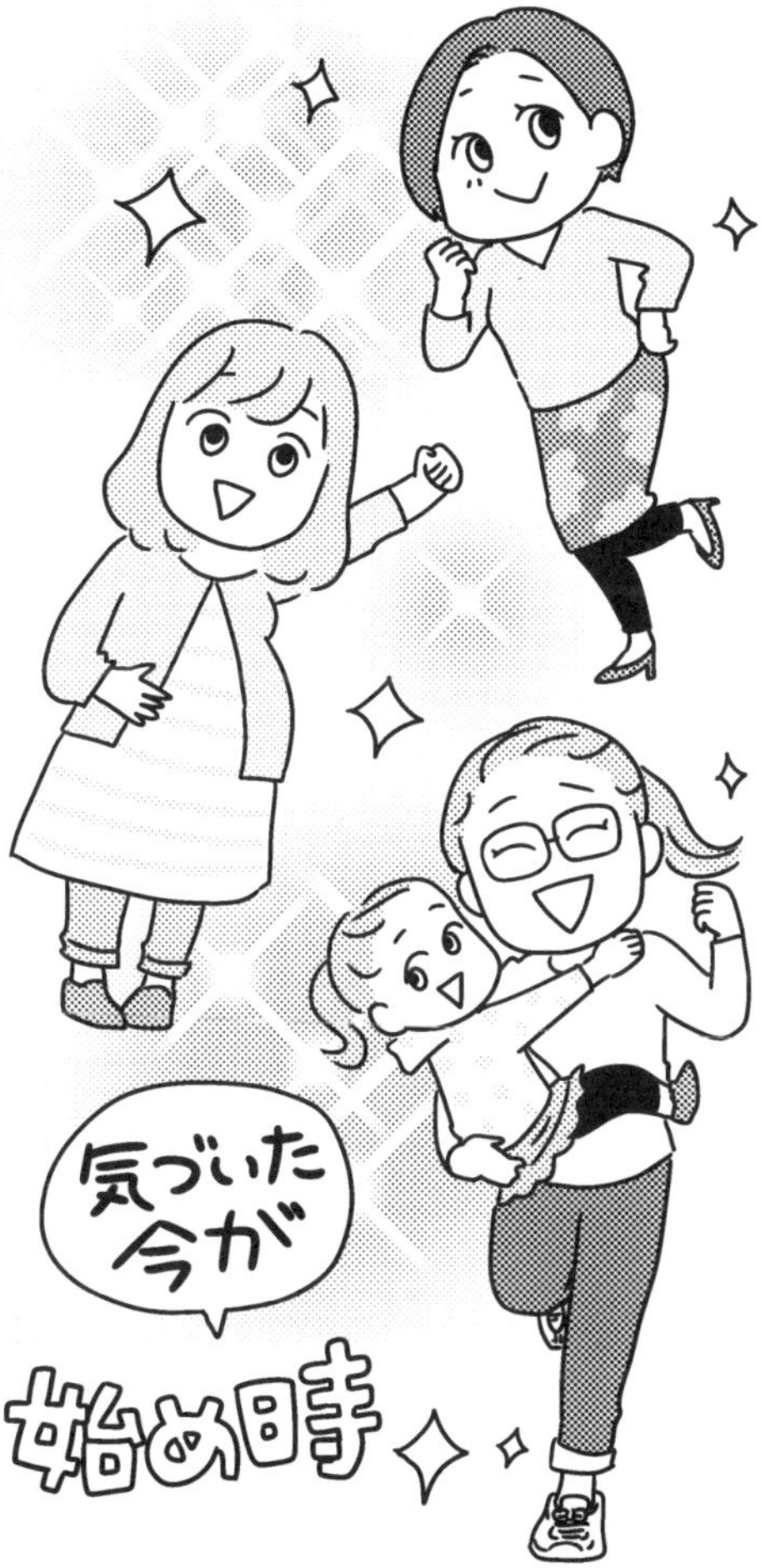

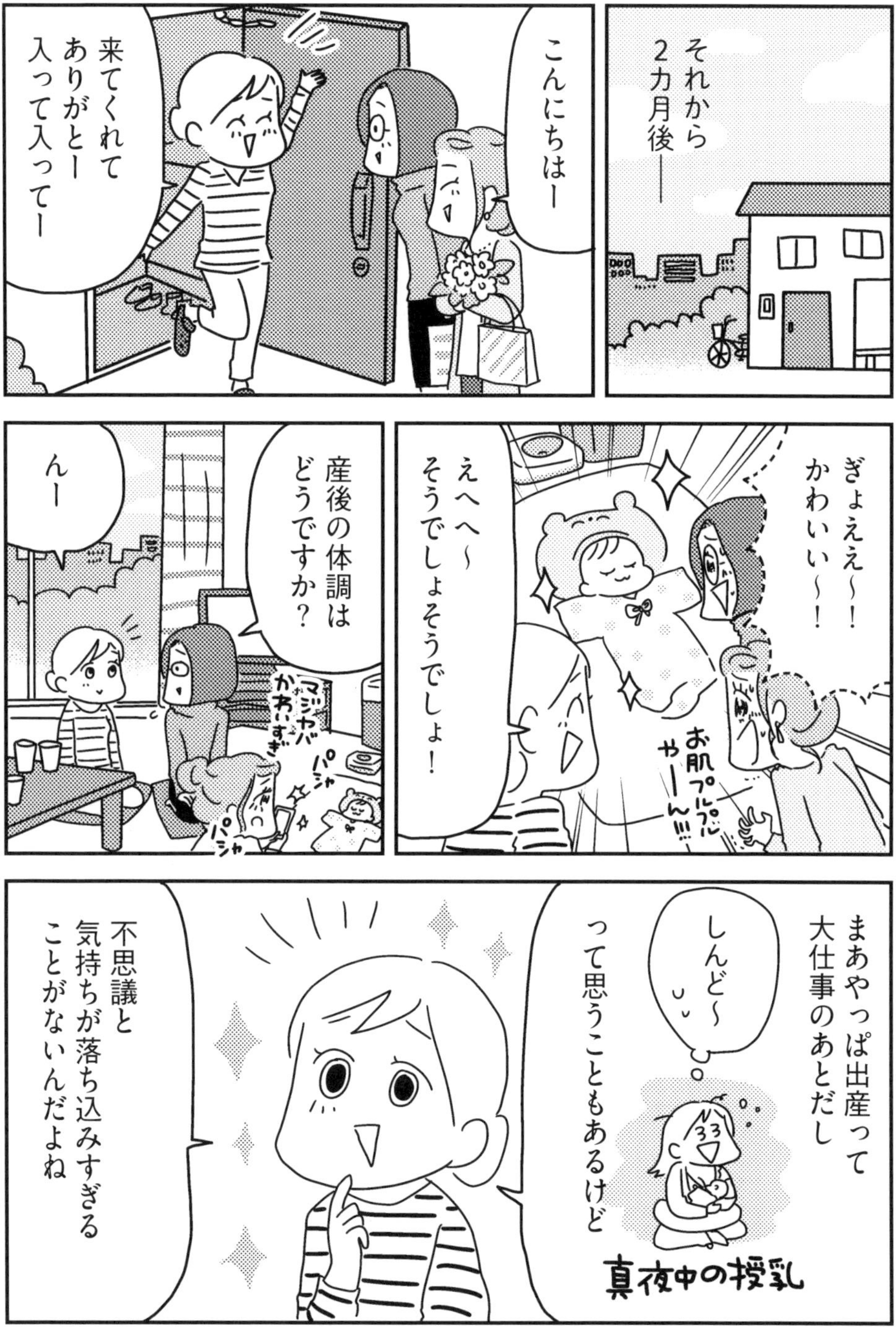
それから2カ月後——
こんにちはー
来てくれてありがとー入って入ってー
ぎょえええ〜！かわいい〜！
お肌プルプルやーん!!!
えへへ〜そうでしょそうでしょ！
産後の体調はどうですか？
マジヤバかわいすぎ
パシャ
パシャ
んー
まあやっぱ出産って大仕事のあとだし
しんど〜
って思うこともあるけど
真夜中の授乳
不思議と気持ちが落ち込みすぎることがないんだよね

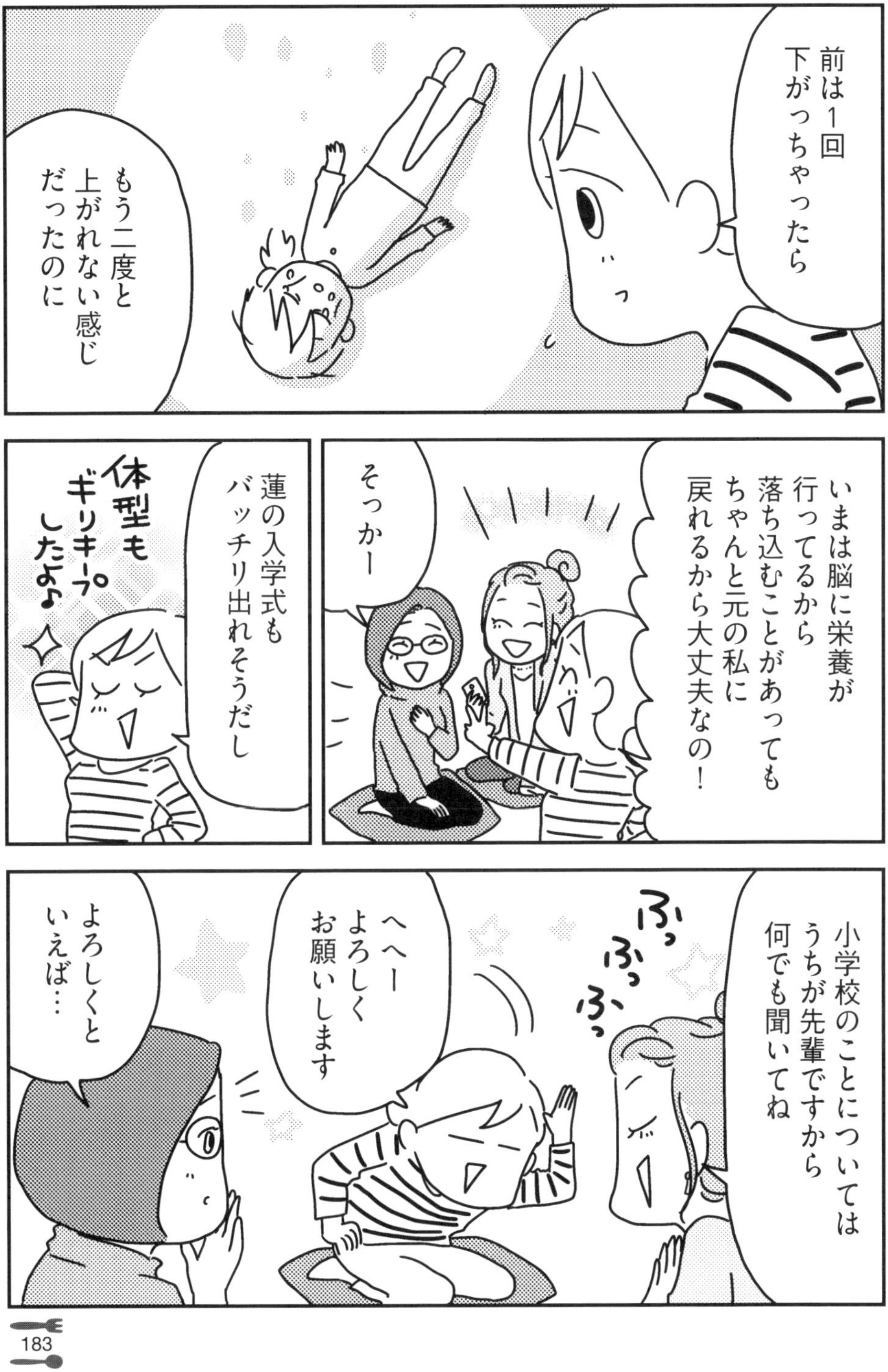
前は1回下がっちゃったら
もう二度と上がれない感じだったのに
いまは脳に栄養が行ってるから落ち込むことがあってもちゃんと元の私に戻れるから大丈夫なの！
そっかー
蓮の入学式もバッチリ出れそうだし
体型もギリキープしたよ♪
小学校のことについてはうちが先輩ですから何でも聞いてね
ふっふっふっ
へへー よろしくお願いします
よろしくといえば…

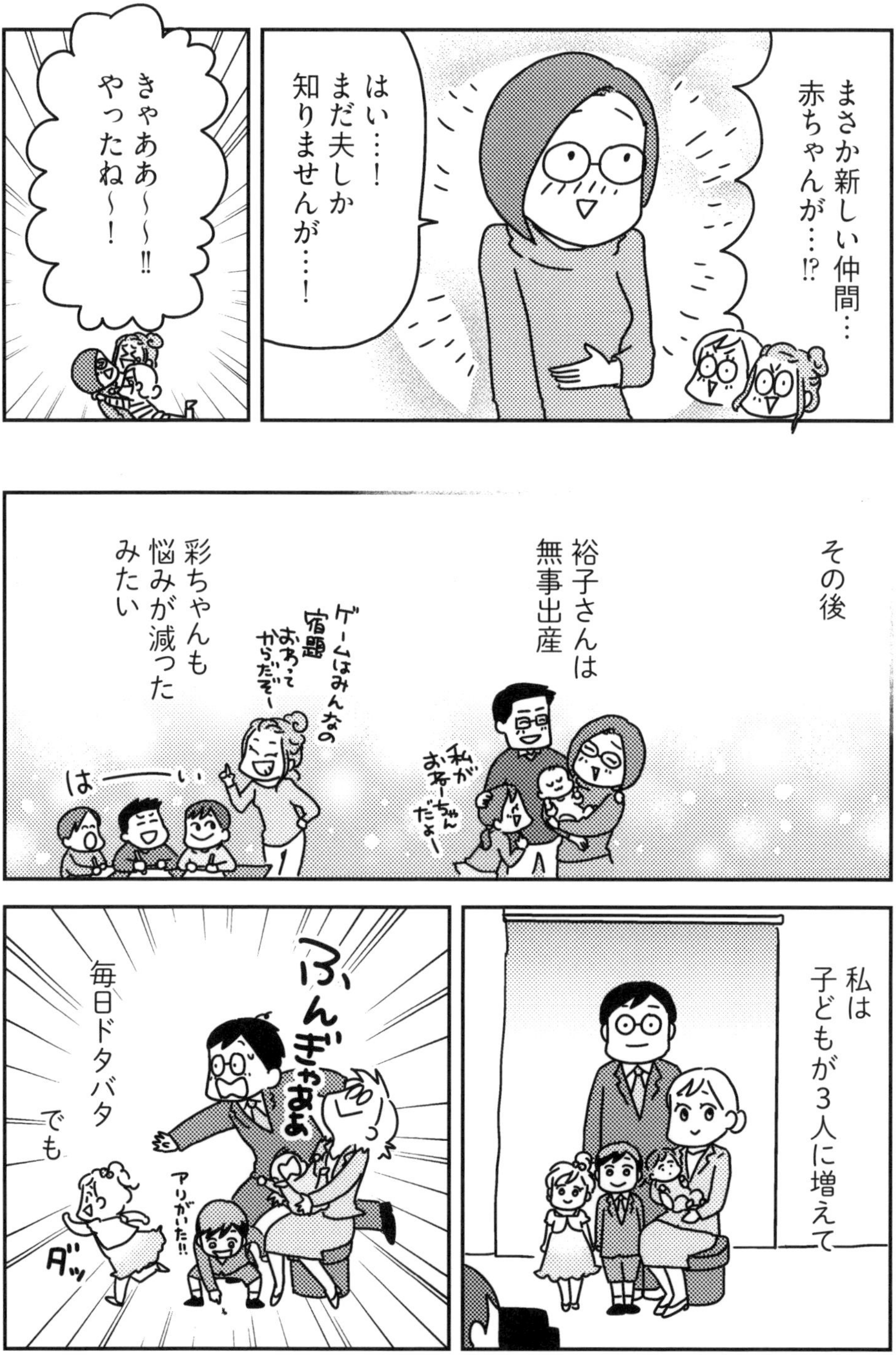
まさか新しい仲間…
赤ちゃんが…!?
はい…!
まだ夫しか
知りませんが…!
きゃあぁ〜〜!!
やったね〜!
その後
裕子さんは
無事出産
私がお姉ーちゃんだよー
彩ちゃんも
悩みが減った
みたい
ゲームはみんなの宿題おわってからだぞー
は――い
私は
子どもが3人に増えて
毎日ドタバタ
でも
ふんぎゃあぁ
アリがいた!!
ダッ

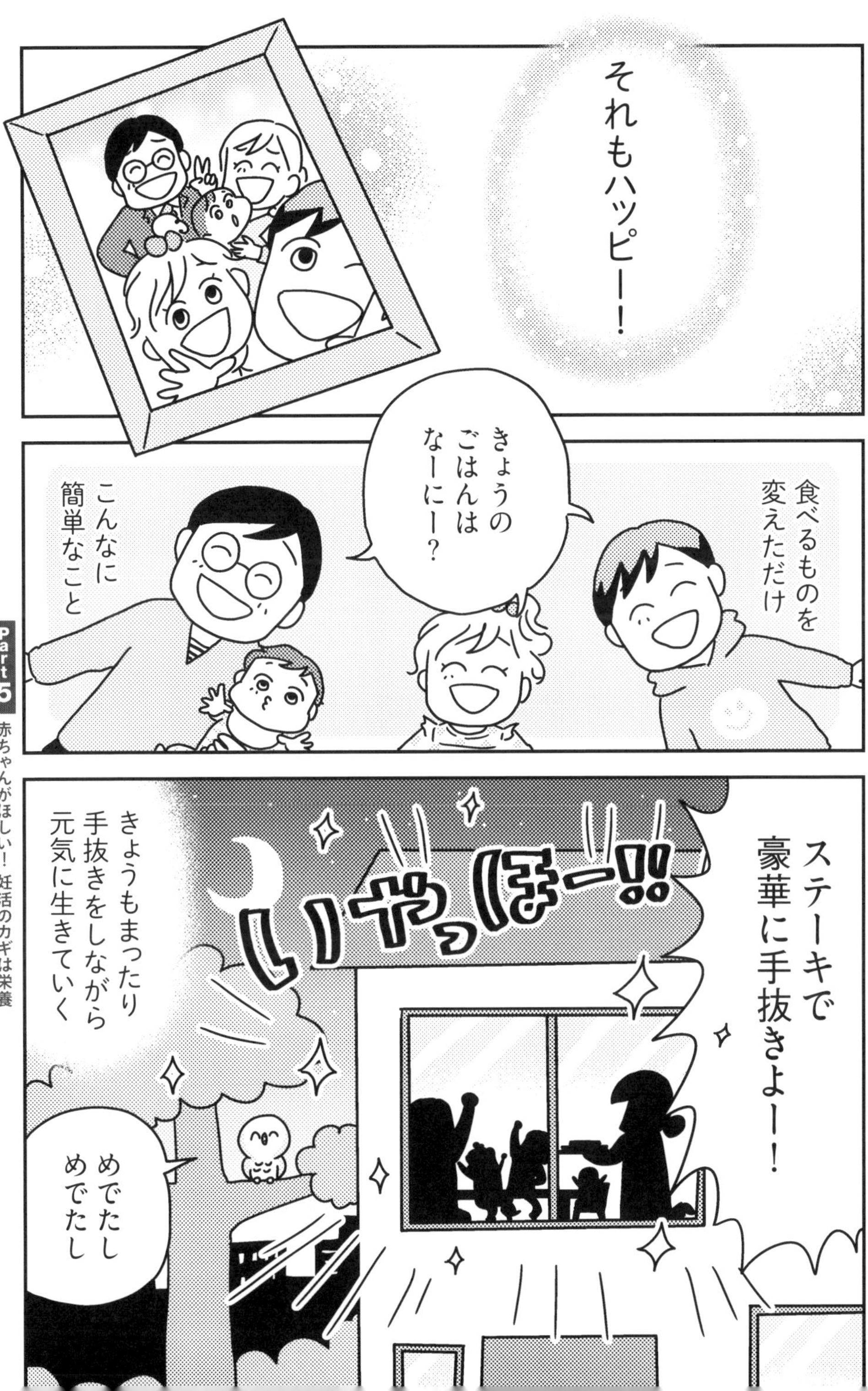
それもハッピーー！
食べるものを変えただけ
きょうのごはんはなーにー？
こんなに簡単なこと
ステーキで豪華に手抜きよーー！
いやっほー!!
きょうもまったり手抜きをしながら元気に生きていく
めでたしめでたし

運動、生活リズム、ストレスコントロールも重要です

栄養をしっかりとることと同じくらい大切なことがあります。それは次の三つです。

【適度な運動】 適度な運動には、自律神経の働きを整える効果があります。交感神経の緊張をゆるめることで、腸の働きが改善して栄養の吸収もよくなります。おすすめは、食事の直後に15～30分程度のウォーキングをすること。血糖値を下げるインシュリンの働きがよくなり、血糖値の安定にもつながります。

【規則正しい睡眠】 交感神経の緊張をほぐすためにも、質のいい睡眠をとることが大切です。ぬるめのおふろにゆったりつかってリラックスし、眠る前にはあたためた豆乳を飲んだりアーモンドなどを少し食べたりするのもいいですね。就寝前の飲食は太りやすいといわれますが、糖質の少ないものを少量食べることで、睡眠中の血糖値を安定させることができます。就寝前のパソコンやスマホはやめて脳を落ち着かせ、23時くらいまでには眠りにつきましょう。

【ストレスコントロール】 ストレスはせっかくとった栄養をムダづかいするだけでなく、血糖調節の重要な役割を担う副腎を疲労させます。ストレスの原因を見つけ、できるだけ避けるようにします。女性は人間関係に気を使いすぎてストレスを感じることも多いので、避けられるものからは避けましょう。また、好きなものに夢中になる時間、気のおけない友人とのおしゃべり、声を出して笑う時間をたくさんつくりましょう。女性は特に、そんな時間が必要だと私は思います。

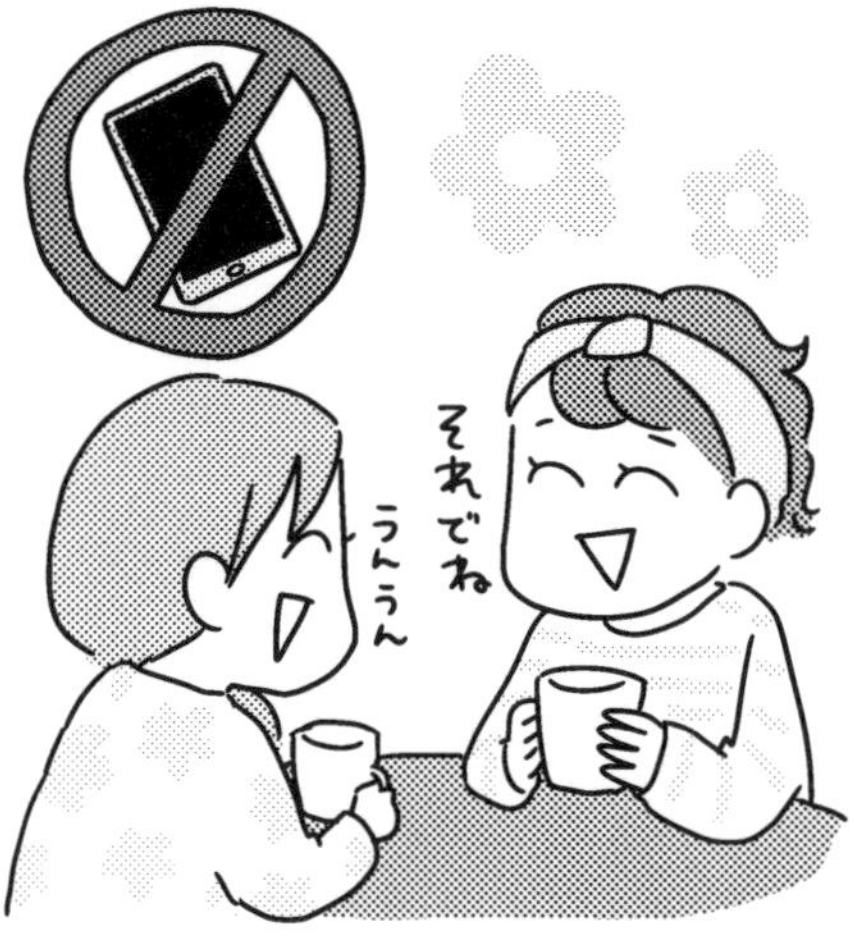

あとがき

栄養は人生に奇跡を起こす可能性がある！

本書で紹介しているオーソモレキュラー療法に出会い20年が経過したいまでも、患者さんの驚くような改善を目の当たりにすると、「やっぱり栄養には、人生に奇跡を起こす可能性がある！」と感動します。自分も幼いころからの大きな悩みであったアトピー性皮膚炎が完治し、小学校低学年から毎年春になると悩まされていた花粉症も治りました。ステロイド軟膏や抗アレルギー剤などを使用しなくても体調がよく、一晩眠れば疲れも消えているような充実した日々を過ごすことができているのも、適切な食事とサプリメントを継続しているためです。

この本の主人公であり多くの不定愁訴に悩む愛さんと家族は、実は20年前の私の家族がモデルです。あのとき、この本で紹介することになったオーソモレキュラー療法に出会うことがなければ、きっといまのような充実した毎日を過ごすことはなかったでしょう。

患者さんに目を向けると、10種類以上の薬が処方されても起こる精神的な発作によって救急車で頻繁に病院に運ばれていた19歳の女性が、8年を経過してすべての薬が不要となり、すてきな男性と結婚して楽しそうに暮らしています。学習障害と診断され普通校への入学は難しいと言われていた男の子は有名大学に進学し、キャンパスライフを謳歌しています。産後うつと診断され、投薬により授乳も禁止され、診察のたびに自分を責めて大泣きしていた女性は、その後二人のお子さんを出産し、うつ症状は皆無で楽しく子育てをしています。こんなにラクならもう一人ほしいとまで話す姿は、あのころとは本当に別人の印象です。

You are what you eat.

これは西洋で古くから使われている表現です。日本語では「あなたは、食べてきたものそのものである」などと訳され、食べ物で健康にも不健康にもなるということを意味しています。本書で紹介したオーソモレキュラー療法は、1950年代にカナダやアメリカで始まり、いまでは世界じゅうで行われている歴史ある治療法です。この治療の基本にしているのは、栄養素（食べ物）は人の健康に大きく作用するという概念です。

がんを含めた多くの慢性疾患が生活習慣病として理解されるようになり、マスコミなどを通して多くの健康と栄養に関する情報が流れてきます。それらはすべて事実を伝えているものと思いますが、欠けている視点は最適な量という思考がないことと、全体のバランスを評価していないということです。

体の症状であっても精神的な症状であっても、その症状の背景にはきっと栄養の問題が隠れているのです。通常の医療では、症状の背景に栄養が関係しているということは評価されないため、一般的な病気の有無の検査に終始し、それらの検査で問題ないときには不定愁訴や精神的なものが原因であると結論づけられてしまいます。そこで処方される薬によっては、結婚しても妊娠してはいけないと言われてしまうこともあるのです。

2003年、新宿に日本で初めてのオーソモレキュラー療法の専門クリニックをつくりました。その後、徐々に医師にも知られるようになり、2019年2月には全国で2500施設がこの治療をとり入れるようになりました。最近では、医師だけでなく看護師、栄養士、薬剤師、鍼灸師などヘルスエキスパートのかたがたが熱心に勉強会に参加してくれるようになり、さらに食や栄養と健康に興味をもつ一般のかたがたが勉強会に参加されることもとても増えています。勉強会に参加されるのは女性が多く、女性が正しい栄養の知識を得ることは家族の健康にも大きな貢献になり、その先には子どもたちの未来にも大きな影響をもたらすことでしょう。先日の外来では、4歳の女の子が

「私は、お水が大好きになった！」「お水ちょうだい！」と言うようになったのです、とお母さんから報告されました。それまでは甘いジュースがないとイライラしてとても激しくなるお子さんだったのです。

私たちの体は、本当に食べてきたものでき上がっています。これは残念ながらだれも否定することができない事実です。そして、食べ物を変えれば未来の自分を変えることができるということも、だれも否定することができないことなのです。つまりすべての人が栄養によって自分の人生に奇跡を起こすことができるのです。

この本では、栄養によって自分と家族に奇跡が起こった愛さんが、知らず知らずのうちに自分のまわりの人たちに貢献していく様子が描かれています。正しい栄養の知識と食事の実践は、インフルエンザのウイルスを遠ざけるでしょう。ぜんそく、花粉症、アトピー性皮膚炎などのアレルギー疾患にもとても有効です。さらには多くの精神症状にも改善が見られ、テレビやネットから流される産後うつやいじめなどのつらいニュースも減るのではないかと感じています。

この本をきっかけに全国に愛さんがあらわれるようになると、薬に頼らず自分の健康を自分で創作する人があふれてくるのです。本当に一部だけが医者の出番になるのが望ましい姿であると思います。

このような未来を実現させるために、この本は企画されました。自分のこれまでの書籍は、堅苦しすぎて読者が限られます。マンガ家のあらいぴろよさんのキャラクターは親しみやすくユニークで、ところどころに挿入した解説の文章もいつもよりもやわらかい表現になったのではないかと思います。オーソモレキュラーという聞き慣れない治療法をマンガでとり上げるというすばらしい企画に関係してくれたすべてのかたへ、そして勇気をもってこの治療にとり組まれている私のクリニックと全国のクリニックの患者さんとそのご家族に、愛と尊敬をもって感謝の意を表したいと思います。

溝口 徹

2019年5月

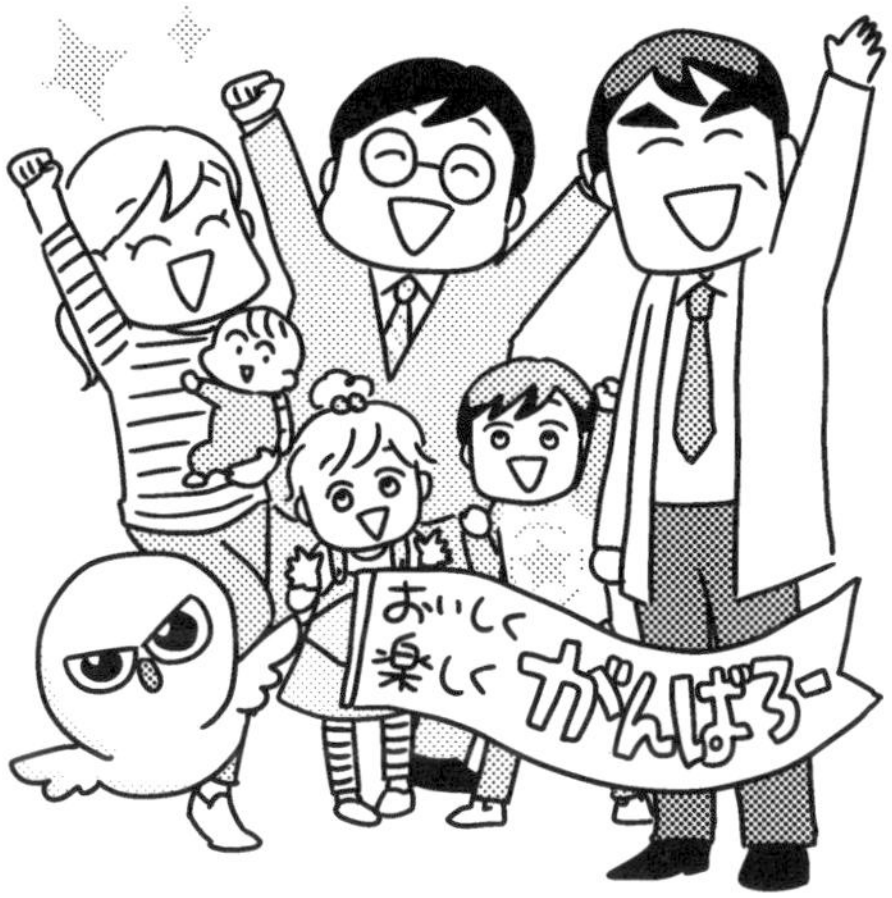

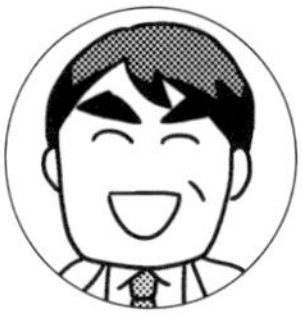

著者 **溝口 徹**
医療法人回生會
みぞぐちクリニック院長

●1990年、福島県立医科大学卒業。横浜市立大学病院、国立循環病センターを経て、
1996年、痛みや内科系疾患を扱う辻堂クリニックを開設。
1998年、一般診療にオーソモレキュラー栄養療法を導入し、
2003年、日本初のオーソモレキュラー栄養療法専門クリニック「新宿溝口クリニック」を開設。
2021年より八重洲に移転し「みぞぐちクリニック」に。https://mizoclinic.tokyo/
日本抗加齢医学会評議委員。
International Society for Orthomolecular Medicine Hall of Fame受賞（2018年）。

●毎日の診療とともに、年間50回を超える患者や医師向けの講演活動を行う。
主任講師を務める医師向け講演会に多数の医師が参加し、
2500を超える医療機関がオーソモレキュラーを導入している。

●『Krause's Food and the Nutrition Care Process, 13th edition』『Foods that harm, foods that heal』
など欧米の栄養学書籍の監訳や、著書に『最強の栄養療法「オーソモレキュラー」入門』（光文社）、
『まず「白米」をやめなさい!』（あさ出版）、『「うつ」は食べ物が原因だった! 』（青春出版社）、
『がんになったら肉を食べなさい がんに勝つ栄養の科学』（PHP出版）など、
30冊以上の著書を執筆している。

まんが **あらいぴろよ**

まんがでわかる
子育《こそだ》て・仕事《しごと》・人間関係《にんげんかんけい》
ツライときは
食事《しょくじ》を変《か》えよう

2019年 6 月20日　第1刷発行
2024年12月31日　第15刷発行

著　者　溝口《みぞぐち》 徹《とおる》
発行者　大宮敏靖
発行所　株式会社主婦の友社
〒141-0021　東京都品川区上大崎3-1-1目黒セントラルスクエア
電話　03-5280-7537（内容・不良品等のお問い合わせ）
049-259-1236（販売）
印刷所　大日本印刷株式会社

ISBN978-4-07-431697-7

■本のご注文は、お近くの書店
または主婦の友社コールセンター（電話0120-916-892）まで。
*お問い合わせ受付時間　月～金（祝日を除く） 10:00～16:00
*個人のお客さまからのよくある質問のご案内　https://shufunotomo.co.jp/faq/